Sharon Garlough Brown

Spuren deines Lichts

Über die Autorin

Sharon Garlough Brown ist Pastorin und Autorin der erfolgreichen *Unterwegs mit dir*-Romanreihe. Gemeinsam mit ihrem Mann Jack leitet sie eine Gemeinde in West Michigan. Ihren reichen Erfahrungsschatz aus vielen Jahren geistlicher Retraiten und Kursen über geistliche Übungen webt sie meisterhaft in ihre Bücher ein.

Sharon Garlough Brown

SPUREN DEINES *Lichts*

Roman

Aus dem Amerikanischen von Eva Weyandt

GerthMedien

Für David, meinen geliebten Sohn.
Du inspirierst mich mit deinem Mut, deinem Mitgefühl und deiner Weisheit. Worte können nicht ausdrücken, wie sehr ich dich liebe und wie stolz ich auf dich bin.

Es leuchtet in der Finsternis, und die Finsternis hat es nicht auslöschen können.
Johannes 1,5

Inhalt

Vorwort

Wenn man einen Roman schreibt, ist ein wesentlicher Schritt dabei der, Namen für die Figuren zu finden. Und manchmal bieten sich Namen auf eine Weise an, die man als Autorin nicht vorhersehen kann. Der Name „Wren“ ist ungewöhnlich – in Amerika ebenso wie in Deutschland. Deshalb möchte ich Ihnen, liebe Leserinnen und Leser, kurz berichten, wie es zu diesem Namen kam.

Im Frühling 2016, ein paar Monate, bevor ich mit dem ersten Entwurf von *Wohin du mich auch führst* begann, kam mir ein Name für eine Romanfigur in den Sinn. Da mir klar war, dass diese Figur nicht in die *Unterwegs mit dir*-Reihe gehören würde, notierte ich mir ihn nicht. Als ich einige Zeit später versuchte, mich daran zu erinnern, fiel er mir nicht mehr ein. Und ich merkte, dass ich das sehr bedauerte. Der Name, der mir zunächst so wichtig zu sein schien, war verloren. Das dachte ich jedenfalls.

Ein paar Wochen später saß ich auf unserer Veranda, den Laptop vor mir, als ein Stück vor mir auf dem Geländer ein kleiner Vogel landete. Ich beobachtete ihn und dachte: *Du hast ja Mut, so nah heranzukommen.* Und dann kam er noch dichter heran. Er hüpfte direkt auf mich zu und blieb ein paar Zentimeter vor meinem linken Fuß sitzen. Ich wagte nicht, mich zu regen. Das Vögelchen flog hoch auf meinen Stuhl und hüpfte auf der Armlehne entlang, dann auf meinen Laptop, wo er auf den Tasten herumhopste. Irgendwann landete er auf meinem rechten Knie, dann auf dem linken, bevor er sich wieder dem Laptop widmete und nach den Tasten pickte. Mittlerweile wagte ich kaum noch zu atmen. Schließlich flog der Kleine wieder auf das

Verandageländer rechts von mir, streifte noch kurz das Windspiel, das darüberhing, und flog davon.

Einen Moment lang saß ich wie erstarrt da mit dem Gefühl, dass ich soeben „himmlischen Besuch“ erhalten hatte. Das war ganz sicher kein typisches Verhalten für einen Vogel! Ich ging ins Haus, holte mir mein Vogelbestimmungsbuch und sah mir die Bilder an. Ich wusste drei Dinge: Er war sehr klein, er war braun, und die Schwanzfedern standen in einem 45-Grad-Winkel nach oben. Mein Buch identifizierte ihn als „Wren“ – ein Zaunkönig. Mir kamen die Tränen. Denn das war der Name der Figur gewesen, den ich mir nicht notiert hatte.

Als ich dann schließlich an *Spuren deines Lichts* schrieb, schenkte ich Wrens Mutter Jamie eine Variation dieses heiligen Moments. Aus dem gewöhnlichen amerikanischen Zaunkönig machte ich einen australischen „Fairywren“, einen Prachtstaffelschwanz – ein sehr kleiner Vogel mit leuchtend blauem Brustgefieder.

Wie der Vogel, der mich an jenem Tag besuchte, beweist auch Wren großen Mut. Ich hoffe, dass sie für Sie zu einer Botin der Gnade, des Trostes und der Inspiration wird. Und ich wünsche Ihnen, dass Sie beim Lesen dieses Buches dem Herzen Gottes ganz nahekommen.

Mit Segenswünschen
Sharon Garlough Brown

Wünschte ich mir: „Völlige Dunkelheit soll mich umhüllen, das Licht um mich her soll zur Nacht werden!" – für dich ist auch das Dunkel nicht finster; die Nacht scheint so hell wie der Tag und die Finsternis so strahlend wie das Licht.

Psalm 139,11–12

Teil 1

AUCH DORT

Wie könnte ich mich dir entziehen; wohin könnte ich fliehen, ohne dass du mich siehst? Stiege ich in den Himmel hinauf – du bist da! Wollte ich mich im Totenreich verbergen – auch dort bist du! Eilte ich dorthin, wo die Sonne aufgeht, oder versteckte ich mich im äußersten Westen, wo sie untergeht, dann würdest du auch dort mich führen und nicht mehr loslassen.

Psalm 139,7–10

Es ist so wunderschön hier, wenn man nur ein gutes und ungetrübtes Auge besitzt, ohne viele Strahlen darin. Aber wenn man das hat, dann ist es überall wunderschön.

Vincent van Gogh, Brief an Theo, London, 31. Juli 1874

Prolog

Februar

Es war das Seufzen gewesen, so stand es in dem Zeitungsartikel, dieses schreckliche Seufzen, das in der Morgendämmerung die Aufmerksamkeit der Frau erregte und sie an den Strand hinunterführte. Sie sagte, die Schreie der jungen Wale seien am schlimmsten gewesen. Sie hätten aufgeregt mit den Flossen geschlagen und ihr Stöhnen habe besonders gequält geklungen.

Wren Crawford klappte ihren Laptop zu und schob ihr Sandwich auf dem Schreibtisch zur Seite. Sie hatte wirklich Besseres zu tun, als in ihrer Mittagspause Artikel über Wale zu lesen, die am anderen Ende der Welt zu Hunderten gestrandet waren. Im Augenblick schaffte sie es doch kaum, das Leid zu verkraften, mit dem sie bei ihrer Arbeit mit traumatisierten Frauen und Kindern im Bethel-Haus konfrontiert wurde. Da brauchte sie sich nicht auch noch mit Informationen über eine möglicherweise aussichtslose Rettungsaktion zu belasten. Ihr Therapeut Dr. Emerson würde ihr zustimmen. *Lassen Sie Tragödien, die sich nicht in Ihrer unmittelbaren Nähe abspielen, möglichst nicht an sich herankommen.* Bei ihrer Arbeit hatte sie Tag für Tag mit genug Tragödien zu tun.

Sie konzentrierte sich auf die Kinderzeichnungen an den Aktenschränken und versuchte mit aller Kraft, das Bild abzuschütteln. Aber es gelang ihr nicht. Immerzu sah sie die ehrenamtlichen Helfer vor sich, wie sie mit ihren Eimern unentwegt Wasser schöpften und die überlebenden Wale damit übergossen, um sie kühl und feucht zu halten, und wie sie bei Flut mit aller Kraft versuchten, die Tiere ins Wasser zurückzudrängen. Wenn ihnen das gelungen war, bildeten sie eine Menschenkette, um zu verhindern, dass die geretteten Wale wieder an Land zurückkehrten. Hunderte Kadaver lagen bereits an den Stränden Neuseelands. Erst nach mehreren Tagen würde sich zeigen, ob ihre Bemühungen erfolgreich gewesen waren.

Wren nahm ihr Telefon zur Hand und schrieb Casey, ihrem besten Freund seit Schultagen, eine SMS. Bestimmt würde er sie wegen ihrer Überempfindlichkeit necken, aber wenn einer Verständnis für sie hatte, dann er.

Brauche eine kleine Ablenkung, schrieb sie.

Wovon?

Gestrandete Wale in Neuseeland.

Wie wäre es mit kleinen Kätzchen, die irgendjemand ausgesetzt hat?

Wren wählte seine Nummer. „Wie viele?"

„Drei."

„Wo?"

„Im Müllcontainer. Ich habe ihr klägliches Maunzen gehört, als ich den Müll rausbrachte."

Für solche Grausamkeiten konnte Wren einfach kein Verständnis aufbringen. Weder gegenüber Tieren noch Kindern noch irgendwelchen anderen Lebewesen, die schwach und verletzlich waren. „Wo sind sie jetzt?"

„Sie spielen gerade mit meinen Schnürsenkeln. Und – aua! – sie beißen mich. Hey, Theo, nimm das als Spielzeug."

„Du hast ihnen bereits Namen gegeben?"

„Nur einem."

„Hast du mit Brooke darüber gesprochen?"

Er lachte. „Noch nicht. Ich weiß nicht so genau, wie sie zu Katzen steht."

Wren hoffte nur, dass Caseys Verlobte, die in einem anderen Bundesstaat lebte, damit einverstanden war. „Du hast ein gutes Herz, Casey."

„Oder ich bin einfach nicht in der Lage, niedlichen kleinen Lebewesen zu widerstehen."

„Wie auch immer …" Eine Kollegin erschien im Türrahmen. In ihrem Gesichtsausdruck konnte Wren lesen, dass es wieder einmal einen Notfall gab. Wren hielt einen Finger in die Höhe, um ihr zu bedeuten, dass sie gleich für sie da wäre. „Ich muss Schluss machen. Aber vielleicht könntest du dich erkundigen, ob es irgendwo in der Nähe eine Katzenauffangstation gibt? Und vermutlich müssen sie von einem Tierarzt untersucht werden. Wie sieht dein Terminplan aus? Ich muss heute lange arbeiten."

„Das geht schon. Ich übernehme das. Heute sind keine Aufnahmen geplant." Casey, der freiberuflich Videofilme drehte, hatte in den vergangenen Monaten an einem Film über Menschenhandel in West Michigan gearbeitet. „Aber komm doch nach der Arbeit vorbei, Wrinkle, okay? Ich muss mit dir reden."

„Okay." Sie biss ein letztes Mal in ihr Sandwich. „Und falls du keinen Platz für sie findest …"

„Ich weiß, keine Sorge. Dann behalte ich sie hier, bis wir eine Lösung gefunden haben. Ich kann nur hoffen, dass sie in der Zwischenzeit nicht meine Couch anknabbern."

„Danke, Casey. Du bist der Beste."

„Jeder von uns bringt Licht in seine eigene kleine Ecke der Welt, nicht?"

Ja, dachte sie, während sie durch den Flur eilte. *Leuchte in alles hinein, was dunkel und zum Verzweifeln ist.*

Es gab eine Zeichnung von ihrem Lieblingsmaler Vincent van Gogh, eine Bleistift-, Kreide- und Tuschezeichnung von einem knorrigen Baum mit freigelegten Wurzeln – halb ausgerissen von einem Sturm, und trotzdem krallte er sich in die Erde. Vincent hatte in diesen Wurzeln ein Bild gesehen für den Kampf ums Überleben, das Ringen um Hoffnung. Er kannte das.

An dieses Bild musste Wren denken, als ihre Kollegin von ihrem neuesten Notfall berichtete: Eine Mutter war von ihrem Lebensgefährten zusammengeschlagen worden, der seinen Freunden ihre vierjährige Tochter zur Verfügung gestellt hatte, damit sie sich mit ihr vergnügten. Die Frau war früher von der Arbeit nach Hause gekommen und hatte ihn auf frischer Tat ertappt.

Wren hatte das Gefühl, sich jeden Moment übergeben zu müssen oder in Ohnmacht zu fallen. Sie brauchte einen festen Halt. Genau wie Vincents Baumwurzeln. Sie umklammerte die Kante des Tisches, an dem sie mit Allie saß.

„Brauchst du eine Minute?“, fragte Allie.

Wren nickte.

Allie legte den Polizeibericht zur Seite. „Wenn wir in Chicago oder Detroit leben würden, dann würde mich so etwas vielleicht nicht überraschen, aber in Kingsbury …“

Genau. Im College war Wren fassungslos gewesen über die Statistiken zum Thema „Missbrauch und Menschenhandel in West Michigan“. Damals hatte sie den Entschluss gefasst, für die Opfer da zu sein und ihnen wenn möglich zu helfen. Aber die Dunkelheit war nicht aufzuhalten.

Sie biss sich auf die Lippe. Nein, sie würde ihren Tränen nicht nachgeben. Denn wenn sie jetzt anfing zu weinen, würde sie nicht mehr aufhören können. *Passiert das häufiger?*, hatte Dr. Emerson sie vor einigen Wochen gefragt. *Dass Sie weinen und nicht mehr aufhören können?*

Nicht oft. Aber manchmal.

Auf der Arbeit? Nein. Auf der Arbeit gelang es ihr, sich zusammenzureißen. Aber es fiel ihr zunehmend schwer, ständig unter Hochspannung zu stehen, immer auf die nächste Krise zu warten, immer befürchten zu müssen, dass sie die Kontrolle verlor und zusammenklappte.

Wren senkte den Blick auf ihre Hände und dachte an Vincents schiefen Baum, der so stark zur Seite hing, dass er jeden Augenblick umkippen konnte.

Wären Sie bereit, intensivere Hilfe in Anspruch zu nehmen?, hatte Dr. Emerson gefragt. *Oder vielleicht eine Auszeit von der Arbeit?*

Das ging nicht. Die Personaldecke war auch so schon dünn genug, und ständig kamen neue Kinder mit ihren Müttern ins Bethel-Haus. Sie schaute durch das Fenster hinaus in den trüben Februartag. „Bei den kleinen Walen ist es besonders schlimm."

„Wie bitte?"

Sie hatte nicht gemerkt, dass sie laut gesprochen hatte. „Nichts."

Allie hielt inne und fragte schließlich: „Alles in Ordnung? Ich meine, nicht nur im Augenblick, sondern ganz allgemein. In letzter Zeit scheinst du irgendwie neben dir zu stehen."

Wren bemühte sich, diese Beobachtung als Sorge zu werten und nicht als Kritik. „Ich schätze, meine Arbeit fordert langsam ihren Tribut."

Allie nickte. „Lass nicht zu, dass der Feind dich runterzieht. Wir stehen hier an vorderster Front, richtig? Du musst mit deinem Schild des Glaubens die Dunkelheit zurückdrängen. Das müssen wir alle tun."

Wren seufzte. „An manchen Tagen habe ich nicht viel Kraft zum Kämpfen."

„Das verstehe ich. Mir geht es genauso. Darum müssen wir immer wieder unseren Geist erneuern. Wir müssen unsere Gedanken in die richtigen Bahnen lenken, weil uns das alles", Allie deutete zum Flur, „runterziehen will."

Und an den Tagen, an denen Wren nicht die Kraft hatte, ihre Gedanken in die richtigen Bahnen zu lenken und ihren Geist zu erneuern? An den Tagen, an denen der Sog von Traurigkeit und Angst so stark war, dass sie ihm nichts entgegenzusetzen hatte? Was dann?

Allie schien ihre Gedanken lesen zu können. „Was wir fühlen, ist zweitrangig. Wir müssen in Gottes Wort gegründet bleiben. Nur so können wir überleben. Der einzige Weg durch die Dunkelheit hindurch ist das Gebet. Das *unablässige* Gebet."

Aber wenn es um sie herum nur Dunkelheit gab, konnte Wren nicht beten. Sie hatte dann nicht die Kraft, in der Bibel zu lesen oder mit Gott zu reden. Aber das würde sie Allie nicht sagen, denn das Letzte, was sie zusätzlich zu ihrer Niedergeschlagenheit gebrauchen konnte, waren Schuldgefühle und die Angst vor Verurteilung. Entschlossen schob sie ihren Stuhl zurück. „Ich gehe jetzt mal rüber und begrüße Evelyn und ihre Mutter."

Mitfühlend blickte Allie sie an. Oder war da eher Mitleid in ihrem Blick? „Pass auf: Wie wäre es, wenn wir heute mal tauschen und ich das Aufnahmegespräch führe?"

Wren wollte widersprechen. Sie wollte Allie versichern, dass sie durchaus in der Lage war, diesen Fall zu übernehmen, und ihr beweisen, dass sie emotional und geistlich gerüstet war, den guten Kampf zu kämpfen und die Dunkelheit zu besiegen. Aber ihr fehlte die Kraft zum Tapfersein. Und außerdem: In Anbetracht der rechtlichen und medizinischen Konsequenzen, die in Fällen wie diesen drohten, durfte sie nicht riskieren, etwas zu übersehen. Oder vor anderen zusammenzubrechen. Darum erwiderte sie: „Okay. Danke, Allie."

„Das würdest du doch auch für mich tun." Allie nahm die Akte zur Hand. „Deine Mittagspause ist noch nicht zu Ende. Geh doch in den Kunstraum. Atme tief durch und komm zur Ruhe."

Gute Idee. Wren nahm ihr Handy aus der Schreibtischschublade, machte sich auf den Weg zum Kunstraum und schloss die Tür hinter sich. Sie würde malen und dabei Musik hören. Das würde sie beruhigen. Sie nahm einige Tuben Acrylfarbe aus dem Vorratsschrank, stellte eine Staffelei und eine kleine Leinwand auf und wählte ihr Lieblingslied „Vincent"[1] aus. Das inspirierte sie immer.

Starry, starry night, sang Don McLean, während Wren das Himmelblau auf ihre Palette drückte. Wie Vincent würde auch sie heute in Blau- und Grautönen malen.

Du schaust hinaus in einen Sommertag mit Augen, die die Dunkelheit in meiner Seele kennen. Vincent kannte es. Er verstand es. Er war ein Gefährte in der Dunkelheit.

Wren mischte das Blau mit einem Klecks Violett, bis es beinahe Schwarz war. Mit energischen Pinselstrichen trug sie die Farbe dick auf, formte das Dunkle zu düsteren Bergen und Höhlen. Einige Pinselstriche Gelb würden den Himmel aufhellen, aber eigentlich wollte sie den Himmel gar nicht aufhellen. Die violette Dunkelheit beruhigte sie.

Sie trat von der Staffelei zurück und vertiefte sich in die Szene. Das Violett würde sie mit Grau mischen und ein bedrohliches Wolkengebilde daraus entstehen lassen. Ohne eine Spur von Licht. Nicht wie bei Vincents Dunkelheit, durch die immer ein Licht hindurchschimmerte.

Lassen Sie es, wie es ist, würde Dr. Emerson vermutlich sagen. *Wenigstens malen Sie.*

Sie musste sich wirklich Zeit nehmen, wieder häufiger zu malen, besonders wenn sie sich gestresst fühlte. Sich mit Kunst zu beschäftigen, hatte ihr immer gutgetan – nicht nur, indem sie selber malte, sondern vor allem, indem sie Vincents Kunst betrachtete.

Als Kind hatte sich Wren in seine Gemälde verliebt und über Jahre hinweg die aufrichtige Poesie seiner Briefe studiert und sich daran erfreut. Ihre Abschlussarbeit im College hatte die ausgeprägte Spiritualität seiner Kunst und die Helldunkelmalerei seines leidvollen, von fröhlichen Augenblicken durchsetzten Lebens zum Thema gehabt. Sie hatte sich mit den von einem „Lichtstrahl von oben" durchzogenen Schatten der Verzweiflung, wie er es nannte, beschäftigt. In seinen Briefen, seinen Skizzen, seinen Gemälden – sogar in den besonders düsteren – leuchtete immer eine Andeutung von Hoffnung auf.

Mit Augen, die die Welt gesehen haben und nicht vergessen können …

Wie sehr sie sich wünschte, sie könnte sehen und vergessen! Wren legte ihr Palettenmesser aus der Hand und strich eine Strähne ihrer kurzen dunklen Haare aus den Augen. Sie beneidete Menschen, denen das gelang. Aber sie hatte es noch nie gekonnt und würde es vermutlich auch nie können. Sozialarbeiter, Künstler, Pflegekräfte, Menschen des Glaubens und des Mitgefühls – ihre Aufgabe war es zu sehen, ohne sich das Leid anderer zu sehr zu Herzen zu nehmen.

Am Waschbecken drückte sie die Borsten ihrer Pinsel zusammen, um die Überreste der dunklen Farbe auszuwaschen. Vielleicht würde sie die Kinder heute lieber malen statt zeichnen lassen. Dann konnte sie die verwendeten Farben analysieren, die Bilder auf Hinweise auf ein Trauma prüfen und ihre Beobachtungen in die jeweilige Akte eintragen.

Mit lauwarmem Wasser wusch Wren sich die Hände, während sie über die Schulter hinweg ihr Werk betrachtete. Welche Schlussfolgerungen würde ein Betrachter ziehen, wenn er das Bild anschaute? Was würde Dr. Emerson in ihrer Akte notieren? Sie drehte den Wasserhahn zu, nahm ihre Palette wieder zur Hand und tauchte ihren breitesten Pinsel in graue Farbe. Damit übermalte sie die ganze Leinwand und löschte jeden kleinsten Hinweis auf ihr Werk aus.

Sie durfte der Melancholie keinen Raum geben. Für die Kinder musste sie stark sein. Für die Frauen musste sie Hoffnung verbreiten. Sie musste sich zusammenreißen und Widerstandskraft zeigen. Das hatte sie schon mehrmals geschafft. Und sie würde es auch heute schaffen. In all dem Chaos und dem Aufruhr konnte sie sich festklammern wie Vincents Wurzeln. Und weitermachen.

1

Oktober

Zeit für Ihre Medikamente, Wren." Kelly, eine der freundlicheren Krankenschwestern, betrat das Zimmer mit einem kleinen Plastikbecher mit Tabletten und einem Glas Wasser.

Wren legte ihren Bleistift zur Seite. Sie war so in ihre Zeichnung vertieft gewesen, dass sie die Aufforderung der Schwestern, zum Schwesternzimmer zu kommen, um die Medikamente abzuholen, glatt überhört hatte. Kelly schimpfte zum Glück nicht.

„Das ist wirklich gut", bemerkte sie, als sie Wrens Skizze einer Frau, die einen Eimer trug, betrachtete. „Ich wusste gar nicht, dass Sie malen können."

„Ist nur so ein Hobby."

„Na ja, ich kann nicht viel mehr als Strichmännchen zeichnen." Kelly reichte ihr den Becher. „Ich bin froh, dass Sie malen."

Es gab nicht viel anderes zu tun. Schlafen, malen, an den Gruppenstunden teilnehmen. Nachdem die lähmende Lethargie endlich gewichen und die rasenden, beängstigenden Gedanken in Wrens Kopf langsam zur Ruhe gekommen waren, drängten ihre kreativen Impulse wieder nach oben. Pflichtbewusst schluckte sie ihre Tabletten.

„Die anderen sind gerade zum Frühstück nach unten gegangen", erklärte Kelly. „Ich würde Ihnen ja gern ein Tablett ins Zimmer bringen, aber das sieht Dominic nicht gern."

Nein, allerdings nicht. Ihr neuer Fallmanager hatte Wren klare Anweisungen gegeben. Er fand es wichtig, dass sie so oft wie möglich Gemeinschaft suchte. „Ich komme gleich."

„Ich begleite Sie nach unten. Kommen Sie doch zum Schwesternzimmer, wenn Sie so weit sind."

Wren wartete, bis Kelly den Raum verlassen hatte, bevor sie sich wieder ihrer Zeichnung zuwandte. Wenn sie das Bild der gestrandeten Wale nach all den Monaten, die vergangen waren, seit sie den Artikel gelesen hatte, immer noch nicht aus ihren Gedanken vertreiben konnte, dann musste sie eben damit arbeiten.

Das hatte Dr. Emerson ihr bei ihrer letzten Sitzung empfohlen, kurz bevor er im Juni in den Ruhestand gegangen war. *Seien Sie offen für das, was das Bild Ihnen offenbaren möchte. Und machen Sie einen Termin bei einem meiner Kollegen.*

Aber Wren hatte keinen Termin bei einem anderen Therapeuten gemacht. Sie hatte die Veränderung satt, und es kostete sie zu viel Energie, mit jemand anderem noch einmal ganz von vorn anzufangen. Falls sie überhaupt einen Therapeuten fand, mit dem sie zurechtkam. Das war immer eine Herausforderung. Und wenn man dann endlich einen guten gefunden hatte, zog er weg. Oder die Therapeutin ging in Mutterschutz und kam nicht zurück. Oder die Therapie wurde von der neuen Krankenkasse nicht übernommen. Oder der Therapeut ging in den Ruhestand.

Mit der Spitze ihres Bleistifts schattierte Wren die Haare der Frau. Vielleicht war das ja gar keine Rettungsmission. Vielleicht wollte die Frau mit dem Eimer mit einem Kind eine Sandburg bauen, und dieser Eimer war wie der rote Plastikeimer, den Wren und ihre Mutter früher immer an den Strand in der Nähe ihres Elternhauses in Australien mitgenommen hatten, wenn sie Muscheln suchen wollten. Die dunkelroten mochte Wren am liebsten.

Aber ihr Großvater hatte sie immer gewarnt, dass blau geringelte Kraken in den Gezeitentümpeln lauerten, sich in Muschelschalen oder unter Steinen versteckten. Sie müsse gut aufpassen, weil diese Lebewesen ein kleines Mädchen mit einem Biss lähmen und bewusstlos machen könnten. Am Ende würde ihr Gift sogar zu Atemstillstand führen. Opa kannte ein Mädchen, das –

Sie musste atmen.

– mit seinem Großvater auf der Suche nach Seesternen gewesen war, als –

Atme.

Wren legte eine Hand auf ihre Brust, die andere unter ihren Brustkorb und atmete langsam durch die Nase, damit sich ihr Zwerchfell mit Luft füllte, genau wie ein Therapeut es ihr vor Jahren beigebracht hatte. Beim Ausatmen mit gekräuselten Lippen spannte sie ihre Bauchmuskeln an. *Den Oberkörper still halten, ganz still.* Einmal. Zweimal. Ein drittes Mal.

Siehst du? Alles in Ordnung. Atme nur weiter, schön langsam.

Nach ihrer Morgengruppe würde sie einen entspannten Tag am Strand des nahe gelegenen Lake Michigan verbringen, wo keine Wale strandeten, keine giftigen Kraken im Schatten lauerten und wo Kinder hüpfen und spielen und Sandburgen bauen konnten – zufriedene, glückliche und sorgenfreie Kinder, nicht verängstigte oder traumatisierte oder missbrauchte wie die, die ins Bethel-Haus kamen, sondern Kinder, die lachten und im Wasser tollten, unschuldig, beschützt und in Sicherheit.

Sie versteckte ihren Skizzenblock unter dem Kopfkissen, damit ihre Bettnachbarin ihn nicht fand. Dann band sie ihre Schuhe mit einer Plastikklemme – als Ersatz für die konfiszierten Schnürsenkel – zu und ging zum Schwesternzimmer.

Auf dem Weg zum Speisesaal waren das gequälte Stöhnen und die Protestschreie hinter den geschlossenen Türen deutlich zu hören. Das gleiche Stöhnen und die gleichen Protestschreie, die in den vergangenen Tagen wie eine Dauerschleife in Wrens Kopf abgelaufen waren. *Ich sollte gar nicht hier sein. Ich gehöre nicht hierher. Bitte helft mir!*

Während der letzten Monate hatte sie sich eingeredet, dass sie nach mehr als zehn Jahren Therapie und sechs unterschiedlichen Therapeuten – und natürlich im Rahmen ihrer Ausbildung zur Sozialarbeiterin – alle Hilfsmittel zusammengetragen hatte, die sie brauchte, um den guten Kampf zu kämpfen, wann immer ihr Angstgegner wieder den Kopf in die Höhe reckte. Aber sie hatte sich geirrt. Naiv und voller Hoffnung hatte sie gedacht, sie könnte ihre Medikamente absetzen, ohne dies mit ihrem Arzt abzusprechen. Sicher, man konnte ihr vorwerfen, dass sie selbst schuld daran war, weil sie nicht proaktiv um Hilfe gebeten hatte, als sie dringend Hilfe brauchte. Aber sie hatte gehofft, sie käme allein zurecht.

Und das war ihr auch gelungen. Zumindest eine Zeit lang. Fast vier Monate hatte sie sich ohne Dr. Emerson durchgeschlagen, und ganze acht Monate ohne Casey. Man könnte sagen, sie hätte ein wenig Anerkennung dafür verdient, dass sie so lange durchgehalten hatte, ohne zusammenzubrechen, zumal ihr Job ihr einiges abverlangte. So viele Wale. So viele Mutter- und Babywale.

In den Fluren des Glenwood Psychiatric Hospital und an zahllosen fernen Küsten lagen Gott weiß wie viele hilflose Wesen, die seufzten und stöhnten, schlapp und desorientiert, die auf eine Gnadenmission hofften, auf einen Becher kaltes Wasser, die Rettung vor der Zerstörung, die Auferstehung vom Tod.

In den vergangenen drei Jahren hatte Wren zu den Rettern gehört. Jetzt, mit siebenundzwanzig, gehörte sie zu den Gestrandeten, die es satthatten, gegen die reißende Strömung der Angst, Verzweiflung und Empfindsamkeit anzukämpfen, die sie ohne Vorwarnung und von einem Augenblick zum nächsten unter Wasser ziehen konnte. Wenn andere wüssten, welche inneren Kämpfe nötig waren, um nicht unter der täglichen Last des Kummers und Stresses zusammenzubrechen, wären sie vermutlich nicht erstaunt, dass Wren im Glenwood gelandet war. Vielleicht würden sie sogar Mitgefühl mit ihr haben. Aber sie hatte es ihnen nicht gesagt. Ihre Freunde und Kolleginnen wähnten sie in einem dringend benötigten Urlaub.

Casey hätte sie die Wahrheit gesagt, und er hätte sie verstanden. Er hatte selbst Hilfe gebraucht. Mehrmals. Oft war sie es gewesen, die ihm beigestanden und ihn aus der Krise herausgeholt hatte. Aber jetzt nicht mehr. Das war nun die Aufgabe seiner Frau. Sie hoffte nur, dass Brooke aufmerksam war.

Wren häufte Rührei auf ihren Teller, goss sich ein kleines Glas Orangensaft ein und nahm an einem kleinen Tisch in der Ecke Platz. Ganz bewusst wandte sie den anderen Patienten, die gemeinsam an größeren Tischen in der Mitte des Raumes saßen, den Rücken zu. Während sie langsam kaute, glitt ihr Blick über die gerahmten Kunstdrucke an der Wand. Sie sollten wahrscheinlich die triste Stimmung im Speisesaal und den nicht gerade erbaulichen Fensterblick auf eine Mauer kompensieren. Sie fragte sich, ob diejenigen, die die Drucke ausgewählt hatten, sich bewusst für Vincents Sonnenblumen und Schwertlilien und Weizenfelder und Gärten als Schmuck für eine psychiatrische Klinik entschieden hatten. Vielleicht wussten sie ja nicht, dass er einige dieser Gemälde während seines Aufenthalts in einer Nervenheilanstalt gemalt hatte. Vielleicht hatten sie die Gemälde ausgesucht, ohne den Hintergrund seiner künstlerischen Tätigkeit zu kennen, ohne sich bewusst zu machen, wie er seinen Schmerz angegangen war und sein Leiden in die Schaffung von etwas Schimmerndem und Transzendentem hatte fließen lassen, indem er das wirbelnde Licht der Sterne oder das verwitterte Gesicht und die erschöpfte Haltung eines Feldarbeiters einfing.

Egal, wie die Kunst an die Wände gekommen war, Wren war dankbar für die Schönheit inmitten der Verzweiflung. Hier an dem Ort, an dem sie seit fünf Tagen keinen Grashalm und keinen Baum gesehen hatte, zeigte Vincent ihr die Strahlkraft der Natur und erinnerte sie daran, dass es noch Orte gab, an denen sie atmen konnte. Zum Beispiel der von Mauern umschlossene Hof, in dem sie sich zweimal am Tag aufhalten durfte und wo ein Stück blauen oder grauen Himmels über den Betonmauern einen kleinen Ausschnitt jener Unendlichkeit offenbarte, die sie lockte und ihre Hoffnung beflügelte, dass sie eines Tages frei wäre von der bedrückenden Dunkelheit, die auf ihr lastete wie ein Felsbrocken auf einer Libelle.

Vincent zumindest hatte auf dem Gelände der Anstalt begleitete Spaziergänge machen und im Freien malen dürfen, wenn er gesundheitlich dazu in der Lage gewesen war. Wren fragte sich, wer entschieden hatte, dass Strenge und Kargheit für die Patienten einer psychiatrischen Klinik wie Glenwood besser waren als Schönheit und üppige Vegetation. Wenn es nur einen Garten gäbe, in dem man sich an blühenden Pflanzen erfreuen könnte. Wenn es nur Blumen oder Vögel oder einen Teich gäbe. Irgendetwas Lebendiges und Belebendes.

Sie legte ihre Plastikgabel mit den abgerundeten Zinken aus der Hand und konzentrierte sich auf Vincents goldene Weizenfelder unter einem aufgewühlten Himmel. Das weite Blau erinnerte sie an den australischen Himmel, den sie als Kind so sehr geliebt hatte. In ihrer Erinnerung und Fantasie konnte sie dorthin reisen – zum Haus ihrer Großeltern, in dem sie mit ihrer Mutter zehn Jahre gelebt hatte. Ein Haus, das immer größer geworden war, wenn Opa hier eine Veranda anbaute, dort ein Schlafzimmer. Es stand auf einem Stück Land, das er dem Busch abgerungen hatte. Die Weide, auf der die Pferde grasten, war von Eukalyptusbäumen gesäumt.

Wren stellte sich vor, wie sie als kleines Mädchen mit einem Buch unter den Weidenbäumen am Teich saß und las. Wie Opa Weihnachtsbaumschmuck aus stacheligen Banksia-Zapfen schnitzte. Wie sie unter dem Kreuz des Südens lag und den Himmel nach Sternschnuppen absuchte. Wenn sie eine entdeckte, wünschte sie sich etwas. Hier war sie glücklich und zufrieden.

Aber schon damals hatten sich Schatten auf sie gelegt und das Bild der Freude und Zufriedenheit verdüstert. Die unheilvolle Dunkelheit rückte unaufhaltsam näher, so, wie es auch Vincent erlebt hatte. Die Sturmwolken ballten sich zusammen, die Krähen hockten in den Bäumen, der Zerstörer pirschte sich am helllichten Tag an sie heran und stieß furchterregende Drohungen aus, immer auf der Lauer, immer näher rückend, immer mehr den Lichthof der Sonne verdunkelnd. Damals hatte sie keine Worte für die Dunkelheit gehabt. Erst später lernte sie einen Namen dafür kennen. *Depression. Angststörung.*

„Die Gruppenstunden beginnen“, rief eine Stimme von der Tür aus. Obwohl die Teilnahme an den verschiedenen Gruppen keine Pflicht war, hatte man dennoch keine Wahl, wollte man die Therapeuten von seinen Fortschritten überzeugen. Bisher hatte Wren nicht eine Stunde versäumt.

Mit einem letzten Blick auf Vincents Himmel schob sie die Rühreierreste in den Mülleimer, goss ihren Saft aus und folgte den anderen Patienten durch den Flur.

„Wren? Was für ein Name ist das denn?"

Jeden Tag die gleiche Frage von der Frau, die ständig auf ihrem Stuhl vor und zurück wippte und die Hände rang.

„Lass sie in Ruhe, Sylvia", murmelte der Mann neben ihr. „Das ist ein sehr schöner Name."

„Das ist ein Vogelname. Der Name eines Vogels. Wie ein kleines Vögelchen. Sie ist ein kleines Zirpvögelchen. Zirp, zirp."

Wren hielt den Blick gesenkt und rang um Fassung, versuchte aber gleichzeitig, Mitgefühl für diese Frau aufzubringen. Wann würde Christie, die Sozialarbeiterin, endlich eingreifen? Im Bethel-Haus hatte Wren selbst viele Gruppen wie diese geleitet, mit ambulanten Patienten und Bewohnern, die traumatisiert und zutiefst verstört zu ihnen gekommen waren und für einige Zeit dort lebten. Manche von ihnen kämpften gegen die Dämonen der Abhängigkeit, andere waren auf der Flucht vor häuslicher Gewalt, und einige waren eine Gefahr für sich selbst und, ganz selten, auch für andere.

Sie gehörte nicht hierher. Beim Aufnahmegespräch hatte man Wren versprochen, dass sie nur ein paar Tage bleiben müsse, bis sie stabilisiert und medikamentös eingestellt sei. In dieser Zeit könne sie einige neue Strategien erlernen, um mit Stress umzugehen. Dann könne sie wieder nach Hause.

Sie sei erschöpft, hatte sie erklärt, geistig, körperlich, emotional und geistlich, und sie brauche nur eine kurze Atempause von ihrem Leben, einen Ort, wo sie kein Handy habe, wo sie nicht ständig mit den Bedürfnissen und dem Schmerz anderer Menschen konfrontiert werde, wo sie nicht an jeder Straßenecke mit dem Chaos und dem Leid der Welt in Berührung komme.

„Zirp, zirp, kleiner Vogel."

Wren rieb sich die Nase.

„Kleiner Vogel, zirp, zirp." Sylvia lachte, laut und lange. „Hast du einen alten Bubukater gesehen? Kapiert? Kapiert, kleines Zwitschervögelchen?"

Hör auf!, forderte Wren still für sich. *Hör sofort auf damit!*

Sylvia beugte sich vor, sodass ihr Gesicht Wrens beinahe berührte. Ihr Atem roch sauer. „Zirrrrrrp, zirrrrrrp!"

Wren sprang mit geballten Fäusten und bebenden Nasenflügeln auf. Jemand packte sie und bog ihr die Arme nach hinten. Sie wehrte sich gegen die Umklammerung, konnte sich aber nicht aus dem festen Griff befreien.

Zirp, zirrrrrrp! Der spöttische Schrei durchbohrte sie wie eine gezackte Klinge, und sie sank auf die Knie und flehte und schrie, das alles möge doch endlich aufhören.

Eine Stunde später erschien Dominic mit seinem Klemmbrett in der Hand im Türrahmen ihres Zimmers. „Ist es in Ordnung, wenn wir kurz reden?", fragte er und betrat das Zimmer, ohne ihre Zustimmung abzuwarten. Mit dem Fuß angelte er sich den Schreibtischstuhl und setzte sich neben ihr Bett.

Wren zog die Knie an die Brust und die Kapuze ihres grauen Sweatshirts über den Kopf. Ihre Finger tasteten nach der Kordel – eine Rettungsleine, eine Nabelschnur, um sie zu erden. Aber die Kordel war zusammen mit den Schnürsenkeln konfisziert worden. „Ich wollte sie nicht schlagen." Ihre Stimme klang dünn, als käme sie von einem viel jüngeren Mädchen.

Er notierte etwas, ohne sie anzusehen. „Dr. Browerly wird Sie sehen wollen, wenn er nach dem Mittagessen wieder da ist."

Wren wusste, worum es bei diesem Gespräch gehen würde: Bemerkte sie zunehmende Stimmungsschwankungen bei sich? Aggressive Gedanken? Hatte sie schon einmal mit gewalttätigem Verhalten zu kämpfen gehabt? Sie kannte die Checklisten.

„Ich schlafe nicht", erwiderte sie, und zu spät wurde ihr bewusst, dass das in ihrer Akte vermerkt werden und dass man ihr daraufhin noch ein weiteres Medikament verschreiben würde. Aber wie sollte sie schlafen, wenn alle fünfzehn Minuten die Schwester in ihr Zimmer kam und mit der Taschenlampe kontrollierte, ob alles in Ordnung war? Wie sollte sie schlafen, wenn ihre Bettnachbarin schnarchte, wenn Patienten nachts über den Flur geisterten, manchmal sogar ungesehen an dem Schwesternzimmer vorbeischlichen und stumm im Türrahmen ihres Zimmers standen und sie anstarrten? Wie konnte sie hoffen, ihre Ängste in den Griff zu bekommen, wenn alles um sie herum das Gefühl von Hilflosigkeit und Verletzlichkeit in ihr verstärkte?

Sie sehnte sich nach Ruhe. Sie wollte schlafen und schlafen und nicht aufwachen. „Bitte schicken Sie mich nicht wieder in den Südflügel." Im Südflügel lagen die Patienten, die geistig schwer gestört waren. Wren hatte drei mörderische Tage dort verbracht, nicht weil ihr Zustand eine solche Unterbringung erforderlich gemacht hätte, sondern weil nur dort ein Bett frei gewesen war. „Bitte, Dominic." Ihre Bettnachbarin hatte Wren frisch genähte Wunden an ihren Armen präsentiert und nachts manchmal vor Angst aufgeschrien. Tag für Tag hatte Wren gebettelt, in den Nordflügel verlegt zu werden, und Tag für Tag war ihr gesagt worden: „Vielleicht morgen."

Sie starrte auf ihr Armband. Darauf standen ihr Name und ihr Geburtsdatum. Aber das war nicht ihr Leben. Das konnte nicht ihr Leben sein.

„Christie deutete mir gegenüber an, dass Sie von jemandem aus der Gruppe provoziert wurden und dass Ihre Reaktion Züge einer posttrauma–"

„Nein." Wren kannte sich aus mit posttraumatischen Belastungsstörungen. Die hatte sie nicht. Obwohl sie eine entwickeln könnte, wenn man sie erneut in den Südflügel verlegte. „Ich bin müde. Das ist alles." *Nicht verrückt,* fügte sie still für sich hinzu.

Er blickte sie an. „Wurden Sie durch den anderen Patienten verletzt, der Sie festgehalten hat?"

„Nein, nicht schlimm. Ich meine, nein." Wren hatte sich und anderen gegenüber immer wieder beteuert, dass sie Sylvia bestimmt nicht geschlagen hätte, dass sie die Kontrolle behalten hätte, dass sie nur von ihrem Stuhl aufgesprungen war, um dem Spott zu entgehen und der Gruppe zu entfliehen. Aber vielleicht hatte der andere Patient sie davor bewahrt, etwas zu tun, was sie niemals von sich erwartet hätte. Sie wusste nicht mehr, wozu sie fähig war, sie war so müde. „Bitte schicken Sie mich nicht wieder in den Südflügel zurück. Ich will einfach nur schlafen."

Dominic machte sich ein paar weitere Notizen und erhob sich schließlich. „Alle anderen sind im Augenblick in den Gruppen. Vielleicht können Sie vor dem Mittagessen noch ein wenig Ruhe finden."

Sie wartete, bis er den Raum verlassen hatte, dann drehte sie sich auf die Seite. Sie wollte nicht weinen. Denn wenn sie anfing zu weinen, konnte sie bestimmt nicht mehr aufhören.

„Dominic sagte, ich darf Ihnen Ihr Mittagessen ins Zimmer bringen."

Wren schob ihre Kapuze zurück und richtete sich im Bett auf.

Kelly reichte ihr ein Tablett mit Hühnersalat, einer Schale Melone und einem Körnerbrötchen. Dann ließ sie sich auf Wrens Bettkante nieder. „Wie geht es Ihnen? Haben Sie ein wenig geschlafen?"

Wren rieb ihre Augen. „Ich glaube, schon." Ihr Blick wanderte zum leeren Bett ihrer Zimmergenossin. Die Laken waren zerwühlt. Bisher hatten sie noch nicht viel miteinander gesprochen. Je normaler jemand wirkte, desto weniger war er bereit, über die Gründe seines Aufenthalts in dieser Klinik zu reden. „Wenn ich ein paar Nächte gut schlafen könnte, würde es mir sehr viel besser gehen, denke ich."

„Das ist hier kaum möglich, ich weiß."

Wenn Wren gewusst hätte, wie schwierig das werden würde, dann wäre sie vielleicht nicht hergekommen. Aber ihre sonst so verlässlichen Bewältigungsstrategien hatten einfach nicht mehr funktioniert. Und sie hatte Angst. Sie wusste nicht, wozu sie fähig war. Sie war so müde. *Deine Schuld,* mahnte die Stimme in ihrem Kopf. *Wenn du nicht die Therapie abgebrochen und deine Medikamente weitergenommen hättest …*

Der Gedanke, dass sie ihr Leben nur mithilfe von Medikamenten meistern konnte, war ihr zuwider.

Nur Casey und ihre Eltern wussten über den Cocktail aus Antidepressiva und Medikamenten gegen ihre Ängste Bescheid, die sie seit der Highschool regelmäßig einnahm. Auch Casey nahm verschiedene Medikamente gegen seine bipolare Störung. Das Stigma, das psychischen Erkrankungen anhaftet, hatten sie miteinander geteilt. Es hatte die Last leichter gemacht. Und sie gleichzeitig auch vergrößert.

„Dr. Browerly möchte Sie vor Ihrer nächsten Gruppenstunde sehen", erklärte Kelly. „Und ich dachte, Sie könnten nach dem Essen noch ein wenig in den Hof gehen. Es ist so schön draußen. Kühl, aber sonnig."

„Okay. Danke." Wolken, Regen, Hagel – es war Wren egal. Ein bisschen frische Herbstluft und ein Ort, wo sie sich ohne die Berieselung von Musikvideos oder Nachrichten aus dem Gemeinschaftsraum auf der anderen Seite des Flurs aufhalten konnte, waren echte Geschenke. Falls sie eine Auffrischung in Sachen „Dankbarkeit für die kleinen Dinge im Leben empfinden" nötig gehabt hatte, dann hatte der Aufenthalt im Glenwood Hospital dies bereits bewirkt.

Immergrün. Kornblume. Aquamarin. Türkis. Azur. Himmelblau. Blau, oh, welch ein Wunder war dieses Blau! Wren legte den Kopf in den Nacken und schaute nach oben. Die weißen Wolken hingen wie von Vincent mit dicken Pinselstrichen aufgetragen am Himmel. Sie schloss ihr linkes Auge und strich mit zwei Fingern über den Bogen einer Wolke. Sie stellte sich vor, wie sich ihr Palettenmesser in der Hand anfühlte, während sie Weiß mit Violett und einer Spur von Zitronengelb mischte und die Farbe verteilte wie Glasur auf einem Kuchen. Im Kunstraum der Klinik gab es keine Palettenmesser oder Ölfarben oder Leinwände, sondern nur Wasserfarben, weiche Pinsel und weißes

Kopierpapier. Aber wenigstens gab es Farbe. Zum ersten Mal seit Monaten empfand Wren den Wunsch, sich an eine Staffelei zu stellen und etwas Schönes zu schaffen. Das war schon ein Fortschritt, würde ihr Therapeut vermutlich sagen.

„Hören Sie das?", fragte eine Stimme von hinten. Sie drehte sich zu einem grauhaarigen Mann um, der zum Himmel deutete. „Warten Sie einen Moment", flüsterte er. „Warten Sie … da! Haben Sie es gehört?"

Wren hörte nur das Rascheln des sanften Windes in unsichtbaren Bäumen, die sich mittlerweile vermutlich in lodernde Fackeln von Bernstein, Zinnoberrot und Kupfer verwandelt hatten. „Nein. Tut mir leid. Ich glaube nicht."

„Sie müssen genau hinhören. Schließen Sie die Augen."

Da sie nicht wusste, ob es nicht vielleicht gefährlich war, sich so nah bei einem ihr fremden Mitpatienten aufzuhalten, blinzelte sie.

„Hören Sie jetzt genau hin, okay? Wie ein Husten. Cha-cha. Cha-cha-cha."

Und auf einmal hörte sie den Ruf, genau wie er ihn beschrieben hatte. Sie öffnete die Augen. „Ja! Diesmal habe ich es gehört."

Er nickte zustimmend. „Ein Carolinaspecht. Zu dieser Jahreszeit gibt er einen anderen Ruf von sich. Normalerweise ist es ein Quiierr-quiierr." Er schloss die Augen. „Kardinal … Blauhäher … Meise. Wieder Specht." Während sie sich an den Wolken erfreut hatte, hatte er sich an den Vogelrufen ergötzt. „Kennen Sie das wichtigste Hilfsmittel für die Vogelbeobachtung?"

Wren überlegte kurz. „Ein Fernglas?"

Er schnaubte. „Ihre Ohren. So erkennen Sie, welche Arten in Ihrer Umgebung sind, selbst wenn Sie sie nicht sehen können. Sie müssen nur richtig hinhören."

Hoffentlich fragte er sie nicht nach ihrem Namen. Sie wollte nicht verraten, dass eine Frau, die den Namen eines Vogels trug, so wenig über diese Gattung wusste.

„Michigan", fuhr er fort, „ist ein optimaler Ort. Liegt genau auf ihrer Wanderroute. Man sieht sie kommen und gehen." Er suchte den Himmel ab. „Bald werden sie wegziehen, zumindest einige von ihnen.

Nach Süden, sobald das Wetter umschlägt. Haben Sie mal beobachtet, wie die Gänse sich beim Anführen der V-Formation abwechseln?"

Wren nickte.

„Wissen Sie auch, warum die eine Seite des V länger ist als die andere?"

„Nein."

„Weil auf dieser Seite mehr Vögel fliegen." Er lachte und machte einem Pfleger ein Zeichen, dass er wieder hineingehen wollte.

Wren setzte sich auf eine Bank, den Blick noch immer gen Himmel gerichtet, die Ohren nun auf das Vogelgezwitscher eingestellt, das sie den einzelnen Vögeln aber nicht zuordnen konnte. Ihre Mutter kannte bestimmt einige der Rufe. Sie liebte Vögel. Immer wieder hatte sie Wren erzählt, wie ein Vogel sie gerettet hatte. Oder vielmehr, wie Gott sie gerettet hatte, indem er ihr einen Vogel schickte.

Vielleicht sollte sie ihre Mutter anrufen und sie bitten, ihr die Geschichte noch einmal zu erzählen, um sie daran zu erinnern, dass sie nicht allein war, dass Gott bei ihr war. Auch wenn es im Augenblick nicht so schien.

2

Oh, ihr süßes kleines Vögelchen.

Jamie Crawford drückte das Telefon an ihre Brust und lehnte sich ans Geländer. Es kostete sie alle Kraft, nicht sofort ins nächste Flugzeug von North Carolina nach Michigan zu steigen und ihre älteste Tochter in die Arme zu schließen. Aber Wren hatte wieder einmal darauf beharrt, dass dies eine Reise war, die sie allein machen musste. Sie wollte nicht, dass ihre Familie sie so erlebte. *Nicht hier, Mama. Nicht jetzt. Vielleicht wenn ich wieder zu Hause bin.*

„Ist alles in Ordnung, Mami?" Die fünfjährige Zoe, das Nesthäkchen der Familie, das Jamie ganz unerwartet mit zweiundvierzig bekommen hatte, hielt beim Malen inne und schaute sie mit gerunzelter Stirn vom Tisch aus an. Obwohl Jamie vom Nachbarzimmer aus telefoniert hatte und sehr vorsichtig mit dem gewesen war, was sie sagte, spürte das Mädchen den Schmerz und die Sorge seiner Mutter.

„Alles gut, Schätzchen." Jamie legte das Telefon auf die Küchentheke und zog sich einen Stuhl heran. „Erzähl mir was über dein hübsches Bild."

„Ich mache eine Karte für Wren."

„Wirklich?" Dieses Kind war wirklich einmalig.

„Weil sie so traurig ist."

„Das ist wirklich sehr lieb, Zoe. Über eine Karte von dir freut sie sich bestimmt."

Konzentriert zog Zoe die Nase kraus und wählte mit Bedacht einen Buntstift aus ihrem Kästchen aus. „Sie ist so traurig, weil ihr Freund weggezogen ist."

Jamie nahm ein Blatt Papier von dem Stapel, der vor Zoe lag. Sie musste unbedingt vorsichtiger sein mit dem, was sie mit Dylan besprach, wenn die Kinder in der Nähe waren. „Dein hübscher Regenbogen wird sie bestimmt wieder fröhlich machen."

„Und ich male eine Fee. Wie die, die auf deinem Bauch gelandet ist."

Jamie nahm den blauen Buntstift aus dem Kästchen. „Zoe, wenn Mami telefoniert, geht es oft um Erwachsenendinge, um die du dir keine Gedanken zu machen brauchst, okay?"

„Ich weiß. Das sagt Papa auch immer."

So gern Jamie das Thema gewechselt und von dem Missverständnis mit der Fee abgelenkt hätte – wenn sie das nicht richtigstellte, würde Zoe am Sonntag den Leuten im Gottesdienst vermutlich von der Fee erzählen, die Gott Jamie geschickt hatte, als Wren noch im Bauch ihrer Mami gewesen war.

Jamie skizzierte die Umrisse eines Vogels, bevor sie den Körper und den hoch stehenden Schwanz ausmalte. „Es war keine Fee, die sich auf Mamis Bauch gesetzt hat. Es war ein Vogel, der Fairywren heißt. Ein Staffelschwanz, ein winzig kleiner Vogel, der so strahlend blau ist wie der hier, siehst du?"

Zoe stützte sich auf der Tischplatte ab und beugte sich vor. „Das sieht aber nicht aus wie ein Vogel."

„Stimmt. Ich kann nicht so gut malen wie du oder Wren. Aber das ist jedenfalls der kleine Vogel, der sich eines Tages, als ich gebetet habe, auf meinen Bauch gesetzt hat. In Australien gibt es ganz viele von diesen Vögeln. Ich zeige dir später mal ein Foto von einem echten."

Zoe ließ den Kopf sinken und seufzte dramatisch. „Ich bin nur so traurig."

Dylan betrat die Küche mit seinem Lieblingsbecher in der Hand, aus dem er immer trank, wenn er eine Predigt schrieb. „Warum ist mein Mädchen so traurig?"

„Weil ich vermutlich niemals einen echten Staffelschwanz oder Koalabären sehen werde."

Er warf Jamie einen Blick zu, der fragte: *Wo kommt das jetzt her?*

Jamie formulierte mit den Lippen die Worte *große Ohren* und *Wren.*

Dylan strich Zoe über den Kopf. „Wenn du älter bist, machen wir vielleicht alle zusammen eine Reise nach Australien, dann kannst du sehen, wo deine Mami geboren wurde und wo ich sie getroffen und mich in sie verliebt habe. Und du wirst ganz viele Wallabys, Kängurus und Koalas sehen."

„Und auch viele Kasuare, die dir mit ihren spitzen Krallen die Augen auskratzen", rief der zwölfjährige Joel aus dem Wohnzimmer.

„Iiiiih!", rief Zoe.

„Nicht, wenn ich aufpasse", widersprach Dylan. „Meinem Mädchen wird nichts passieren."

Joel tauchte mit seinem Biologiebuch im Türrahmen auf. Seine Kopfhörer hingen um seinen Hals. „Du findest sie vielleicht süß, aber Koalas haben auch spitze Krallen."

Dylan hob die Hand. „Joel, das reicht."

„Ich meine ja nur."

„Es reicht!"

Ohne ein weiteres Wort ließ Joel sich wieder auf die Couch sinken.

„Zoe, pack deine Buntstifte zusammen und geh zum Spielen nach oben, okay? Ich muss mit Mami reden."

„Aber ich will –"

„Jetzt sofort. Bitte."

„Wir malen später weiter", tröstete Jamie. „Und wenn du magst, hänge ich deinen Regenbogen an den Kühlschrank, dann können wir alle uns daran erfreuen, bevor wir ihn deiner Schwester schicken."

„Ich muss noch die Fee malen."

„Na gut, dann nimm ihn mit. Aber mal bitte auf deinem Schreibtisch, nicht auf dem Bett, okay?"

„Du auch, Joel", sagte Dylan. „Geh für einen Augenblick nach oben. Ich möchte gern ungestört mit deiner Mutter reden."

Sie warteten, bis sie zwei Türen im Obergeschoss hörten. Eine wurde etwas wütender zugeschlagen als die andere. „Sie hasst es, wenn sie ein Gespräch nicht mitbekommt", bemerkte Jamie.

„Und mir gefällt es nicht, dass sie so gern lauscht. Wir müssen vermutlich anfangen, alle wichtigen Gespräche in meinem Büro zu führen. Entweder das, oder ich sage der Gemeinde, dass wir ein größeres Haus brauchen.“ Diese Drohung sprach Dylan aus, seit die heute sechzehnjährige Olivia die Grundschule besucht hatte. Das Haus war nicht für eine wachsende Familie geeignet. Aber der Blick über das Tal war unbezahlbar, vor allem wenn Glühwürmchen wie tausend funkelnde Lichter herumschwirrten oder Heißluftballons vom Talboden aufstiegen und über die bronzefarbenen und roten Bäume dahinglitten oder der Morgendunst wie ein hauchdünner Schleier über den immergrünen Bäumen hing. Wren liebte den Ausblick genauso sehr wie Jamie. Während ihrer Besuche hatte sie ihn häufig gemalt.

Dylan goss den Rest seines Kaffees ins Spülbecken. „Also, klär mich auf. Was gibt es Neues?“

„Sie will immer noch nicht, dass ich komme.“

„Ich weiß, das sagt sie, aber …“

„Sie meint, das würde mich zu sehr aufregen.“ Sosehr Jamie auch versuchte, Wren vom Gegenteil zu überzeugen – sie ließ nicht mit sich reden. „Ich habe ihr gesagt, dass es nicht um mich geht, sondern um sie. Darum, ihr unsere Liebe und Unterstützung zu zeigen. Und sie meint, das könnte ich am besten tun, indem ich wegbleibe. Ich möchte ihren Wunsch respektieren, aber …“

„Hat Kit sie schon besucht?“

„Wren hat nichts erwähnt. Und ich habe nicht gefragt.“

„Ich rufe sie an und frage sie, ob sie mal bei ihr vorbeischaut.“

Jamie schüttelte langsam den Kopf. „Nein. Warte.“ Auch wenn Kit, Dylans Lieblingstante, Wren bestimmt guttun würde, hatte Wren Jamie nicht die Erlaubnis gegeben, anderen von ihrem Klinikaufenthalt zu erzählen. „Ich möchte sie nicht hintergehen, zumal sie niemandem verraten hat, wo sie ist.“

„Aber Kit hat Erfahrung auf diesem Gebiet. Ginge es dir nicht auch besser, wenn du wüsstest, dass sie sich kümmert?“

„Natürlich, aber …“ Dylan nahm sein Telefon zur Hand. „Ich übernehme die Verantwortung. Wir rufen sie an.“

Nein, sagte Kit, Wren habe sich nicht bei ihr gemeldet. Zuletzt habe sie sie beim Kunstfestival gesehen, wo Wren eines ihrer Gemälde ausgestellt habe. „Ihre Seenlandschaft war wundervoll", erklärte Kit, „aber sehr düster. Ich bin keine Malerin, aber es war sehr aufwühlend. Es waren viele Leute auf der Ausstellung, und ich hatte keine Gelegenheit, mit Wren darüber zu reden. Jetzt wünschte ich natürlich, ich hätte das Gespräch mit ihr gesucht. Das tut mir sehr leid."

Jamie hatte ein Foto des Gemäldes gesehen. Die wogenden Wellen und der stürmische Himmel waren mit dicken, van-Gogh-artigen Pinselstrichen gemalt, doch es fehlte die Lebendigkeit der Farbe, wie sie sonst in Wrens Bildern zu finden war. Auch wenn Wren beteuert hatte, es sei eine gute Erfahrung gewesen, an dem Wettbewerb teilzunehmen, hatte sie trotzdem eingeräumt, wie schwierig es für sie gewesen sei, neben ihrem Werk zu sitzen, während die Leute Interesse heuchelten oder es mit einem abschätzigen Blick oder oberflächlichen Kompliment bedachten. Jamie bedauerte, nicht dabei gewesen zu sein. Aber Olivia hatte sich auf ihre Führerscheinprüfung vorbereitet, Zoe war krank gewesen, und Dylan hatte an einer Konferenz teilgenommen. Und Joel – irgendetwas war auch bei Joel gewesen, aber sie konnte sich nicht mehr daran erinnern, was es war.

„Ich würde sie sehr gern besuchen", sagte Kit gerade, „wenn sie das möchte."

Ein Physikprojekt. Joel hatte ein wichtiges Physikprojekt fertigstellen müssen, und da Dylan nicht in der Stadt gewesen war …

„Willst du mal bei ihr nachhören?", fragte Kit. „Ich weiß, dass die Besuchszeiten ziemlich streng geregelt sind, aber ich würde meinen Terminplan entsprechend anpassen, wenn sie Besuch haben darf."

„Ich frage sie", erwiderte Jamie. „Aber, ganz ehrlich, vermutlich wird sie gar nicht glücklich darüber sein, dass wir dir davon erzählt haben. Nichts gegen dich, ich meine …"

„Nein, ich verstehe das. Solche Dinge sind sehr heikel. Und das Gefühl der Scham macht alles noch schlimmer. Das arme Mädchen!" Kit hielt inne. „Ich bin sehr froh, dass ihr mich informiert habt. Ich werde für sie beten. Kann ich sonst noch etwas tun?"

Jamie fiel nichts ein, darum bedankte sie sich bei Kit und versicherte ihr, sie werde sie auf dem Laufenden halten. Schließlich gab sie das Telefon an Dylan zurück.

Wie viele Stunden hatte sie im Laufe der Jahre damit verbracht zu versuchen, Wrens Depression zu begreifen, einen Grund dafür zu finden, ein auslösendes Ereignis, ein Versagen ihrerseits oder irgendetwas, was sie vielleicht übersehen und was ihre geliebte Tochter dazu gebracht haben könnte, daran zu zweifeln, dass sie dem Leben, das ihr geschenkt worden war, gewachsen war. Wäre es leichter, die Krankheit ihrer Tochter zu akzeptieren, wenn sie eine Erklärung dafür hätte? Aber selbst wenn Jamie sie verstehen oder erklären könnte, hätte sie immer noch keine Kontrolle darüber und könnte sie nicht heilen. Obwohl sie alles versucht hatte. Gott war ihr Zeuge.

Und wieso jetzt dieser neueste Zusammenbruch? Über Jahre hinweg hatte Wren immer wieder beteuert, sie brauche keinen Klinikaufenthalt, sie könne die Depression und ihre Ängste mit ambulanten Therapiestunden und Medikamenten in den Griff bekommen. Es war nicht leicht gewesen, aber in den letzten Jahren war es ihr tatsächlich gelungen. Trotz ihres anstrengenden Jobs als Sozialarbeiterin – eine Berufswahl, von der Jamie immer befürchtet hatte, sie könnte die falsche gewesen sein – war es Wren gelungen, und manchmal ging es ihr sogar sehr gut damit. Anderen zu helfen, gab ihr ein Gefühl der Sinnhaftigkeit.

Sie ist traurig, weil ihr Freund weggezogen ist, hatte Zoe gesagt.

Es bestand kein Zweifel daran, dass Caseys plötzlicher Umzug und seine Heirat Wren hart getroffen hatten, nicht weil es jemals eine Liebesbeziehung zwischen den beiden gegeben hätte, sondern weil sie wie Geschwister waren. Nachdem sie so viel Zeit miteinander verbracht hatten, war es verständlich, dass Wren seinen Wegzug betrauerte. Aber erklärte das ihre lähmende Angst und ihr Abrutschen in eine massive melancholische Phase?

Auf der anderen Seite, so rief sich Jamie in Erinnerung: Wer war sie, dass sie sich ein Urteil darüber erlaubte, wie groß der Kummer eines anderen Menschen war?

Falls Wren wusste, was ihre letzte Krise ausgelöst hatte, so hatte sie ihrer Familie diese Information vorenthalten. Sie hatte nur gesagt, sie sei zu müde gewesen, um weiter gegen die Dunkelheit anzukämpfen. Sie habe Angst gehabt, so große Angst, dass sie Hilfe in einer psychiatrischen Klinik gesucht habe.

Durch das Fenster beobachtete Jamie die Wolkenfetzen, die sich wie Ranken über den Himmel wanden.

Ihre Tochter befand sich in einer psychiatrischen Klinik. Ihre Tochter litt an einer psychischen Erkrankung. Sie konnte nichts tun, um das in Ordnung zu bringen, nichts, um den Schmerz zu lindern. Sie konnte nichts tun.

Du kannst beten, würde mancher erwidern. *Du kannst Gott vertrauen.*

Das tat sie. Aber das hieß noch lange nicht, dass Gott auch alles gut machen würde.

3

Egal, wie alt sie war, Wren wurde nie müde, sich die Geschichte von dem „himmlischen Besucher“, wie ihre Mutter den kleinen Vogel nannte, anzuhören.

Sie stopfte ein Kissen hinter ihren Kopf, klappte ihren Notizblock auf und malte die Umrisse ihres geflügelten Namensvetters.

Als sie klein gewesen war, hatte Wren häufig im Schneidersitz auf der Weide gesessen und gehofft, einer von diesen kleinen Staffelschwänzen, die in dem die Weide eingrenzenden Gebüsch herumflatterten, käme zu dem Schluss, dass sie ein gutes Mädchen war, und würde sich ebenfalls auf ihrem Schoß niederlassen. Aber leider klappte das nicht, obwohl sie ganz still saß, und das machte das, was ihre Mutter erlebt hatte, umso besonderer und geheimnisvoller.

Mit der Bleistiftspitze schattierte sie den Schwanz.

Abends hatte Wren dann an ihre Mutter gekuschelt in dem kleinen Dachzimmer gesessen. Beide machten es sich unter der von ihrer Großmutter handgefertigten Steppdecke gemütlich, und Wren lauschte der Stimme ihrer Mutter. Wie keine andere vermochte diese es, ihre Ängste zur Ruhe zu bringen, indem sie Wren versicherte, dass sie in Sicherheit war, dass Gott über sie wachte und dass er selbst sie zusammengeknüpft hatte, nicht mit Nadeln, wie ihre Oma sie zum Nähen benutzte, sondern mit Liebe. Wren verstand nicht, was es bedeutete, dass Gott etwas mit Liebe zusammenknüpfte, aber sie hatte das Gefühl, etwas ganz Besonderes zu sein. Sie wusste, dass sie erwählt war und dass Gott sie bereits gekannt hatte, bevor sie zur Welt gekommen war.

„Aber was hat der Vogel gemacht, nachdem er auf deinen Schoß gehüpft war?“, fragte sie dann.

Und ihre Mutter antwortete: „Für mich sah es so aus, als wollte er sagen: ‚Ich wurde gesandt, um dir eine Nachricht von Gott zu überbringen.‘“

„Welche Nachricht?“

„‚Hab keine Angst.‘“

Und so legte Wren den Kopf auf ihr Kissen und versuchte, ihre eigene Angst zu vertreiben. Denn wenn Gott zu ihrer Mutter „Hab keine Angst“ gesagt hatte, dann brauchte auch sie keine Angst zu haben. Vor nichts.

Trotzdem war sie immer froh, dass Opa seinen Schlangenstock mitnahm, wenn sie gemeinsam in den Busch gingen. Er hatte ihr nämlich erzählt, dass einer seiner Hunde von einer Östlichen Braunschlange gebissen und getötet worden war. Nun hatte Wren Angst, dass Tangara, ihr liebster Hütehund, eines Tages auch gebissen und getötet werden würde. Diese Östlichen Braunschlangen waren schnell und aggressiv, und Opi sagte, sie seien bösartig und könnten sich aufrichten wie ein Hengst, und ihr Gift sei so gefährlich, dass es ein kleines Mädchen lähmen könne. Ihre Mutter gab ihm dann immer ein Zeichen, er solle ihr solche Dinge nicht erzählen, aber Opa erwiderte darauf: „Sie muss Bescheid wissen, damit sie aufpasst, wenn sie draußen spielt.“

Und wenn ihre Mutter abends dann die Leiter mit einem letzten „Ich hab dich lieb. Schlaf gut!“ hinuntergestiegen und ihr Kopf unterhalb der Dachbodenklappe verschwunden war, hatte sich Wren hinter einer Mauer aus Plüschtieren verbarrikadiert, war unter die Bettdecke gekrochen und hatte durch die Dachluke hindurch das Kreuz des Südens angeschaut, denn wenn sie das sehen konnte, wusste sie, dass Gott auch sie sehen konnte.

Als ihre Bettnachbarin hereinkam, schob Wren den Block unter die Decke. Sobald Monica eingeschlafen war, würde Wren eine schwangere Frau mit einem Vogel auf dem Schoß zeichnen. Sie wünschte, sie hätte ihre feinen Grafitstifte mitgebracht, aber vermutlich wären die zusammen mit den Schnürsenkeln und der Kordel ebenfalls konfisziert worden. Sie sollte dankbar sein, dass sie einen Bleistift behalten durfte.

Der arme Vincent. In der Anstalt hatte man ihm seinen Stift weggenommen. Ebenso wie seine Malutensilien, nachdem er während einer seiner Anfälle Ölfarbe und Terpentin geschluckt hatte. Er leide an einer Schläfenlappenepilepsie, hatten seine Ärzte gesagt. Damit einher gingen schlimme Anfälle und Halluzinationen, die Wochen anhalten konnten und ihm große Angst einjagten. Der arme, gequälte Vincent, verletzt und gestrandet und verängstigt, sehnte sich nach einem Becher Trost, nach Rettung, nach Frieden.

Wren räusperte sich und grüßte, als sie bemerkte, dass Monica zu ihr herübersah.

Leise erwiderte Monica ihren Gruß. Dann schlurfte sie zu ihrem Bett, holte ihren Schlafanzug unter dem Kissen hervor und verschwand hinter dem Vorhang, um sich umzuziehen.

Wren hoffte nur, dass sie schlafen konnte, ohne alle halbe Stunde von Monicas Schnarchen geweckt zu werden – trotz der Ohrstöpsel, die Kelly ihr gebracht hatte. Eigentlich sollte sie Mitgefühl für ihre Leidensgenossin empfinden – was immer deren Leiden war –, doch stattdessen empfand sie nur verzweifelte Erschöpfung.

So hatte sie ihrer Mutter ihren Kampf geschildert, als sie ein zweites Mal telefoniert hatten. Ja, sie habe häufige Panikattacken gehabt und leide unter Depressionen, aber wenn sie nur etwas Schlaf bekomme und medikamentös wieder richtig eingestellt sei, dann wäre alles gut. Und nein, es sei nicht nötig, dass Kit sie besuchen komme. Sie wolle sich ausschließlich auf ihre Gruppenstunden konzentrieren und darauf, dass sie so weit wiederhergestellt werde, dass sie nach Hause zurückkehren könne. Morgen wolle sie ihr schriftliches Entlassungsgesuch vorlegen, und dann müsse sie maximal noch drei Tage bleiben, was, wie sie ihrer Mutter versichert hatte, ausreichend Zeit sei. Zumal die Behandlung in der Klinik manchmal genauso schwer zu ertragen sei wie die Krankheit selbst.

Psychische Erkrankung.

Sie litt an einer „psychischen Erkrankung". Wren hatte versucht, sich mit dieser Bezeichnung abzufinden, seit im Teenageralter eine Angststörung und eine Depression bei ihr diagnostiziert worden waren. „Das ist keine Schande", hatte der Arzt gesagt, als er ihr das erste von vielen Rezepten ausstellte. „Wenn du Diabetikerin wärst, bräuchtest du Insulin."

Aber diese Logik schien sich einigen Christen aus ihrem Bekanntenkreis nicht zu erschließen, die, obwohl sie ganz bestimmt keinen Diabetiker dafür verurteilen würden, dass er Medikamente nahm, darauf beharrten, dass man von Depressionen und Angststörungen geheilt werden könne, wenn man „nur genug dafür beten" oder „die richtigen Bibelstellen auswendig lernen" würde. Das hatte ihr ein Kleingruppenleiter gesagt, als Wren im ersten Collegejahr mit ihm über ihre Probleme gesprochen hatte. „Angststörungen und Depressionen sind ein Zeichen dafür, dass dir der Glaube fehlt", hatte der Gruppenleiter gesagt. Wenn sie nur Buße tun und Jesus vertrauen würde, dann komme alles wieder in Ordnung.

„Und da fragst du dich, warum ich nicht in die Kirche gehe?", hatte Casey gesagt, als sie ihm davon erzählt hatte. Dann hatte er darüber geschimpft, dass Hiobs Freunde gesund und munter waren und ihre frommen Plattitüden über diejenigen ergossen, die in Staub und Asche saßen.

Wren bereute, ihm überhaupt davon erzählt zu haben. Er brauchte nicht noch mehr Nahrung für seinen Zorn auf die Kirche.

Kurz darauf hatte Wren die Kleingruppe verlassen und die Gemeinde gewechselt. Und sie hatte den Entschluss gefasst, mit niemandem mehr außer Casey, ihren Eltern und ihrem Therapeuten über ihre Erkrankung zu sprechen. Sie wollte keine weiteren Vorhaltungen riskieren. Wenn sie „nur an Jesus zu glauben" brauchte, um aus der Dunkelheit herauszukommen, dann wäre ihr das mittlerweile gelungen. Über Jahre hinweg hatte sie das versucht. Aber die Erklärung, ihre Ängste und Depression hätten ihre Ursache in der Sünde oder in mangelndem Glauben oder einem geistlichen Krieg, verstärkte diese nur noch.

Der Vorhang wurde zurückgeschoben und Monica erschien in einem gestreiften Flanellschlafanzug. Ihre Jeans und ihr Sweatshirt drückte sie wie eine Rettungsweste an ihre Brust.

„Deine Socken", sagte Wren und deutete auf den Boden. „Du hast deine –"

„Oh. Danke." Als sie sich bückte, um sie aufzuheben, verlor sie beinahe das Gleichgewicht.

„Alles in Ordnung?"

Monica blickte auf, und ihr Mund verzog sich zu einem trockenen Grinsen. „Ist überhaupt jemand von uns in Ordnung?"

Unsicher, ob dies die Eröffnung eines Gesprächs war – oder ob sie selbst überhaupt ein Gespräch führen wollte –, versuchte Wren, die Spitze ihres kleinen Fingers in das Loch ihres Sweatshirts zu zwängen, durch das normalerweise die Kordel gezogen wurde.

„All das hier", Monica gestikulierte wild mit der Hand vor ihrem Gesicht, „diese vielen Masken, dieses ganze ‚Mir geht es gut, alles ist in Ordnung' fällt in sich zusammen, ob wir es wollen oder nicht. Es fällt an einem Ort wie diesem in sich zusammen. Und die da draußen behaupten, ich bin tapfer. Tapfer? Dass meine Mutter meine Kinder versorgen muss, damit ich eine Pause vom Muttersein bekomme – das ist tapfer? Das macht mich einfach nur krank!" Voller Abscheu spuckte sie dieses letzte Wort aus. „Und dieser Psychiater, Breyer, Bauer –"

„Browerly?"

„Ja, Browerly. Der ist doch einfach nur überflüssig. Sitzt da an seinem Computer und schaut dich nicht einmal an, während er ununterbrochen tippt. Das ist alles so … so …"

Wren wartete darauf, dass sie das richtige Wort fand.

„*Entwürdigend.* Eine Nummer. Ich bin eine Nummer. Seine ‚Zweifünfzehn' oder ‚Zehn-dreißig' oder ‚Eins-fünfundvierzig'. Ich bin ein Termin in seinem Kalender, mehr nicht." Sie streifte ihre Pantoffel ab. „Er sitzt die Stunde ab, damit er die Gebühren kassieren und seine Hütte am See oder seine Kreuzfahrt oder was auch immer finanzieren kann."

Wren räusperte sich erneut. „Kelly ist nett."

„Ja, Kelly ist in Ordnung. Aber Kelly ist nicht diejenige, die über meinen Aufenthalt hier entscheidet. Das ist Browerly. Und wenn du ihn wirklich mal sprechen möchtest, dann geht er dir aus dem Weg. Ist dir das schon aufgefallen? Was passiert, wenn du mit ihm über deine Entlassung sprechen möchtest oder eine Beschwerde wegen irgendetwas hast? Dann ist er gerade", sie machte mit den Fingern Anführungsstriche in die Luft, „nicht zu sprechen. Ist dir das aufgefallen?"

Das war ihr tatsächlich aufgefallen. Aber Dr. McKendrick, der andere Psychiater, den alle hier bevorzugten, war ausgebucht. Wren hatte sich erkundigt.

„Das ist ein einziger großer Schwindel", sagte Monica. „Ich hätte mich nie bereit erklären dürfen hierherzukommen. Und wie heißt es so schön? Neunzig Prozent von uns werden wieder hier landen? Nein, ich nicht!" Ihre Augen funkelten vor Entschlossenheit, als sie die Decke zurückriss und in ihr Bett stieg. „Ich nicht!"

Nein, dachte Wren. *Ich auch nicht. Bitte nicht!*

Sie zog die Knie fest an ihre Brust und wartete, bis sie hörte, dass Monicas Atmung tiefer wurde, bevor sie ihren Schlafanzug unter dem Kissen hervorholte, auf Zehenspitzen zum Bad schlich und den Vorhang ganz leise hinter sich zuzog. *Ich nicht. Auf gar keinen Fall!* Sie würde beweisen, dass die Statistik falsch war. Leise wand sie ihren rechten Arm aus ihrem Ärmel und zog das Sweatshirt hoch. *Atme.* Sie hielt inne. Ein dunkler Schleier legte sich über ihr Gesicht, und sie konzentrierte sich darauf, ihr Zwerchfell mit Luft zu füllen.

Dr. Browerly hatte ihr in den ganzen fünfzehn Minuten, die sie an diesem Nachmittag vor seinem großen, unaufgeräumten Schreibtisch gesessen hatte, kein einziges Mal in die Augen geschaut. Wie ein kleines, ängstliches Kind, das zur Befragung ins Büro des Schulleiters gerufen worden war, hatte Wren sich nicht einmal die Mühe gemacht, ihn zu korrigieren, als er sie mit falschem Namen ansprach. *Nein, Herr Doktor,* sie glaubte nicht, dass sie ein Problem mit Zorn hatte. *Nein, Herr Doktor,* sie hatte noch nie einen solchen Zorn erlebt. Er veränderte die Dosierung eines ihrer Medikamente und schickte sie fort.

Atme.

Sie wusste nicht mehr, wie man atmete.

Sie versuchte, sich das Sweatshirt vom Leib zu reißen, aber ihr linker Arm fühlte sich an wie tot. Sie war gefangen, schlug um sich, ihre Kehle zog sich zusammen.

Atme!

Sie konnte nicht schlucken. Sie erstickte!

Hilfe!

Keine Worte, kein Atem. Ihr Herz raste. Ihre Brust drohte zu explodieren. Sie spürte ihren pochenden Pulsschlag in den Ohren. Sie würde sterben. Sie riss sich das Sweatshirt vom Leib, dann ihr T-Shirt, und mit nacktem Oberkörper schwitzte und fror sie gleichzeitig. Diesmal würde sie sterben. Sie schwebte, wirbelte herum. Sie sank auf den kalten Fliesenboden und überließ sich der alles verzehrenden Dunkelheit.

Nein. Kein Beruhigungsmittel. Sie wollte nicht noch mehr Medikamente schlucken. Die Panikattacken kamen in unaufhaltsamen Wellen, und manchmal wusste Wren gar nicht, wodurch sie ausgelöst wurden. Attacken wie diese, die sie ohne offensichtlichen Grund oder Zusammenhang überfielen, waren besonders beängstigend. „Ich gehe schnell unter die Dusche", sagte sie zu Bree, der Nachtschwester, die sie bei einem ihrer Rundgänge zusammengekauert und hyperventilierend hinter dem Vorhang vorgefunden hatte. „Das hilft mir zu entspannen."

Monica, die von dem Trubel geweckt worden war, drehte sich um, stieß einen lauten Seufzer aus und zog sich die Decke über den Kopf.

„Entschuldige bitte", sagte Wren. Und still für sich fügte sie hinzu: *Aber du hast mich auch schon oft aufgeweckt.* Sie drückte ihr Sweatshirt noch fester an sich und senkte die Stimme. „Bitte, Bree."

„Und Sie wollen ganz bestimmt nicht mit der Stationsschwester sprechen?"

Im Augenblick war sich Wren nicht sicher, was sie wollte, außer nicht noch mehr die Kontrolle zu verlieren. „Nur eine Dusche. Bitte!"

Bree zögerte, sagte dann aber: „In Ordnung. Sie müssen den Knopf drücken –“

„Ich weiß.“ Wren war kein Neuling, und sie hatte es nicht vergessen: den Knopf an der Wand alle dreißig Sekunden drücken, damit das Wasser floss und das Personal wusste, dass alles in Ordnung war.

Wenige Minuten später stand sie unter dem Wasserstrahl, eine Hand an dem Knopf, und Tränen liefen über ihre Wangen. *Mein Gott, mein Gott,* murmelte sie. *Warum?*

4

Du musst zu ihr fliegen", sagte Dylan zu Jamie, als sie seine Krawatte richtete. „Wenn sie nicht will, dass Kit sie besucht, dann musst du dich auf den Weg machen."

Jamie strich mit der Fusselrolle über seine Anzugjacke und suchte seinen Blick in der verspiegelten Schranktür.

„Die Kinder und ich kommen schon zurecht", fuhr er fort. „Olivia kann ein wenig im Haushalt helfen, und für das Büro können wir ein paar Leute als Aushilfe organisieren." Seit die langjährige Gemeindesekretärin in den Ruhestand gegangen war, hatte Jamie an mehreren Tagen in der Woche im Büro gearbeitet.

„Das ist nicht der Punkt", erwiderte sie. „Wren besteht immer noch darauf, dass sie allein damit fertigwerden muss."

Dylan zuckte die Schultern. „Ja, aber sie braucht Unterstützung, auch wenn sie behauptet, dass es nicht so ist."

„Aber was sagen wir der Gemeinde? Sie möchte nicht, dass die Sache bekannt wird."

„Nein, ich weiß. Traurig, nicht? Wenn sie wegen Gallensteinen oder einer Blinddarmentzündung im Krankenhaus liegen würde, dann hätten wir sie auf die Gebetsliste gesetzt."

„Was hätten wir auf eine Liste gesetzt?", flötete Zoe von der Tür aus.

„Nichts, Zoe. Lass mich mit Papa reden, okay?"

„Komm schon, Zo", sagte Olivia und ergriff mit einem wissenden Blick zu ihrer Mutter Zoes Hand. Offensichtlich hatte auch sie gelauscht. „Du musst dich für den Gottesdienst anziehen."

„Mami muss noch meine Sachen rauslegen."

„Ich helfe dir heute."

„Danke, Liv", sagte Jamie. Olivia nickte und schloss die Schlafzimmertür.

„Siehst du?", sagte Dylan und zupfte seinen Kragen zurecht. „Wir kommen klar. Und falls jemand fragt, sage ich, dass Wren in letzter Zeit ziemlich unter Stress gestanden hat und Zeit mit ihrer Mutter braucht. Ende der Geschichte. Die Leute wissen, dass sie einen anstrengenden Job hat. Sie werden keine weiteren Fragen stellen."

Vermutlich hatte er recht. „Stress" war eine gesellschaftlich akzeptablere Bezeichnung als „Nervenzusammenbruch". Bei Stress reagierten die Leute in der Regel sehr mitfühlend und verständnisvoll.

Jamie riss ein Stück Klebeband von der Fusselrolle ab und knüllte es zusammen. Wenn sie die Warnzeichen nur schon früher wahrgenommen hätte. Wenn sie nur aufmerksamer gewesen wäre, die Initiative ergriffen und mehr Fragen gestellt hätte. Wenn nur, wenn nur, wenn nur. „In Ordnung", sagte sie schließlich. „Ich rufe im Krankenhaus an."

Es war Spätnachmittag, als Wren zurückrief. Ihre Stimme klang dünn und erschöpft. „Du weißt doch, dass ich dich gern sehen würde, Mama, aber im Augenblick ist das keine gute Idee."

Jamie schloss die Schlafzimmertür und ließ sich auf ihrer Bettkante nieder. „Aber ich möchte nicht, dass du all das allein durchmachen musst."

„Selbst wenn du herkämst, Besuchszeit ist nur zweimal die Woche. Und ich hoffe wirklich sehr, dass ich nur noch ein paar Tage hierbleiben muss."

„Hast du dein Entlassungsgesuch schon eingereicht?"

„Nein. Nicht nach dem Vorfall von gestern Abend. Ich werde jetzt erst mal abwarten, wie die Anpassung der Medikation wirkt."

„Liebes, ich wünschte …"

„Ich weiß. Ich wünschte auch, du könntest mir irgendwie helfen. Aber das kannst du nicht. Niemand kann das."

Jamie strich über die blaue Patchworkdecke, und ihre Finger verweilten auf den handgenähten Stichen ihrer Mutter. „Was wird, wenn du wieder zu Hause bist? Mir gefällt die Vorstellung nicht, dass du ganz allein in deiner Wohnung bist. Soll ich vielleicht dann kommen?"

„Vielleicht. Aber ehrlich: Im Augenblick kann ich nicht so weit vorausdenken. Mir ist gerade nicht danach, Pläne zu schmieden. Tut mir leid."

„Nein, das verstehe ich. Ich möchte dir keinen Druck machen. Ich möchte dir nur zeigen, dass ich dich lieb habe und für dich da bin."

„Ich weiß, Mama."

„Und du willst wirklich nicht, dass Kit Bescheid weiß? Sie würde dich besuchen, da bin ich ganz sicher."

„Nein, es ist gut so. Ich habe in der Gemeinde Bescheid gesagt. Meine Pastorin kommt heute Abend vorbei."

„Oh, das ist gut, Schatz." *Danke, Gott.*

Im Hintergrund schrie jemand, ein Mann, der seine Stimme im Zorn erhoben hatte. „Ich muss jetzt Schluss machen", sagte Wren. „Telefon im Flur und so …"

„Okay. Aber du sagst mir Bescheid, wenn ich kommen kann? Du weißt, dass ich mich sofort ins Flugzeug setzen würde, aber ich will mich nicht aufdrängen."

„Ich weiß. Danke."

Manchmal kamen ihr tausend Kilometer vor wie zehntausend. „Ich hab dich lieb, Wren."

„Ich dich auch."

Und dann war sie fort.

Jamie legte das Telefon auf ihren Nachttisch und betrachtete die Familienfotos an der Wand: die sechsjährige Wren, ihre dunklen Haare mit zwei rosa Haarspangen zurückgesteckt. Sie lag auf dem Bauch unter einer Weide und las ihrem liebsten Hütehund *Der Samthase* vor. Die achtjährige Wren mit ihrem neuen schwarzen Reithelm, der unter ihrem Kinn befestigt war. Die großen braunen Augen waren vor Staunen – und auch ein wenig Angst – aufgerissen, während sie auf der sanften Stute Bramble saß, ihr Vater die Zügel hielt und sie bei ihrem ersten Ritt über die Weide begleitete. Die zehnjährige Wren in einem weißen Satinkleid mit Spitze, den Weidenkorb mit Streublumen in der Hand. Sie lächelte scheu zu Jamie und Dylan hinauf, die als frischgebackenes Ehepaar vor einer kleinen Kirche außerhalb von Sydney für den Fotografen posierten. Die zwölfjährige Wren, die die kleine Olivia im Kinderwagen durch den Park in Kingsbury schob. Die sechzehnjährige Wren, mager und klein in ihrem saphirblauen Ballkleid. Sie stand auf Zehenspitzen, um Caseys Ansteckstäußchen zu befestigen.

Jamie beugte sich vor und schaute genauer hin, versuchte erneut zu erkennen, wann sich die Schatten der Traurigkeit zum ersten Mal in die Augen ihrer Tochter geschlichen hatten. Aber sosehr sie sich auch bemühte, sie konnte es nicht ausmachen. Die Wachsamkeit war immer da gewesen, die Sorge überschattete selbst die Augenblicke größter Freude. „Eine alte Seele", sagte ihr Vater immer. „Schon als Wren geboren wurde, wusste sie um das Maß der Dinge." Noch Monate nach der erstmaligen Diagnose „Depression und Angststörung" im Teenageralter hatte Jamie versucht, eine einfache Erklärung dafür zu finden. War die Ursache, dass Wren die ersten zehn Jahre von einer alleinerziehenden Mutter aufgezogen worden war? Aber andere Kinder erlebten das doch auch und bekamen keine psychische Erkrankung. Und Wren hatte als Kind viel Liebe und Fürsorge erfahren und wurde von ihrer Mutter und ihren Großeltern sehr geliebt.

War es vielleicht die Veränderung, als auf einmal ein Stiefvater in die Familie kam? Aber Dylan hatte Wren von Anfang an als geliebte Tochter angenommen und sie adoptiert. Und es gab auch keine anderen Geschwister, mit denen sie hätte konkurrieren müssen, zumindest nicht in jener ersten Zeit als neue Familie.

Natürlich war da der große Umbruch eines Umzugs in ein anderes Land, als Dylan, ein Amerikaner, sich berufen fühlte, zu seinen Wurzeln in den Staaten zurückzukehren und Theologie zu studieren. Sie verließen Australien, damit er in Kingsbury seine Ausbildung zum Pastor beginnen konnte. Das war schwer für Wren, denn sie ließ die einzige Welt hinter sich, die sie je gekannt hatte. Der Abschied von ihren Großeltern, Freunden und Haustieren war schwer. Schwierig war auch, die Weite der Farm gegen die kleine Wohnung in Kits Keller einzutauschen, in der sie in den ersten Wochen wohnten, bevor sie in eine nur wenig größere Wohnung in der Nähe des Campus zogen.

Das alles war schwer gewesen. Aber Wrens Akzent war eine Besonderheit in ihrer neuen Schule, und sie schloss schnell Freundschaften. Und als Dylan endlich seine Ausbildung beendet hatte und seine erste Stelle als Pastor in North Carolina annahm, hatte sich Wren bereits an der Universität in Kingsbury eingelebt. Der Abschied von ihrer Familie mochte stressig für sie gewesen sein, aber viele der Studierenden wohnten auf dem Campus und somit weit weg von zu Hause.

„Das machst du immer, ist dir das eigentlich klar?", sagte Dylan, als er und Jamie später am Abend den Gemeindesaal aufräumten.

„Was denn?"

„Du versuchst, eine Erklärung zu finden, jemandem die Schuld zuzuweisen."

Sie wischte Kekskrümel vom Büfetttisch. Staubsaugen würde sie erst morgen früh. „Ich gebe ihr keine Schuld."

„Ich sage auch gar nicht, dass du *ihr* die Schuld gibst. Du gibst dir selbst die Schuld."

„Das mache ich doch gar nicht –"

„Jamie ..."

Ihre Kehle schnürte sich zusammen. Vor Jahren hatte ihr ein Therapeut das Gleiche gesagt. Und es war noch immer ihre Haltung, wann immer es Wren nicht gut ging.

Sofort wanderten Jamies Gedanken zurück zu dem, was ihre Eltern ihren „Fehltritt" nannten. Ein einziger romantischer Abend unter sternklarem Himmel an einem weichen Sandstrand auf den Fidschi-Inseln. Jamie und eine Freundin von der Universität in Sydney hatten dort einen Kurzurlaub verbracht. Sie traf ihn an einer Bar, wo sie viel zu viel tranken. Sie kannte nur seinen Vornamen, wusste nicht einmal, wo er herkam. Es gab keine Möglichkeit, ihn zu finden, selbst wenn sie es gewollt hätte. Und sie hatte es nicht gewollt. Überwältigt von Scham und Reue verließ sie die Universität von Sydney, wo sie

Lehramt studiert hatte, und behielt das Baby. Sie behielt ihre Wren. Gott sei Dank hatte sie ihre Wren behalten!

Dylan legte den Kopf zur Seite, um ihr in die Augen zu schauen. „Wenn du einen Faden herausziehst – einen einzigen dunklen Faden –, was löst sich sonst noch auf?"

5

Im großen Gemeinschaftsraum der Klinik trafen sich die Patienten mit ihren Besuchern an runden Tischen, auf denen Puzzles und Brettspiele bereitlagen, oder in kleineren Sitzecken, wo sie private Gespräche führen konnten. Ein paar hockten mit ihren Besuchern vor einem Fernseher und starrten blicklos vor sich hin, anstatt einander anzusehen; Worte kamen nur durch halb geschlossene Lippen. Wren saß in einem Sessel in der hintersten Ecke des Raumes, die Hände auf dem Schoß gefaltet, und wartete auf ihre Pastorin.

Seit Caseys Umzug hatte Wren regelmäßig die Gottesdienste der Wayfarer-Gemeinde besucht und sich in ihrer Freizeit bei der Tafel oder der Koordinierung der Transporte von Kleidung und Spielzeug engagiert. Doch obwohl sie gut mit den beiden Pastoren klarkam, hatte sie sich niemals um ein Gespräch mit ihnen bemüht. Auch jetzt hatte sie eigentlich nicht die Absicht gehabt, in der Gemeinde um Hilfe zu bitten. Aber sie wusste einfach nicht mehr weiter.

„Stört es jemanden, wenn ich spiele?", fragte eine Stimme am Klavier. Zustimmendes Gemurmel im Raum veranlasste den Vogelfreund aus dem Garten, seine Ärmel hochzukrempeln und „Tomorrow" aus *Annie* zu spielen.

„Ach du meine Güte!", rief Sylvia von einem Tisch, an dem sie ein Puzzle legte. „Alles, nur nicht das!"

„Können Sie was von Sinatra spielen?", fragte jemand.

Eine andere Stimme sagte: „Nicht Sinatra. Spielen Sie einen Choral."

„Nein! Keine Choräle. Lieber Jazz."

Der Vogelfreund hielt sich die Ohren zu und rief: „Keine Wünsche!“ Dann spielte er ein klassisches Stück, das Wren nicht kannte. Das Klavier war fürchterlich verstimmt. Aber vielleicht ließ es sich auch schon nicht mehr stimmen.

„Wren?“

Sie drehte sich um, und vor ihr stand ihre Pastorin Hannah Allen. Sie hielt einen Strauß Sonnenblumen in der Hand. Während Wren sich erhob, kämpfte sie gegen die Tränen an.

„Woher wussten Sie das?“

„Was wusste ich?“

Dass sich Wren so verzweifelt nach etwas Natürlichem, etwas Schönem, etwas Fröhlichem sehnte, was ihr vermittelte: *Ich weiß, wo du bist und was du brauchst.* „Sonnenblumen“, erwiderte Wren. „Das sind meine Lieblingsblumen.“

Hannah lächelte. „Oh, gut. Das freut mich.“

Wren drückte den Strauß an ihre Brust. Auch Vincent hatte Sonnenblumen geliebt, und zwar in all ihren Entwicklungsstufen, von den Kernen über die Blüte bis zum Welken. Er malte die Blumen, um Schlafzimmerwände aufzufrischen, einen Freund willkommen zu heißen oder sie wie strahlende Lichter im Dunkeln leuchten zu lassen.

Hannah deutete auf den Strauß. „Ich entschuldige mich für das Papiertuch. Ich hatte sie in einer Glasvase, aber ich habe nicht daran gedacht, dass …“

„Das ist doch nicht schlimm. Bestimmt gibt es hier irgendwo eine Plastikvase. Ich finde schon eine.“

Hannah ließ sich auf einem Stuhl nieder und schlug die Füße an den Knöcheln übereinander. „Ich bin so froh, Sie zu sehen, Wren.“

Woher wusste sie das?

Woher wusste Hannah, wie sehr sich Wren danach sehnte, dass ihr Name von einer anderen Person als ihrer Mutter liebevoll ausgesprochen wurde? Woher wusste sie das?

„Eigentlich wollte ich gar nicht in der Gemeinde anrufen. Ich meine, nehmen Sie es mir bitte nicht übel oder so. Ich wollte … mein Aufenthalt hier … ich wollte nicht, dass das bekannt wird.“

„Das verstehe ich. Nur Pastor Neil weiß, dass ich hier bin. Nun, Neil und mein Mann Nathan. Aber unser Gespräch ist selbstverständlich vertraulich."

„Das ist in Ordnung. Ich habe nichts dagegen, dass sie Bescheid wissen."

Der Vogelfreund hatte sein klassisches Stück beendet und spielte jetzt wieder „Tomorrow". Sylvia sprang auf und begann zu schimpfen. „Ach, lass ihn doch in Ruhe!", warf eine andere Frau ein. „Lass Bud spielen, was er will."

„Es tut mir leid!", entschuldigte sich Wren, als mehrere Stimmen ihrer Verärgerung Luft machten. „Hier kann man sich nicht ungestört unterhalten." Bud spielte unbeirrt weiter, während die Patienten lautstark für oder gegen die Musik argumentierten.

Hannah steckte eine Strähne ihrer kurzen grauen Haare hinter ihr Ohr und beugte sich leicht vor. Tiefes Mitgefühl lag in ihrem Blick. Das war Wren sofort bei ihr aufgefallen, als sie in die Wayfarer-Gemeinde gekommen war. Hannah, die Pastorin der Gemeinde, schien immer ganz auf die Person konzentriert zu sein, die vor ihr stand.

„Sind Sie schon lange hier?", fragte Hannah.

In Gedanken zählte Wren die Tage. „Morgen eine Woche. Aber es kommt mir viel länger vor. Und ich hatte gehofft, dass es mir mittlerweile schon besser gehen würde, aber das ist leider nicht so." Die mitfühlende Anteilnahme, die sie bei Hannah spürte, half ihr, sich zu öffnen, und die Worte kamen ihr viel leichter über die Lippen, als sie erwartet hatte. „Ich bin nicht gern hier, aber ich kann mir auch noch nicht vorstellen, nach Hause zu gehen. Ich traue mir diese Entscheidung im Augenblick nicht zu, nicht wo ich innerlich so umgetrieben und erschöpft bin. Ich bin davon ausgegangen, hier Ruhe finden zu können, eine Auszeit von meinem Leben. Aber es ist nicht die Auszeit, auf die ich gehofft hatte." Sie suchte eine andere Sitzposition. „Ich war verzweifelt, darum bin ich hergekommen. Ich konnte die dunklen Gedanken nicht mehr ausschalten, sosehr ich es auch versucht und wie viel ich auch gebetet habe. Und dann habe ich ein ganzes Wochenende im Bett verbracht und konnte nicht aufhören zu weinen, und da bekam ich richtig Angst. Ich habe auch vorher schon depressive Phasen gehabt – es ist wie eine Art Wolke, und ich habe gelernt, damit zu leben –, aber diesmal war es anders. Ich hatte das Gefühl unterzugehen, als könnte ich nie mehr Hoffnung empfinden, und das hat meine Ängste noch gesteigert. Von da an wurde alles nur noch schlimmer."

„Das klingt beängstigend, Wren. Sehr kräftezehrend."

„Ja. Das ist es." Sie strich mit der Hand über das feuchte Papiertuch und drückte das untere Ende der Stiele gegen ihre Handfläche. Es entstanden kleine Kreise auf ihrer Haut.

„Es tut mir wirklich leid, dass es Ihnen so schlecht geht. Ein Leben mit Depressionen und Angststörungen ist nicht einfach, das kann ich mir vorstellen. Und man fühlt sich oft so einsam."

Genau. Und dieses Gefühl der Isolation machte alles noch schlimmer.

Casey kannte das auch und hatte ihn verstanden, diesen intensiven, erschöpfenden und verzehrenden inneren Kampf, Tag für Tag, Monat für Monat, Jahr für Jahr, dieses innere Flehen um Erbarmen, das niemand hörte. Und an manchen Tagen fragte man sich sogar, ob Gott einen hörte. Menschen, die so etwas noch nie erlebt hatten, konnten nicht verstehen, wie viel Kraft, Mut und Energie es kostete, auch nur einen Fuß vor den anderen zu setzen und selbst die einfachsten Aufgaben zu verrichten. Wenn sie es begreifen könnten, wären sie bestimmt entsetzt. Oder sie würden tiefes Mitgefühl empfinden. Jedenfalls kämen dann nicht mehr die Worte „Reiß dich doch mal zusammen" über ihre Lippen. Das hatten die Leute häufig zu Casey gesagt. Sogar seine Eltern. Sie wussten nicht, wie sie mit ihm umgehen sollten, wie sie ihm helfen konnten. Wren hoffte nur, dass seine Frau es wusste.

„Haben Sie jemanden, der Sie unterstützt?", fragte Hannah.

Wren würde nicht weinen. Sie würde nicht an Casey und seinen Wegzug denken oder darüber reden. Sie konnte es nicht. „Meine Familie", erwiderte sie. „Sie war immer für mich da. Aber sie lebt in North Carolina. Meine Mutter wollte herkommen und mir helfen, aber im Augenblick kann sie nichts für mich tun, und ich möchte nicht, dass sie mich so sieht. Vielleicht wenn ich wieder zu Hause bin. Um ehrlich zu sein, habe ich Angst, nach Hause zu gehen. Ich habe Angst vor dem Alleinsein."

„Sie leben allein?"

„Nur mit meiner Katze. Die Nachbarin denkt, ich wäre im Urlaub, und füttert sie für mich."

„Könnten Sie denn irgendwo unterkommen? Gibt es jemanden, bei dem Sie eine Zeit lang bleiben könnten?"

„Nein, nicht wirklich. Meine Freundinnen wohnen entweder in einer WG oder sind verheiratet, und das würde nicht wirklich passen." Sie überlegte einen Augenblick. „Und dann ist da noch Kit, die Tante meines Vaters. Als ich noch kleiner war, haben wir eine Weile bei ihr gewohnt, aber sie leidet an einer Katzenallergie, und auf keinen Fall gebe ich Theo auf. An manchen Tagen ist er der Einzige, der mich dazu bringt, aus dem Bett aufzustehen. Nun, Theo und mein Bedürfnis, meine Arbeitskollegen nicht im Stich zu lassen. Meine Arbeit war immer mein Antrieb. Aber sie hat mir auch viel abverlangt."

„Das verstehe ich."

Ein Mann mittleren Alters hatte sich zu Bud ans Klavier gesellt und sang voller Inbrunst die Lieder, die Bud spielte. Der Streit hatte sich gelegt, und viele im Raum hatten sogar ihre Gespräche eingestellt, um seiner schönen Tenorstimme zu lauschen. *Sonnenaufgang, Sonnenuntergang, Sonnenaufgang, Sonnenuntergang, so fliegen die Tage dahin.* Bud wiegte sich mit den anschwellenden Arpeggios. Sogar Sylvia hatte die Augen geschlossen und wippte auf ihrem Stuhl zum Rhythmus des Liedes. Für den Augenblick hatte sie sich beruhigt.

„Ich weiß nicht, ob ich weitermachen kann." Wren senkte den Blick auf die Blumen auf ihrem Schoß, damit sie nicht den Schock oder die Enttäuschung in den Augen ihrer Pastorin sah.

Aber Hannahs Stimme war sanft, als sie fragte: „Womit?"

„Mit allem. Der Arbeit, dem Leben. Ich weiß, das klingt schrecklich, aber manchmal frage ich mich, ob ich an meinem Glauben festhalten kann, ob ich mich weiter an Gott festhalten kann."

„Oh Wren."

Diese zwei Silben voller Mitgefühl brachten sie aus der Fassung. Keine Spur von Verurteilung lag in Hannahs Worten. Ganz leise begann Wren zu schluchzen.

Hannahs Hand lag leicht auf ihrer Schulter. „Sie brauchen doch gar nicht an Gott festzuhalten. Er hält *Sie* fest. Ganz besonders, wenn Sie keine Kraft mehr haben, um sich an ihn zu klammern."

Eine Klippe. Das sah Wren, als die Pastorin für sie betete. Eine heimtückische Felswand, die sie zu erklimmen versuchte. Aber sie war erschöpft, so schrecklich erschöpft, und hatte keine Kraft mehr, sich zu halten. Auf einmal wurde die Felswand vor ihrem inneren Auge zu einer riesigen aufrechten Hand. Trotzdem versuchte sie weiterzuklettern, irgendwo Halt zu finden, um nicht in den Tod zu stürzen. Unter ihr lauerte ein dunkler Abgrund. Mit aller Kraft versuchte sie, nicht nach unten zu schauen. Sie konzentrierte sich auf die Falten in der Hand, in denen sie vielleicht Halt finden würde, aber sie rutschte ab und schrie vor Angst auf.

Und dann …

Die Hand legte sich zur Seite, bildete eine Schale, eine Wiege, ein Nest. Und sie wurde aufgefangen. Gehalten.

„Ein Geschenk", sagte Hannah, nachdem Wren beschrieben hatte, was sie gesehen hatte. Sie hatte ein Bild bekommen, ein Geschenk des Heiligen Geistes, etwas, das ihr helfen konnte, wenn sie das Gefühl hatte zu fallen. Hannah schaute sich suchend in dem Raum um. „Bei der Anmeldung musste ich mein Telefon und meine Tasche abgeben", erklärte sie. „Gibt es hier vielleicht irgendwo eine Bibel?"

Wren deutete zu den Bücherregalen an der hinteren Wand. „Vielleicht dort drüben." Ihre Bibel hatte sie gar nicht erst in die Klinik mitgenommen. In den vergangenen Monaten hatte ihr das Bibellesen nichts gegeben. Es war, als würde sie auf Pappe herumkauen. Sie fragte sich, ob ihre Pastorin das wohl verstehen würde. Vielleicht würde Hannah ihr, wie schon Allie und ihr früherer Kleingruppenleiter, ins

Gewissen reden und sie daran erinnern, wie wichtig es war, in der Bibel zu lesen, auch wenn ihr nicht der Sinn danach stand. Vielleicht würde sie zu bedenken geben, dass man einen festen Grund brauchte, wenn man das Gefühl hatte zu versinken. Denn, würde sie vielleicht sagen, wenn dein Leben nicht auf dem Wort Gottes gegründet ist, dann gehst du unter. Du hast den Geist Christi geschenkt bekommen. Nun musst du deine ganze Kraft dafür einsetzen, seiner Führung gemäß zu leben.

Aber dann konnte man genauso gut einen Gelähmten auffordern, einen Marathon zu laufen. Wenn der Geist zerbrochen und krank war, hatte man keine Kraft. Man konnte sich nicht anstrengen.

Hannah hatte eine Bibel vom Regal geholt, saß nun wieder vor Wren und blätterte einige Seiten um. „Das Bild, das Sie gesehen haben, erinnert mich an einen Vers aus den Psalmen. Psalm 34 vielleicht." Sie überflog die Seite. „Nein. Das war er nicht, aber auch ein schöner Psalm." Langsam blätterte sie einige Seiten weiter. „Hier ist er. Psalm 37, Vers 24: ‚Selbst wenn er einmal stolpert, fällt er nicht zu Boden, denn der Herr hält ihn fest an der Hand.'" Sie blickte hoch. „Genau das haben Sie gesehen. Gottes Hand, die Sie hält."

Halten.

Wren mochte dieses Wort. Wenn sie ihr Handy hätte, würde sie die Bedeutung und den Ursprung nachsehen. Aber auch ihr Handy war ihr abgenommen worden.

„Vor Jahren", erzählte Hannah, „als ich noch in Chicago lebte, hielt ich bei einer Taufe ein Baby in den Armen. Das kleine Mädchen hatte seine Hand um einen meiner Finger gelegt. Aus ihrer Perspektive war sie es, die sich an mir festhielt. Was sie nicht sah, was sie noch nicht wissen konnte, war, dass ich diejenige war, die sie festhielt."

Wren ließ das Bild vor ihrem Geist Gestalt gewinnen: das kleine Händchen, das den Finger umklammerte, die Hände und Arme, die dem Kind Halt gaben. „Ich glaube nicht, dass ich im Augenblick vertrauen kann. Ich weiß nicht einmal, wie ich darum bitten soll … wie ich beten soll."

Hannah nickte. „Das ist nicht schlimm. Sie brauchen keine Worte. Sie können seufzen oder schreien oder still sein. Lassen Sie für den

Moment den Heiligen Geist an Ihrer Stelle beten. In Ihnen. Das ist ein tiefes Vertrauen, ein tiefes, zustimmendes Gebet, ein Jasagen zum Gehaltenwerden."

Solch eine Definition von Gebet war Wren noch nie begegnet. Gebet war Arbeit. Und wenn ihr alles zu viel wurde oder sie Angst hatte, musste sie noch stärker beten. Bete mehr und lies noch intensiver in der Bibel: Das war das Standard-Rezept für die Gesundheit und Reife eines Christen. *Denn Gefühle sind keine Tatsachen,* hatte ein Mentor im College ihr oft gesagt. Darum dürfe sie ihnen keine Beachtung schenken. Sie müsse sie beherrschen.

Mit dieser Strategie war sie gescheitert. Und vielleicht – vielleicht riefen ihre Gefühle umso lauter, *weil* sie ihnen keine Beachtung geschenkt und nicht auf sie gehört hatte.

Bud spielte wieder „Tomorrow". Andere Besucher erhoben sich, um zu gehen, da das Ende der Besuchszeit näher rückte. Die Patienten verabschiedeten sich, manche unter Tränen. Hannah klappte die Bibel zu. „Ich würde gern morgen wiederkommen, wenn Sie das möchten", sagte sie.

„Ich wünschte, das wäre möglich. Aber Besuchszeit ist erst am Donnerstag wieder."

Hannah lächelte. „Für Pastoren gelten besondere Regeln."

„Wirklich?"

„Wirklich. Sagen Sie mir nur, welche Uhrzeit bei Ihnen passt, und wir treffen uns gleich morgen wieder. Und wenn Sie wollen, können wir gemeinsam das Abendmahl feiern."

Wren wollte schon ablehnen. Dieser Dienst war den Kranken, Sterbenden oder Menschen vorbehalten, die nicht aus dem Haus gehen konnten. Doch dann fiel ihr ein, wo sie sich befand, eingesperrt und krank. Wie beschämend. „Gern", erwiderte sie. „Das wäre schön."

„Prima. Wann würde es Ihnen am besten passen?"

„Nach dem Abendessen? Vielleicht um sieben?"

„Ich werde da sein", sagte Hannah.

Wren lächelte halbherzig. „Ich auch."

6

Während die anderen in der Morgengruppe über Achtsamkeitsstrategien sprachen – oder besser, während die Sozialarbeiterin versuchte, die Teilnehmer in ein Gespräch zu verwickeln über das, was ihnen half, sich auf den gegenwärtigen Augenblick zu konzentrieren –, hielt Wren den Blick auf ihren Schoß gesenkt. Den Block hielt sie so, dass niemand ihre Skizze sah. Hände waren immer eine Herausforderung für sie; die Komplexität der Finger faszinierte sie. Sie radierte den dritten Versuch aus und fegte die Radiergummikrümel vom Papier.

„Haben Sie auch einen Gedanken dazu, Wren?", fragte Christie.

Wren fühlte sich, als wäre sie gerade dabei ertappt worden, wie sie Zettelchen im Klassenzimmer weitergab. „Nein." Sie stellte ihren Fuß auf die kleinen rosafarbenen Radiergummikrümel und zeichnete weiter. Wenn Sylvia schnarchen und die Gruppe verschlafen konnte, dann konnte sie auch zeichnen. Sie schob ihren Stuhl ein paar Zentimeter nach rechts, damit Sylvias Kopf nicht auf ihre Schulter sank.

Ihr gegenüber im Kreis schaute ein etwa zwanzigjähriger junger Mann, der bisher zusammengesunken auf seinem Stuhl gehockt hatte, zur Tür, nickte und hob einen Finger, um zu signalisieren, dass er bald kommen würde. Das tat er jeden Tag, in jeder Gruppe. Als er sich erhob, blickte Wren ihm in die Augen. Er zwinkerte, bevor er zum Flur schlenderte.

Sie überlegte, was er wohl vorhatte.

Ob sich wohl irgendjemand von den anderen dafür interessierte, was sie vorhatte?

Erneut versuchte sie, einen Daumen zu zeichnen. Aber eigentlich brauchte sie ein Modell, das vor ihr saß, die Hand zu einem Nest geformt. Casey hatte oft für sie Modell gesessen. In ihrer Wohnung lagen viele Zeichenblöcke mit Skizzen von Casey mit seiner Kamera oder seinen Szenenbüchern, seine graue „Inspirationsmütze" tief über die roten Haare gezogen. Er hatte Wren diese Mütze geschenkt, als er weggezogen war. Und den kleinen Theo. „Brooke mag keine Katzen", hatte er gesagt. „Du wirst dich gut um ihn kümmern, nicht?" Natürlich würde sie das.

Die Frau neben dem nun leeren Stuhl hatte die Hände geöffnet und flach auf ihren Schoß gelegt und hielt die Augen geschlossen. Vermutlich probierte sie eine von den Atemübungen oder Körperchecks aus, die Christie ihnen empfohlen hatte. *Stell die Finger hoch, damit ein Hohlraum entsteht,* befahl Wren ihr still für sich. *Na los. Nur ein kleines bisschen.*

Die Frau streckte ihre Schultern und bewegte den Kopf von einer Seite zur anderen, aber ihre Hände blieben, wie sie waren. Wren schaute sich im Kreis um, ob vielleicht ein anderer ihr bieten konnte, was sie brauchte. Nein. Niemand. Die Zeichnung von der Hand musste also warten.

Stattdessen könnte sie den leeren Stuhl zeichnen. Vincent hatte, inspiriert von einem Gemälde von Dickens leerem Stuhl nach dessen Tod, einige Stühle gemalt, seinen eigenen und den seines Künstlerfreunds Gauguin. Sie seien ein Symbol für die Sterblichkeit eines Künstlers, schrieb er, ein Symbol für Abwesenheit und die Arbeit, die sie zurückgelassen hätten.

Oder für die Arbeit, die unerledigt geblieben war.

Wren rückte ihren Block zurecht. Vielleicht sollte sie eine Blindzeichnung anfertigen, wie ihre Kunstlehrerin Mrs Hoffman es ihnen in der zehnten Klasse beigebracht hatte. *Halte den Blick auf den Gegenstand gerichtet und skizziere schnell dessen Umriss, ohne auf deinen Block zu schauen.* Mrs Hoffman hatte gesagt, sie müssten lernen, Dinge in ihrer eigentlichen Form zu sehen, und dazu müsse man sich ganz auf den Gegenstand konzentrieren und nicht zeichnen, was man zu sehen erwarte, wenn man beispielsweise das Wort „Schreibtisch“ oder „Baum“ höre. Obwohl die Schüler lachten, als sie sich gegenseitig ihre zum Teil skurrilen Skizzen von Schreibtischen, Bäumen, Stühlen und Fenstern zeigten, waren die Ergebnisse doch seltsam schön gewesen in ihrer Abstraktion.

Sie heftete ihren Blick auf den gewöhnlichen Stapelstuhl, setzte die Bleistiftspitze an der linken Seite des Blocks an und folgte dem Umriss der Stuhllehne aufwärts nach rechts, leicht diagonal hinunter und unmerklich geschwungen an der Stelle, wo die Lehne auf die Sitzfläche traf, wieder etwas vorspringend und dann hinunter zu dem schmalen Metallbein, gerade hoch und zurück nach links an der Unterseite der Sitzfläche entlang hinunter zu dem anderen vorderen Bein –

„Was malst du?“ Sylvia war wieder aufgewacht und ihr lautes, heiseres Flüstern erregte die Aufmerksamkeit der ganzen Gruppe. „Diesen Stuhl da drüben?“

Wren ignorierte sie. Ihre leichte Zwangsstörung sorgte dafür, dass sie den Stuhl nicht unfertig lassen konnte, auch wenn alle anderen ihr zuschauten. Sie musste die Linie schließen.

„Das ist ein guter Stuhl“, meinte Sylvia. „Und jetzt zeichne meinen. Zeichne mich auf meinem Stuhl.“

„Jetzt lassen wir die Zeichnung für den Augenblick ruhen und konzentrieren uns wieder auf die Gruppe.“

Die Sozialarbeiterin war offensichtlich keine Künstlerin und wusste die Konzentration, die man zum Zeichnen brauchte, ganz eindeutig nicht zu schätzen. Aber das sprach Wren nicht laut aus.

„Zeichne mich“, flüsterte Sylvia erneut. „Zeichne mich auf meinem Stuhl.“

Wren klappte ihren Block zu.

Sylvia zupfte sie am Ärmel. „Zeichne mich, zeichne mich, zeichne mich.“

Wren atmete tief durch die Nase ein und ließ die Luft langsam entweichen.

Sylvia stieß sie mit dem Ellbogen an. „Hey. Zeichne mich!“

„Sylvia“, sagte Christie, „niemand zeichnet jetzt.“

„Später. Sie wird mich später zeichnen. Richtig?“

„Okay“, erwiderte Wren. „Später.“ Vielleicht gab sie dadurch ja Ruhe.

„Sie wird mich zeichnen“, verkündete Sylvia dem Mann, der auf ihrer anderen Seite saß. Er verschränkte die Arme. Sie beugte sich vor und strahlte Wren an. „Du wirst mich zeichnen.“

Wren stellte sich Zoe vor, die Augen vor Vergnügen und Vorfreude strahlend, und antwortete: „Ja, ich werde dich zeichnen.“

Da sie von den anderen, die im Aufenthaltsraum auf das Mittagessen warteten, nicht beobachtet werden wollte, deutete Wren auf eine Ecke in der Nähe des Schwesternzimmers. „Wie wäre es, wenn du dich dorthin stellst?“

„Gleich hier?“

„Ja, das ist gut. Stell dich vor die Wand. Und du musst stillhalten, okay?“

„Okay.“ Sylvia ließ ihre Schultern kreisen, bewegte Arme und Beine, als würde sie einen Tanz aufführen, und erstarrte dann augenblicklich wie eine Statue. „So etwa?“

„Genau so.“ Wren klappte ihren Block auf und suchte ein freies unliniertes Blatt. Dann schaute sie Sylvia genau an: rundes Gesicht mit dicken Wangen, tiefe Mundwinkelfalten von der Nase abwärtsführend, kurze, struppige graue Haare mit ausgefranstem Pony, Doppelkinn und dunkle Lücken zwischen schief stehenden gelben Zähnen.

Sylvia lachte strahlend, und ihre Augenbrauen hoben sich wie spitze Gipfel. Wren skizzierte schnell den Umriss des Kopfes, ohne den Blick von ihrem Modell zu nehmen, während der Bleistift über das Papier glitt. Die Frau blinzelte kaum, ihr Lächeln war eingefroren. „So?“, stieß Sylvia zwischen zusammengebissenen Zähnen hervor.

„Ja.“ Linien für die Augenbrauen, die Nase, den Mund, Schattierungen für die Haare und Augen, hellere Linien für die Andeutung der Schultern und … bitte! Fertig. Sie riss die Seite aus dem Block heraus. „Hier, bitte schön.“

Sylvia starrte das Bild schweigend und mit konzentriert gerunzelter Stirn an, bevor sie rief: „Ich bin schön! Seht mich an!“ Sie hielt Wren das Blatt vor die Nase, dann trippelte sie in den Aufenthaltsraum, hielt das Porträt hoch über ihren Kopf und rief allen – ob sie es hören wollten oder nicht – zu: „Hey, schaut mich an! Ich bin schön!“

„Meine Gefährten im Unglück“, hatte Vincent seine Mitpatienten in der Anstalt genannt. Dieser Ausdruck hatte Wren besonders angesprochen, als sie vor Jahren Vincents Briefe an seinen Bruder Theo gelesen hatte. Sobald sie nach Hause kam, würde sie sich das Buch noch einmal vornehmen, falls sie sich so weit konzentrieren konnte. Die dreibändige ungekürzte Ausgabe hatten ihr ihre Eltern zu Weihnachten geschenkt, als Wren noch in der Highschool gewesen war. Die Seiten hatten Eselsohren, und ihre Lieblingsstellen waren unterstrichen. Schon im Teenageralter hatte sie in dem gequälten Maler eine verwandte Seele erkannt. Er leistete ihr auch jetzt Gesellschaft, als sie im Speisesaal unter seinen Sonnenblumen saß und ihre Tomatensuppe umrührte.

Wenn sie nur daran gedacht hätte, ihre Kunstbücher über van Gogh in die Klinik mitzunehmen, dann könnte sie jetzt in ihrem Zimmer vor der Plastikvase mit Sonnenblumen sitzen und ihre Seele mit seinen Zeichnungen und Gemälden füttern. Aber sie hatte nicht nachgedacht. Das war das Problem gewesen. Sie hatte überhaupt nicht klar denken können, als sie in die Klinik gekommen war. Vielleicht war es ein besonderes Geschenk, dass Vincent sie hier bereits erwartet hatte, eine kleine Erinnerung daran, dass sie nicht allein war.

Sylvia ging im Speisesaal herum und hielt das hastig hingekritzelte Porträt an ihr Gesicht. „Meine Freundin hat mich gezeichnet. Schaut nur! Erkennt ihr mich?“

Einige murmelten eine höfliche Erwiderung, andere ignorierten sie vollkommen. Ein paar folgten ihrem Zeigefinger zu Wren, die sich die Kapuze über den Kopf zog und in sich zusammensank. Aber der

Versuch, sich zu verstecken, war sinnlos. Schon bald klopfte ihr Sylvia fest auf den Rücken und sagte: „Zeichne meine Freundin."

Wren wischte mit ihrem letzten Stück Brot durch die leere Schale, dann kaute sie langsam und mit gesenktem Kopf.

Klopf, klopf, klopf. „Hey! Zeichne meine Freundin. Sie ist auch schön."

Wren schaute hoch. Neben Sylvia stand Monica, die ihr mit ihrem verlegenen Lächeln und einem Schulterzucken die stumme Botschaft übermittelte: *Tut mir leid, aber wirst du sie für mich bei Laune halten?*

„Oh, okay. Sicher." Wren schob ihren Stuhl zurück und nahm ihren Block und den Stift zur Hand.

„Wo soll ich mich hinstellen?", fragte Monica.

„Dorthin", antwortete Sylvia und deutete zur Wand. „Dort an die Wand."

Der Platz war so gut wie jeder andere. Monica stand neben Vincents Sonnenblumen und spielte nervös mit ihren Händen.

„Du musst stillhalten", mahnte Sylvia. „Und lächeln. So." Sie setzte ein breites Grinsen auf.

Monica entschied sich für einen etwas dezenteren Ansatz, die Lippen leicht nach oben gezogen, aber geschlossen. Wren studierte kurz ihr Gesicht und versuchte, die Hauptlinien herauszufiltern, damit sie mit einigen gut gewählten Strichen Monicas wichtigste Merkmale einfangen konnte: eckiges Gesicht, kantiges Kinn, hohe Stirn. Dunkle schulterlange Locken, zwei dunkle Muttermale an der linken Schläfe, dunkle Ringe unter den traurigen Augen. Hinter den körperlichen Merkmalen waren tiefere Realitäten der Verzweiflung, Erschöpfung und Sehnsucht zu erahnen. *Meine Gefährtin im Unglück.*

Nach mehreren Minuten welkte Monica sichtlich unter Wrens stiller Konzentration dahin. Ihr Gesicht rötete sich. „Ist schon gut", sagte Sylvia und griff nach ihrer Hand. „Du bist schön. Du wirst schon sehen."

„Das wird meinen Mädchen gefallen", sagte Monica, nachdem Wren die Locken schattiert hatte und ihr die Zeichnung reichte. „Danke."

Sylvia wippte auf den Fußballen und klatschte in die Hände. „Ich habe es dir doch gesagt. Siehst du?"

Es war kein van Gogh, ganz sicher nicht. Aber Vincent hätte vielleicht gesagt, dass Wren ein wenig von Monicas Stärke und Würde eingefangen hatte. Er war ein Meister darin gewesen, Schönheit im Gewöhnlichen, im Leiden, in den Zerbrochenen und Armen, in den Verletzten und Vernachlässigten, den Vergessenen und Ausrangierten zu entdecken. Vincent konnte hinschauen. Wie Sylvia.

Lehre mich, sagte Wren im Stillen. *Ich möchte auch wieder Schönheit sehen können.*

7

Dominic war weg, ohne ein einziges Wort. Für den Wechsel des Fallmanagers gab es niemals eine Erklärung. Der neue, Thomas, suchte Wren im Kunstraum auf, wo die Nachmittagsgruppe „Lebenscollagen" aus ausgeschnittenen Zeitschriftenfotos erstellen sollte.

„Es tut mir leid, Sie aus Ihrer Gruppe zu holen", sagte er, nachdem er sie in den Flur gerufen hatte, „aber ich würde gern Ihre Akte mit Ihnen durchgehen. Ist das in Ordnung?"

Sie nickte und skizzierte ihn im Geiste: kahler Kopf, rundes Gesicht, kurzer dunkler Bart, von grauen Strähnen durchzogen, dunkle Augen, die mit dem Mund lächelten. Übereinstimmung. Freundlichkeit.

„Im Augenblick ist der Aufenthaltsraum leer. Wollen wir uns dort zusammensetzen oder möchten Sie lieber in mein Büro kommen?"

„Im Aufenthaltsraum, bitte." Da die meisten anderen Patienten ihre Gruppenstunden hatten, waren auch die Flure verlassen und still.

„Suchen Sie einen Platz aus, der Ihnen gefällt", forderte er sie auf, als sie den Raum betraten. Wren wählte die Ecke, in der sie am Abend zuvor mit Hannah gesessen hatte. Thomas rückte einen Stuhl ein paar Zentimeter vor, bevor er sich darauf niederließ. „Ich bin Ihre Akte durchgegangen, und es sieht so aus, als würden Sie gute Fortschritte machen, Wren. Wie geht es Ihnen?"

Sie zuckte die Schultern. „Meine Pastorin war gestern Abend hier, das hat geholfen. Und ich habe ganz gut geschlafen. Das ist immer gut."

„Keine Panikattacken mehr?"

„Nein."

„Keine weiteren Zwischenfälle mit den anderen Patienten?“

„Nein.“ Sie fragte sich, was Dominic und Dr. Browerly dazu wohl notiert hatten.

Er vertiefte sich erneut in seine Notizen. „Sie sind vor einer Woche hergekommen und fühlten sich von allem überfordert. Sie waren deprimiert, verängstigt, erschöpft und hatten das Gefühl, mit Ihrem Leben nicht mehr klarzukommen …“ Er blickte sie fragend an. Wren nickte. „Sie haben davon gesprochen, dass Sie Ihre Gedanken nicht kontrollieren können, von Selbstmordgedanken …“ Er hielt inne. „Entschuldigen Sie bitte. Ich weiß, das muss Ihnen so vorkommen, als würde ich eine Checkliste abarbeiten, aber ich möchte nur sichergehen, dass ich nichts auslasse.“

„Kein Problem.“ Thomas nannte sie wenigstens bei ihrem richtigen Namen und schien sich für ihre Antworten zu interessieren.

„Wie sieht es mit den Selbstmordgedanken aus?“

„Ich denke, das ist so weit in Ordnung.“

„Erzählen Sie mir mehr.“

Sie räusperte sich. „Ich glaube nicht, dass ich tatsächlich irgendetwas unternommen hätte, aber da waren dunkle Gedanken, die ich nicht abschalten konnte. Und das hat mir Angst gemacht.“

„Also kein konkreter Plan –“

„Nein. Nichts dergleichen. Eher so, dass ich nichts dagegen gehabt hätte, wenn ich die Augen geschlossen, eingeschlafen und nicht mehr aufgewacht wäre.“

Er nickte und machte sich eine Notiz. „Und jetzt? Empfinden Sie immer noch so?“

„Nicht mehr so sehr. Aber manchmal schon.“

„Wie oft, würden Sie sagen?“

Sie zuckte die Schultern. „Ich weiß nicht. Ein flüchtiger Gedanke ein paarmal am Tag.“

„Aber keine konkreten Pläne, sich etwas anzutun?“

„Nein.“

„Oder einem anderen?“

„Nein.“

„Und Sie haben noch nie mit Drogen zu tun gehabt?"

„Nein."

„Wie stehen Sie zu den Medikamenten, die Sie nehmen? Haben Sie den Eindruck, dass sie gut für Sie sind?"

„Ich glaube, schon. Ich meine, einige davon habe ich auch vorher schon genommen, und sie schienen zu helfen."

„Sie wissen schon, wie wichtig es ist, die Medikamente regelmäßig zu nehmen?"

„Ja." Die Verzweiflung, die Wren in den vergangenen Wochen empfunden hatte, hatte ihr so große Angst gemacht, dass sie bereit war, sich wieder auf eine disziplinierte Lebensweise einzulassen, zu der Therapie, Medikamente und seelsorgerliche Unterstützung gehörten.

„Erzählen Sie mir von Ihrer Arbeit, Wren. Hier steht, dass Sie Sozialarbeiterin sind und mit Opfern von häuslicher Gewalt arbeiten."

„Ja, im Bethel-Haus."

„Das ist ein schwieriger Job. Sehr anstrengend."

Sie nickte. Es war, als wollte man ununterbrochen arme, desorientierte Wale retten, die, sosehr man sich auch bemühte, sie wieder ins Meer zurückzubefördern, vermutlich doch wieder an genau derselben Küste stranden würden.

„Wie stehen Sie zu Ihrer Rückkehr in den Arbeitsalltag?"

„Ich weiß nicht so genau. Ich meine, ich möchte es, aber in den vergangenen Wochen habe ich große Angst empfunden."

„Angst wovor?"

„Vor der Verantwortung, dem Druck. Ich habe Angst, etwas Entscheidendes zu übersehen und dass jemand zu Schaden kommt, wenn ich einen Fehler mache."

Thomas machte sich Notizen. „Genesung ist harte Arbeit. Bei guter geistiger Gesundheit zu bleiben, erfordert sehr viel Energie. Vielleicht sollten Sie über eine längere Auszeit nachdenken. Oder sogar zu etwas radikaleren Mitteln greifen, zum Beispiel, einen Jobwechsel in Erwägung zu ziehen. Zumindest vorübergehend."

Das war unmöglich. Sie musste doch ihren Lebensunterhalt verdienen. Sie brauchte eine Krankenversicherung, die Übernahme der

Kosten für ihre Medikamente und die Therapie. Es war schon schwierig genug, all das von ihrem Gehalt zu bestreiten. Und wer wusste schon, welche Kosten noch auf sie zukamen, die die Krankenkasse nicht übernehmen würde? Wenn sie ihre Optionen so gegeneinander abwog, fiel ihr die Entscheidung leicht: Sie musste einen Weg finden, im Bethel-Haus zu bleiben.

„Hat Dominic mit Ihnen über die Möglichkeit einer ambulanten Therapie gesprochen?"

„Ja."

„Und wie denken Sie darüber? Wären Sie dazu bereit? Es ist ein ausgezeichnetes Programm, ein guter Übergang von stationärer Betreuung zurück in den Alltag."

Wren schüttelte den Kopf. „Ich denke, der Aufenthalt hier hat mir gutgetan, und jetzt muss ich wieder auf eigenen Beinen stehen und in meinen Job zurückkehren."

„Sind Sie sicher?"

„Ja."

Er hielt kurz inne und schien zu überlegen, ob er versuchen sollte, sie zu überreden. „Okay." Er machte sich eine weitere Notiz. „Wir geben Ihnen bei Ihrer Entlassung Informationen mit, für den Fall, dass Sie Ihre Meinung doch noch ändern, und auch über andere unterstützende Netzwerke, die wir empfehlen können."

„Dann kann ich also nach Hause gehen?" Ihr Herz begann zu rasen.

„Nicht heute, nein. Frühestens morgen, je nachdem, was Dr. Browerly sagt. Wir rechnen üblicherweise mit sieben bis zehn Tagen Behandlungsdauer. Sie scheinen recht gut voranzukommen, und wenn Sie jetzt noch das Krisen-und-Notfallplan-Formular ausfüllen und sich abzeichnen lassen …"

In ihren Ohren begann es zu rauschen.

„Wren?"

Ihre Hände begannen zu prickeln. *Nicht hier. Nicht jetzt. Atme.*

„Alles in Ordnung?"

Sie nickte und füllte ihre Lunge aus dem Zwerchfell. *Atme.*

Ein.

Aus.

Ein.

Aus.

„Wren?“

„Mir geht es gut“, sagte sie und versuchte, dabei nicht zu keuchen. „Mir geht es gut.“

Sie wollte nach Hause. Wirklich. Warum also war sie in Panik geraten, als Thomas ihr die gute Nachricht überbracht hatte, dass man sie bald entlassen werde?

Sie schaute sich die vielen Zeitschriftenfotos und ausgeschnittenen Wörter auf dem Tisch an, während die anderen in einem Kreis saßen. Einige von ihnen waren bereit, ihre Collagen zu zeigen und zu erklären, warum die Fotos sie angesprochen hatten.

Zum Glück war es Wren gelungen, eine ausgewachsene Panikattacke vor ihrem Fallmanager abzuwenden. Thomas hatte sie sogar für ihre „guten Bewältigungsstrategien“ gelobt. Strategien kannte sie genügend. Manchmal griffen sie sogar.

Das Foto von dem üppigen Garten eines englischen Cottage, ein Wirbel aus Farben und Blüten, sprach sie an. Der Garten gefiel ihr, weil er so ungeordnet und willkürlich angelegt war und sich Vögel und Schmetterlinge und Bienen darin tummelten. Sie konnte versuchen, Worte dafür zu finden, inwiefern dieser Garten ihr Leben oder ihre Sehnsüchte widerspiegelte, aber sie war zu müde, um sich die dazu nötigen tiefgehenden Gedanken zu machen. Er war wunderschön und sie liebte Schönheit. Das musste genügen. Schönheit gab ihrer Seele Nahrung.

Sie legte das Foto auf ihr Blatt und suchte weiter. Ein Vogel in einem Nest. Das war für sie. Ein Pinsel – auch für sie. Sie ordnete die Fotos auf dem Blatt an. Ein kleines Mädchen auf einem Fahrrad. Sie nahm das Foto zur Hand und war erstaunt über die starke emotionale Reaktion, die es bei ihr auslöste. Ein kleines Mädchen, vielleicht sieben oder acht Jahre alt, mit langen dunklen Haaren unter einem rosa Fahrradhelm, fuhr mit einem Ausdruck höchster Konzentration – und auch ein wenig ängstlich – auf dem Fahrrad, und ihr Vater rannte stolz und freudestrahlend nebenher.

Das war für sie. Sie war nicht sicher, warum es für sie bestimmt war, aber es gehörte zu ihr.

„Monica?", rief eine Stimme aus dem Flur.

Wren schaute auf, als ihre Bettnachbarin mit ihrer Collage unter dem Arm den Raum verließ. Als Wren vor dem Abendessen in ihr Zimmer zurückkam, waren Monicas Sachen weg, und auf ihrem Bett saß eine weißhaarige Fremde, die einen zerschlissenen Teddybären wie einen Talisman an ihre Brust drückte.

„Hallo", sagte Wren.

Die Frau murmelte einen Gruß, ohne den Blick von den aufgeschlagenen Seiten ihres Buches zu nehmen. Wren schob ihre Collage unter ihr Kissen, nahm ihren Zeichenblock und ging in den Speisesaal, um sich unter Vincents Himmel niederzulassen.

Es war ein Spiel, das sie als kleines Mädchen gespielt hatte. Wann immer Wren traurig oder ängstlich gewesen war, stellte sie sich vor, sie könnte in ein Gemälde hineinspringen wie die Kinder bei *Mary Poppins.* Aber sie achtete darauf, immer solche auszuwählen, die mit Öl- oder Acrylfarbe gemalt waren, und nicht etwa in Kreidezeichnungen zu springen, die verblassten oder verschmierten oder vom Morgentau weggespült wurden. Auch keine Wasserfarben. Bilder aus Wasserfarben waren ihr zu fade. Wren bevorzugte leuchtende Farben, die Art von Farben, die man riechen, berühren, schmecken konnte. Farben, die vor Leben vibrierten.

Ihre Oma wusste, welche Farben man verwenden musste; ihre Blau- und Gelbtöne konnten einen vor Rührung zum Weinen bringen. In ihrem Atelier stapelten sich Postkarten berühmter Gemälde, die ihre Kreativität befeuern sollten: Monets *Wasserlilien* und *Japanische*

Brücke, Renoirs *Junge Mädchen an der Küste* und Dutzende von van Gogh. Wren liebte es, Hüpfkästchen auf Monets Brücke zu spielen oder einen Grashalm aus Renoirs Wiese zu zupfen und der besten Freundin dabei Geheimnisse zuzuflüstern.

Aber am liebsten war sie in Vincents *Sternennacht* geschlüpft, wo sie auf den pulsierenden Rhythmus der Sterne lauschte, die um sie herumwirbelten und über ihr tanzten. Ganze Nächte hatte sie auf dem Berg unter den Sternen verbracht, die Augen weit geöffnet, weil sie nicht eine einzige Sekunde dieser Schönheit verpassen wollte.

Wren schaute sich das Gemälde noch einmal ganz genau an und zeichnete die Umrisse von Vincents dunkler Zypresse in ihren Notizblock. Auch er hatte durch Kopieren gelernt. Er hatte seine Lieblingsgemälde von Millet, Rembrandt und Delacroix nachgemalt. Dann fügte er seine eigene Sicht hinzu. Manch einer war der Meinung, sein Gemälde *Sternennacht über der Rhône* sei von Millets Gemälde eines Nachthimmels inspiriert worden. Aber Vincents *Sternennacht,* sein berühmtestes Gemälde, das später die Welt eroberte, war ganz und gar von ihm – eine strahlende, geheimnisvolle Vision der Herrlichkeit und Majestät, empfangen hinter dem vergitterten Fenster einer Nervenheilanstalt. Wren malte ihren Baum mit geschwungenen vertikalen Linien aus.

Oma hatte sie damals mit Vincent bekannt gemacht. Sie hatte ihr auch das Malen beigebracht. Oma beim Malen zuzuschauen, war, als würde man einen Bildhauer bei der Arbeit beobachten. Mit ihrem Palettenmesser drückte sie die Farben auf die Leinwand, verwirbelte und kratzte und formte sie zu Flüssen oder Sonnen oder Bäumen oder Felsen oder Wolken. Beim Malen ließ sie die Farben ineinander übergehen und verwischte sie und schuf neue Farben, die ganz anders waren als die, die sich unter Wrens Buntstiften befanden. „Was immer du dir vorstellen kannst", sagte Oma immer, „kannst du auch tun. Du musst nur damit anfangen." Zuzuschauen, wie Oma aus nichts etwas schuf, war, als würde man ein Wunder miterleben.

„Sei mutig!", sagte Oma immer. „Und trau dich etwas! Wenn es dir nicht gefällt, kannst du es übermalen. Das haben die alten Meister auch gemacht."

„Aber woher weißt du, dass du fertig bist?“, hatte Wren daraufhin gefragt.

Und Oma hatte gelächelt und erwidert: „Wenn ich fertig bin, signiere ich es mit meinem Namen.“

„Abendessen!“, rief Sylvia vom Büfett. „Es gibt Lasagne!“

Wren legte ihre Malsachen zur Seite und stellte sich zu den anderen in die Reihe.

Wie versprochen stand Hannah um Punkt sieben Uhr mit Saft, Brot und einem Abendmahlskelch in der Tür. „Der Kelch ist wunderschön“, bemerkte Wren, nachdem sie sich in der einzigen freien Ecke des Aufenthaltsraums niedergelassen hatten.

Hannah reichte ihn an sie weiter, damit sie ihn genauer anschauen konnte: marmoriertes Olivenholz mit handgeschnitzten Blumen, einem Kreuz und einem Stern. „Mein Mann und ich sind mit unserem Sohn nach dessen Highschool-Abschluss ins Heilige Land gereist. Diesen Becher haben wir in Bethlehem gekauft.“

Wren wünschte, sie wäre mutig genug für eine solche Reise. Einige ihrer Freunde hatten sich während der Collegezeit einer Reisegruppe angeschlossen. Als sie später die Fotos gesehen hatte, hatte sie es noch mehr bereut, nicht mitgefahren zu sein. Sie gab Hannah den Becher zurück. „Vielen Dank, dass Sie noch einmal hergekommen sind.“

„Sehr gern.“ Sie öffnete die Plastik-Saftflasche. „Tut mir leid, das ist nicht so ganz passend, aber ich denke, ich gieße jetzt ein, dann können wir beginnen. Ist das in Ordnung?“

„Ja. Danke.“

Hannah goss den Saft ein und schob die Flasche unter ihren Stuhl, außer Sichtweite. Sie legte einen kleinen runden Brotlaib auf eine Leinenserviette auf ihrem Schoß.

„Was macht ihr da?“

Wren erstarrte. Sie hatte Hannah so konzentriert beobachtet, dass sie Sylvia, die an ihren Tisch getreten war, nicht bemerkt hatte.

Hannah lächelte. „Ich reiche meiner Freundin das Abendmahl."

„Sie ist auch meine Freundin." Sylvia zog sich einen Stuhl heran. „Ich mag das Abendmahl."

„Wirklich?"

„Ja. Jesus wohnt in meinem Herzen."

„Das ist schön", erwiderte Hannah.

Sylvia legte die Hände zusammen, bereit zu empfangen. Hannah schien nicht so genau zu wissen, was sie tun sollte. „Ich bin Hannah. Und wie heißen Sie?"

„Sylvia."

„Ich sage Ihnen was, Sylvia. Ich rede kurz mit meiner Freundin Wren, okay?"

Sylvia lachte und sagte: „Zirp! Wie ein kleiner Vogel. Ein süßer kleiner Vogel." Sie tätschelte Wrens Schulter. „Wren ist meine Freundin. Sie ist eine gute Freundin."

„Ja, das ist sie."

Hannah bedeutete Wren, ihr zu folgen, als sie sich mit dem Becher und dem Brot erhob und ein Stück zur Seite trat. „Für mich geht das in Ordnung", flüsterte Wren.

„Bestimmt?"

Das Abendmahl mit einer anderen Patientin zusammen einzunehmen, war nicht unbedingt das, was Wren sich vorgestellt hatte, aber sie würde niemandem die Gelegenheit verwehren, es zu empfangen, schon gar nicht jemandem, der eine so kindliche Begeisterung zeigte wie Sylvia. „Ja. Aber ich kenne die Vorschriften hier nicht und bin nicht sicher, ob Sie vielleicht erst die Genehmigung einholen müssen oder …"

Hannah nickte. „In Ordnung. Setzen Sie sich doch einen Augenblick zu ihr, und ich erkundige mich." Sie stellte den Kelch und das Brot auf den Tisch und sagte: „Sylvia, ich bin gleich wieder da, okay?"

„Okay."

Wren nahm wieder Platz und schaute den Becher an, dann die Wand, schließlich ihren Skizzenblock, den sie auf den Boden gelegt hatte. Sylvia wiegte sich mit geschlossenen Augen auf ihrem Stuhl und summte leise vor sich hin. Anfangs dachte Wren, es wäre ein Choral. Aber das stimmte nicht. Es war „Feed the Birds“ aus *Mary Poppins.*

Woher wusste sie das?

Wie konnte Sylvia wissen, dass Wren gerade vor einer Stunde an diesen Film gedacht hatte, als sie sich vorstellte, in Vincents Gemälde vom Sternenhimmel einzutauchen?

Sylvia öffnete die Augen und grinste sie an. „Verstehst du?“ Sie zeigte auf Wren, dann auf das Brot und den Kelch. „Füttere die Vögel!“ Sie begann, lange und laut zu lachen, bevor sie die Worte trällerte. „Füttere die Vögel, zwei Pence, zwei Pence die Tüte.“ Sie trällerte zum wiederholten Male den Refrain, als Hannah mit einem Pfleger zurückkehrte.

„Sylvia“, sagte er und unterbrach ihren Gesang, „das ist Pastorin Hannah.“

„Ich weiß.“

„Sie will Wren das Abendmahl reichen.“

„Ich weiß. Und mir auch.“

„Möchten Sie denn daran teilnehmen?“

„Ja.“

Er nickte Hannah zu. „Ich bin draußen im Flur für den Fall, dass Sie mich brauchen.“

„Danke.“

Und so fingen sie noch einmal an, und Hannah sprach die Worte, die Wren so oft gehört hatte: dass Jesus in der Nacht, in der er verraten wurde, das Brot nahm, dankte, es brach und seinen Jüngern gab mit den Worten: „Das ist mein Leib, der für euch hingegeben wird.“ Als Hannah das Brot in die Höhe hielt und in der Mitte durchbrach, fielen kleine Krümel auf den Teppich. Sylvia bückte sich, um sie aufzuheben und sich in den Mund zu stecken.

„Ebenso nahm Jesus“, fuhr Hannah fort, „nach dem Essen den Kelch und sagte: ‚Dieser Becher ist der neue Bund zwischen Gott und euch, der durch mein Blut besiegelt wird. Es wird zur Vergebung eurer Sünden vergossen.‘“

„Amen“, sagte Sylvia.

„Dies sind die Gaben Gottes an sein Volk“, sagte Hannah. „Wir wollen miteinander beten.“

Doch bevor Hannah ein Wort sagen konnte, ergriff Sylvia ihre Hand und begann zu beten. Sie dankte Gott, dass er für sie und ihre Freunde sorgte. Sie dankte Gott für das Essen, für kleine Vögel und Bäume und Blumen und die Musik. Und sie bat Gott, ihnen ihre Sünden zu vergeben und ihnen zu helfen, anderen zu vergeben. Und als sie ihr Gebet beendete, sagte Hannah: „Amen.“

„Amen“, bekräftigte Wren.

Hannah hielt Wren das Brot und den Becher hin. „Wren, dies ist der Leib Christi, für dich gebrochen.“ Wren brach sich ein kleines Stück ab. „Dies ist das Blut Christi, vergossen aus Liebe zu dir.“

„Amen.“ Wren tauchte das Brot in den Becher und kaute langsam. Dabei versuchte sie, sich vorzustellen, wie das Leben Jesu durch sie hindurchfloss, und wünschte, sie würde während des Kauens etwas Geheimnisvolles und Wundervolles erleben. Aber das Brot schmeckte wie gewöhnliches Brot, das vom Traubensaft durchweicht war, und sie spürte nichts Besonderes, als sie schluckte.

„Sylvia“, sagte Hannah, „dies ist der Leib Christi, für dich gebrochen.“ Sylvia schloss die Augen und öffnete den Mund. Nach einem kurzen Zögern brach Hannah ein Stück Brot ab und legte es auf Sylvias Zunge. Sylvia kaute langsam. „Dies ist das Blut Christi, vergossen aus Liebe zu dir.“ Sylvia nahm den Becher in die Hände, hielt ihn an ihre Lippen und trank. Dabei rutschten die Ärmel ihres Pullovers nach oben und offenbarten ein Rankgerüst aus Narben, die wie Kreuze aussahen, geritzt in zartes Fleisch. „Amen“, sagte Sylvia, reichte den Kelch zurück und zog ihre Ärmel herunter. „Jesus – er ist so wundervoll, nicht?“

Wren nickte.

„Findest du nicht auch, dass er wundervoll ist?“, fragte Sylvia erneut und brachte ihr Gesicht nahe an Wrens heran. Ihr Lächeln war verschmitzt und offen.

„Ja.“

Mit einem Seufzer der Zufriedenheit lehnte sich Sylvia auf ihrem Stuhl zurück.

Wren beobachtete sie schweigend.

Sie würde Sylvia noch einmal zeichnen und diesmal voll liebevollem Mitgefühl und Aufmerksamkeit, so wie Vincent sie zeichnen würde. So wie Jesus es tun würde. Diesmal würde Wren genauer hinschauen, um nicht nur Sylvias körperliche Merkmale abzubilden, sondern das Licht und Leben in ihr einzufangen. „Hannah, wäre es in Ordnung, wenn Sylvia Ihren Kelch in der Hand hält, während ich sie zeichne?"

„Aber natürlich!"

Diesmal lag kein breites Grinsen auf Sylvias Gesicht, als sie mit dem Kelch auf dem Schoß auf ihrem Stuhl saß. Wie die Madonna auf das Christuskind schaute sie mit einem Ausdruck tiefen Friedens und tiefer Hingabe auf den Becher herab. Sie stand nicht Modell für ein Porträt. Sie betete.

Wren skizzierte die weichen Linien ihres Gesichts, ihre entspannte Stirn und ihren ehrfürchtigen Gesichtsausdruck. Dann zeichnete sie ihre linke Hand, die den Griff des Kelches umschlang, und ihre rechte Hand, die sie darübergelegt hatte. An Sylvias Handgelenk, kurz unter dem Saum ihres Ärmels, war ein einzelnes, in die Haut geritztes Kreuz zu erkennen. Wren zeichnete es. Und setzte ihren Namen unten auf das Blatt.

8

Am Dienstagmorgen starrte Jamie auf den Bildschirm ihres Laptops. Sie saß im Gemeindebüro und versuchte, sich abzulenken, indem sie an dem monatlichen Newsletter arbeitete. In den vergangenen sechsunddreißig Stunden hatte sie eine Reihe von Nachrichten für Wren hinterlassen, jedoch keine Antwort bekommen. „Du stehst auf ihrer Notfallliste“, hatte Dylan sie mehrmals erinnert. „Wenn etwas passiert, würde die Klinik dich verständigen.“

Wann immer er die Worte „Wenn etwas passiert“ aussprach, spürte Jamie, wie der Stein in ihrem Magen größer wurde. „Wenn etwas passiert“ war die Umschreibung für eine Reihe von entsetzlichen Szenarien, von denen sie sich das schlimmste nicht einmal vorstellen wollte. Die Klinik war doch so sicher wie kein anderer Ort, richtig? Wren wurde überwacht. Alle fünfzehn Minuten, hatte sie berichtet, eine visuelle Überprüfung ihres Aufenthaltsorts und ihres körperlichen Zustands. Und man würde doch merken, wenn sie unruhig oder nicht ganz bei sich war.

Erneut starrte sie auf ihr Telefon und wollte es zum Klingeln bringen.

Selbstmordgedanken. Das war das Wort, das ihr Angst machte. Und obwohl Wren ihr mehrmals versichert hatte, dass es nur flüchtige Gedanken gewesen waren, die sie inzwischen größtenteils unter Kontrolle hatte – *größtenteils,* hatte sie gesagt, was nicht unbedingt beruhigend war –, machte Jamie sich Sorgen.

Denn Wren konnte jederzeit die Kontrolle verlieren. Eine Kleinigkeit konnte sie zum Äußersten treiben.

Aber die Pflegekräfte achteten darauf, dass sie ihre Medikamente einnahm, und sie hatten alle potenziell gefährlichen Gegenstände konfisziert. In Glenwood war Wren sicher. Dafür würde man schon sorgen. Das war die Aufgabe des Pflegepersonals.

Aber was, wenn sie nach Hause entlassen wurde? Woher wollten sie wissen, dass es wirklich ungefährlich war, sie zu entlassen? Was, wenn das Kriterium für ihre Entscheidung die Kostenübernahme der Krankenversicherung war oder die Tatsache, dass sie das Bett brauchten? Was, wenn Wren ihnen nur vorgespielt hatte, dass es ihr besser ging, es in Wirklichkeit aber gar nicht so war? Was dann?

Wenn Jamie sich nur an den Namen der Gemeinde erinnern könnte, die Wren besuchte, dann würde sie Kontakt zu der Pastorin aufnehmen. Sie öffnete ihren Browser. Aber auch der Name der Pastorin fiel ihr nicht mehr ein. Sie gab ein „Pastorinnen in Kingsbury", bekam aber keinen Treffer.

Das war vermutlich gut so. Sie wusste doch aus eigener Erfahrung, dass Pastoren zu Verschwiegenheit verpflichtet waren.

Aber es wunderte sie, dass Wren nach dem Besuch der Pastorin nicht mit ihr gesprochen hatte. Und wenn es nicht gut gelaufen war? Was, wenn die Pastorin nur Bibelverse zitiert und Wren geraten hatte, doch einfach mehr Glauben zu haben? Dann würde sich Wren noch schlechter fühlen.

Eine Stimme im Türrahmen riss sie aus ihren Gedanken. „Ist der Pastor da?"

Jamie schloss das Suchfenster und drehte sich um. „Guten Morgen, Trudy."

„Ich habe auf seinem Handy angerufen, aber er hat meinen Anruf nicht entgegengenommen."

„Im Augenblick ist er in einer Besprechung."

„In seinem Büro?" Trudy spähte über Jamies Schulter zu Dylans geschlossener Tür hinüber.

„Ja."

Trudy stellte ihre Tasche auf den Boden, bevor sie sich auf einem Stuhl niederließ. „Dann warte ich."

Jamie unterdrückte einen Seufzer. Man sollte noch „Rausschmeißer" in die Aufgabenbeschreibung einer Pastorenfrau aufnehmen. „Es wird eine Weile dauern. Kann ich Ihnen vielleicht irgendwie helfen?"

„Ich war am Wochenende nicht in der Stadt, und als ich gestern Abend zurückkam, musste ich erfahren, dass am Sonntagmorgen keine Rose auf der Kanzel stand."

„Wie bitte?"

„Eine weiße Rose. Zur Geburt meiner Enkelin Alexandra Jolene Harper. Ich habe letzte Woche mit dem Pastor darüber gesprochen, und er hat mir versichert, er werde eine aufstellen. Hat er Ihnen das nicht erzählt?"

Vielleicht hatte er es. Aber bei allem, was sie im Augenblick beschäftigte, konnte Jamie es nicht mit Gewissheit sagen.

„Das ist Tradition hier", fuhr Trudy fort. „Wann immer ein Baby zur Welt kommt, feiern wir es mit einer weißen Rose. Früher auf dem Abendmahlstisch, bevor der Pastor das geändert hat."

In dieser Gemeinde gab es viele solcher Traditionen, und es hatte Jahre gedauert, sie alle zu entschlüsseln und im Gedächtnis zu behalten. Ein paar Veränderungen hatte Dylan erst nach langen Auseinandersetzungen durchsetzen können – und dabei einige unschöne Wunden davongetragen.

„Jedes einzelne meiner Babys – und nun meiner Enkel – hat eine weiße Rose bekommen, bis auf Alexandra. Ich habe meiner Tochter gesagt, dass der Pastor das bestimmt nicht mit Absicht gemacht hat –"

Jamie versteifte sich. „Bestimmt nicht."

„– und dass ich so bald wie möglich mit ihm darüber reden werde. Denn Sie wissen ja, wie solche Dinge in einem gären können."

Ja. Das wusste sie. Jamie bemühte sich um einen angemessen mitfühlenden Gesichtsausdruck und gab sich einen Ruck, bevor sie antwortete. „Ich weiß, dass sich Dylan über jede Geburt in unserer Kirchengemeinde freut und sie gebührend feiern möchte. Darum seien Sie versichert, dass es sich hier nur um ein Versehen handeln kann. Ganz bestimmt wird er gern persönlich mit Ihnen und Ihrer Tochter sprechen, um sich zu entschuldigen." Oh, wie sehr Jamie doch wünschte, sie könnte sagen, dass es auf dieser Welt weit wichtigere Dinge gab, um die man sich Gedanken machen musste, und dass sie gerade ein paar dieser wichtigeren Dinge beschäftigten.

„Ich will heute noch mit ihm sprechen“, beharrte Trudy.

„Ich werde es ihm ausrichten.“

Trudy schob ihren Ärmel zurück und schaute auf die Uhr. „Wie lange wird es noch dauern?“

„Ich weiß es nicht.“ Dylan führte ein Gespräch mit einem Ehepaar, das Eheprobleme hatte und sogar an Scheidung dachte, und es wäre absolut unpassend, dass Trudy hier saß, wenn sie aus seinem Büro kamen und man ihnen ihre Emotionen ansah und ihre Körpersprache deuten konnte. Das wäre frische Nahrung für die Gerüchteküche. „Es könnte gut noch eine Stunde dauern.“

Trudy seufzte frustriert auf.

„Um ehrlich zu sein“, Jamie wandte sich wieder ihrem Computer zu und scrollte durch Dylans Terminplan, „hat er heute fast den ganzen Tag Termine. Er hätte also vermutlich erst morgen wieder Zeit.“ Diese Worte waren eine gewisse Genugtuung für sie. „Aber ich richte ihm aus, dass Sie verärgert sind, und bitte ihn, Sie anzurufen.“

„So bald wie möglich“, forderte Trudy.

Oh, sie konnten gar nicht schnell genug eine neue Sekretärin einstellen. „Sobald er Zeit dazu hat“, erwiderte Jamie. „Er wird sich sicher bei Ihnen melden. Und Ihnen und Ihrer Familie herzlichen Glückwunsch. Am Sonntag wird ganz bestimmt eine Rose für Ihre Enkelin auf der Kanzel stehen.“

Trudy dankte ihr und verließ das Gebäude.

Jamie lehnte sich auf ihrem Stuhl zurück.

Babys. Das war die Zeit, in der die Mutterschaft noch unkompliziert war. Anstrengend, aber unkompliziert. Wieder wanderte ihr Blick zum Telefon. *Läute. Bitte.*

Vielleicht hatte Wren weitere Panikattacken gehabt. Die neuen Medikamente, die man ihr jetzt verschrieben hatte, wirkten bei ihrer Art von Erkrankung anscheinend nicht. Sie würde wohl ein Leben lang damit zu tun haben.

Im Laufe der Jahre hatte Jamie versucht, Wren durch ihre Attacken „hindurchzubeten" und ihr zur Seite zu stehen, sowohl persönlich als auch per Telefon. Einige Episoden konnte Wren mit sich selbst ausmachen oder mehr oder weniger erfolgreich abwenden. Aber trotz aller guten Bewältigungsstrategien, die sie erlernt hatte, um eine Attacke durchzustehen, war es unmöglich auszuschließen, dass sie von einer Sekunde zur nächsten außer Gefecht gesetzt wurde.

„Es ist, als wären alle Schutzplanken deines Lebens auf einmal fort", hatte Wren Jamie einmal erklärt. „Du denkst, du wirst verrückt, weil du dem, was dein Körper dir sagt, nicht mehr vertrauen kannst. Du hast das Gefühl zu sterben. Es ist, als hättest du vollkommen die Kontrolle verloren, und du kannst nicht mehr einschätzen, ob du wirklich in Gefahr bist oder nicht. Und es hilft auch nicht, wenn dir ständig jemand sagt: ‚Es ist alles in Ordnung', weil eben nicht alles in Ordnung ist."

Jamie wünschte, sie hätte es verstanden, als die damals achtjährige Wren anfing, darüber zu klagen, sie könne nicht richtig atmen. Jamie hatte Asthma oder eine Allergie vermutet und war mit ihr zum Arzt gegangen, aber körperlich war sie gesund, und niemand hatte ihre Beschwerden damals als Angststörung eingeordnet. Da ihre Tochter schon immer besonders ängstlich und sensibel gewesen war, machte sich Jamie Vorwürfe, dass sie die Anzeichen übersehen hatte. Sie hätte das richtig einordnen und ihr viel früher Hilfe zukommen lassen müssen. Doch stattdessen hatte Jamie oft versucht, die Attacken herunterzuspielen. An guten Tagen hatte sie maßvoll und geduldig reagiert. Aber es hatte auch Tage gegeben, an denen sie mit Wren geschimpft hatte. Sie solle sich zusammenreißen, das alles sei nicht wirklich so, es spiele sich nur in ihrem Kopf ab. Und das hatte alles nur noch schlimmer gemacht.

Jamies Blick wanderte zu Dylans geschlossener Bürotür. Eine besonders schlimme Episode kam ihr in den Sinn: als Wren, die gerade auf die Highschool gewechselt war, vom Abendbrottisch aufsprang, die Hand an den Hals legte und darüber klagte, sie könne nicht schlucken. Ihre Kehle sei wie zugeschnürt. Bevor Jamie auch nur versuchen konnte, sie zu beruhigen, begann Wren zu hyperventilieren, rannte in der Wohnung umher und lehnte sich immer wieder kurz gegen die Wand. Dylan hatte ein Seminar in der Bibelschule, und Jamie, damals schwanger mit Joel, folgte Wren mit ausgestreckten Armen von Zimmer zu Zimmer. Die verängstigte dreijährige Olivia hing an ihrem Rockzipfel. Jamie versuchte, Wren zu helfen, aber ihre Bemühungen waren genauso sinnlos wie der Versuch, einen verletzten und panischen Vogel zu beruhigen. Als Wren sich endlich in der Ecke ihres Zimmers zusammenrollte, versuchte Jamie, ihr verschwitztes Gesicht mit einem feuchten Lappen zu kühlen. Aber Wren schlug ihre Hand fort.

Sogar Olivia wollte ihr etwas Gutes tun und hielt ihr ihren Lieblingsteddybären hin. Aber Wren stieß den Bären weg und brüllte ihre Schwester an. „Verschwinde!“ Und da begann auch Olivia zu jammern: „Ich sterbe!“ Bei dem Aufruhr war es ein Wunder, dass die Nachbarn nicht die Polizei riefen. Oder das Jugendamt.

„Ich bin nicht verrückt“, beteuerte Wren immer und immer wieder, als sie dort in ihrer Ecke lag. Sosehr Jamie auch versuchte, sie zu beruhigen und ihr zu versichern, dass sie da war und ihr helfen würde, nichts drang zu Wren durch. Es war, als befände sie sich in einem verschlossenen Raum, von einer Armee umstellt, die jede Art von Trost abwehrte. Nie hatte sich Jamie so hilflos gefühlt, besonders in ihren Gebeten.

„Das scheint mir dämonischen Ursprungs zu sein“, merkte die Frau eines Mitstudenten von Dylan an, als Jamie bei ihrem monatlichen Gebetstreffen den beängstigenden Vorfall als Gebetsanliegen schilderte. „‚Denn der Geist, den Gott uns gegeben hat, macht uns nicht zaghaft‘“, zitierte die Frau aus der Bibel, „‚sondern er erfüllt uns mit Kraft, Liebe und Besonnenheit.‘ Du musst den Geist der Furcht schelten. Ihn austreiben. Jesus hat dir diese Autorität gegeben. Du musst Wren das vorleben. Als ihre Mutter.“ Aber die Behauptung der Frau, dass Wren, die Jesus liebte und ihm vertraute, von einem bösen Geist besessen war, verstärkte nur Jamies Gefühl der Hilflosigkeit und Verwirrung. Ebenso wie die Scham, dass ihr Glaube nicht stark genug war, um ihrer Tochter zu helfen.

Es war das letzte Mal gewesen, dass sie in dieser Gruppe von Wrens Problemen erzählte. Wren gehe es gut, hatte sie beteuert, wann immer sie gefragt wurde. Sehr viel besser. Gott sei Dank, hatten die anderen daraufhin gesagt.

Sie betrachtete die Fotos auf dem Bildschirmschoner, die hintereinander abliefen: Zoe, die die Geburtstagskerzen auf einem Kuchen ausblies; Olivia, die nach ihrer Führerscheinprüfung die Autoschlüssel in die Höhe hielt; Joel und Dylan, die Fangen spielten. Sie musste unbedingt neuere Fotos von Wren hochladen, vielleicht auch einige von denen, die sie beim Malen zeigten. Wenn Wren malte, sah sie immer besonders glücklich aus. Oder wenn sie mit Casey zusammen war.

Zoes Worte fielen ihr wieder ein: *Sie ist so traurig, weil ihr Freund weggezogen ist.*

Jamie war über Caseys Wegzug eigentlich nicht sehr traurig, aber für ihre Tochter musste das ein traumatisches Ereignis gewesen sein. Eigentlich, und sie hätte das gegenüber niemandem außer Dylan geäußert, war sie sogar erleichtert gewesen, als Wren ihr von seinem Umzug erzählt hatte.

Seit Caseys und Wrens Abschluss an der Highschool hatte Jamie ihn nicht mehr gesehen, aber selbst durch das wenige, was Wren ihr im Laufe der Jahre erzählt hatte, wusste sie, dass auch er psychische Probleme hatte, mit denen andere leicht überfordert waren. Nicht dass Wren sich jemals darüber beklagt hätte, dass sie ihn unterstützen musste. Aber Jamie hatte gehofft, dass Wren nach seinem Umzug zu seiner Verlobten in Nevada vielleicht einige gesunde Freundschaften schließen würde, die nicht so viel emotionale und geistliche Energie von ihr forderten.

Doch stattdessen hatte Wren sich nur noch eifriger in ihre Arbeit gestürzt und schien trotz des Umbruchs relativ stabil zu sein. Das war es, was Jamie nicht nachvollziehen konnte. Wenn Wren unmittelbar nach Caseys Wegzug in die Klinik gegangen wäre, dann hätte sie das noch verstehen können. Aber jetzt? Warum jetzt?

Das Klingeln des Telefons riss sie aus ihren Gedanken. *Glenwood!* „Hallo?“

„Mama?"

Jamie stieß einen Seufzer der Erleichterung aus, obwohl sie gar nicht gemerkt hatte, dass sie die Luft anhielt. Mit betont ruhiger und beiläufiger Stimme fragte sie: „Hallo, Schatz, wie geht es dir?"

Wren ging es, wie es schien, so gut, dass sie nach Hause durfte. Möglicherweise erst morgen, aber nicht später. Die zwei Besuche ihrer Pastorin seien ermutigend für sie gewesen. Jamie war erleichtert. Wenigstens hatte Wren eine gute seelsorgerliche Unterstützung, wenn sie wieder zu Hause war. Und sie malte wieder – das war immer ein gutes Zeichen. Wenn sie jetzt noch einen guten Therapeuten fand …

„Ich telefoniere heute noch mit Dr. Emersons Praxis und vereinbare einen Termin mit einem seiner Kollegen", erklärte Wren. „Das muss ich, sonst werde ich nicht entlassen."

„Auch wenn es anfangs vielleicht nicht so gut passt", sagte Jamie, „ist es wichtig, dass du dranbleibst und weitersuchst."

„Ich weiß. Das mache ich, Mama."

„Und du bist wirklich sicher, dass du schon bereit bist – ich meine, du hast das Gefühl, dass du die Hilfe bekommen hast, die du brauchst?"

„Ja."

„Du würdest es mir doch sagen, wenn –"

„Ja."

„Und wenn ich kommen soll –"

„Ich weiß. Danke. Aber ich komme schon zurecht. Ich möchte jetzt nur noch nach Hause und zurück in meinen Alltag."

Jamie sank innerlich in sich zusammen. Sie hatte auf ein paar Tage mit Wren gehofft. Aber eigentlich sollte sie erleichtert sein, dass sie sie nicht brauchte. Betont fröhlich sprach sie weiter. „Na, das hört sich doch alles sehr gut an."

„Ich muss jetzt los zu meiner Gruppestunde", erklärte Wren. „Aber ich rufe dich an, sobald ich genau weiß, wie es weitergeht."

„Danke, Schatz. Ich bete weiter für dich."

Gerade als sie aufgelegt hatte, wurde die Bürotür geöffnet, und Dylan kam mit dem Ehepaar heraus. Die Frau drückte ihre Tasche an sich, der Mann hatte seine Arme vor der Brust verschränkt. Jamie konzentrierte sich auf ihren Bildschirm, um sie nicht in Verlegenheit zu bringen. Nachdem Dylan einen Termin für die kommende Woche mit ihnen vereinbart hatte, lächelte Jamie und verabschiedete das Paar. Sobald die beiden das Büro verlassen hatten, sagte sie: „Ich behellige dich jetzt nur ungern damit, aber Trudy war hier und ist sehr aufgebracht, weil am Sonntag zur Geburt ihrer Enkelin keine weiße Rose auf der Kanzel gestanden hat."

Dylan schüttelte ungläubig den Kopf. „Weißt du was? Pfeif auf die Tradition. Ich werde künstliche Rosen kaufen und im Schrank aufbewahren. Wenn sich die Diakone nicht um so etwas Einfaches kümmern können … Ich tue es auf jeden Fall nicht mehr. Das ist nicht meine Aufgabe. Ich muss mich doch nicht ständig um solche Banalitäten kümmern."

„Ich habe ihr versichert, dass das bestimmt keine Absicht war und du sie anrufen wirst."

„Ja. Okay. Prima."

„Und dass du heute einen vollen Terminplan hast und dich vermutlich erst später bei ihr melden kannst."

„Danke. Wie wäre es mit nie?"

„Ja. Das wäre schön."

„Die Dinge, über die sich die Leute aufregen – also, manchmal …"

„Ich weiß. Das tut mir leid."

Dylan strich mit der Hand durch seine dunklen Haare und seufzte. Sein Blick wanderte zur Decke.

Jamies Finger wanderte an der Schreibtischkante entlang. „Wren hat angerufen. Es geht ihr gut. Sie klang sehr positiv."

Dylan nahm sich einen Augenblick Zeit für die Antwort. „Wenigstens etwas läuft heute gut." Dann kehrte er mit einem frustrierten Seufzen in sein Büro zurück und schloss fest die Tür hinter sich.

9

Während Wren im Gruppenraum auf die Sozialarbeiterin und den Beginn ihrer Stunde wartete, nahm sie sich das Formular mit dem Krisen-und-Notfallplan vor, das Thomas ihr gegeben hatte. Sie wollte doch wirklich nach Hause, oder etwa nicht? Die ganze Woche über hatte sie sich immer wieder gesagt, dass sie gar nicht erst hätte herkommen sollen. Aber nun, da ihre Entlassung unmittelbar bevorstand, war sie nicht mehr sicher, was sie wirklich wollte.

Sie wollte zu ihrer Katze. Sie wollte schlafen. Sie wollte malen.

Sie musste zur Arbeit gehen. Sie musste einen guten Therapeuten finden. Sie musste den Kontakt zu ihren Freunden wieder aufnehmen.

Identifizieren Sie die Auslöser, hieß es in den Anweisungen.

Veränderung, notierte sie. Das war ein wichtiger Auslöser für ihre Ängste und ihre Depression.

„Male deine Gefühle", hatte Oma ihr in ihrem Atelier gesagt an dem Tag, an dem ihre Mutter Wren mitteilte, dass sie nach Amerika gehen würden. Wren war damals elf gewesen. Sie liebte ihre Mutter und auch ihren neuen Stiefvater. Sie liebte Oma und Opa und das Haus und die Wiesen, die Pferde und Hunde und die Weiden und Teiche und –

„Bringe alles auf die Leinwand", sagte Oma. „Welche Farbe hat Traurigkeit? Welche Farbe hat Angst?"

Wren drückte die blaue, violette, graue und schwarze Farbe direkt auf die Leinwand und verteilte sie mit ihrem Palettenmesser zu einem wirbelnden, ungeordneten Chaos.

„Ich werde meine Gefühle auch malen", sagte Oma. „Das ist mein ‚Ich bin traurig, dass du weggehst'. Und mein ‚Ich bin froh, dass du einen neuen Papa hast, der dich liebt'. Und mein ,Ich hab dich lieb und werde dich sehr vermissen'." Oma mischte Braun, Rot, Gold und Zitronengelb und malte Lichtstrahlen. Sie und Opa würden Wren in Amerika besuchen, versprach sie. Und das taten sie auch viele Male. Bis Oma einen Schlaganfall bekam und Opa sie nicht mehr allein lassen konnte. Kurz vor Wrens Examen am College starben beide innerhalb von nur wenigen Wochen. Auch damals malte sie ihre Gefühle. Blau und Grau, Violett und Schwarz, durchzogen von zitronengelben Lichtstrahlen, weil so Hoffnung aussah und Oma sie ermahnt hätte, zusammen mit dem Leid immer auch Hoffnung zu malen.

Wren hätte ihre Gefühle auch an dem Abend malen sollen, als Casey ihr mitteilte, dass er zu Brooke nach Reno ziehen würde. Das war an dem Februartag gewesen, an dem er die Kätzchen gefunden hatte, dem Tag, an dem Wren von den Walen gelesen hatte. „Es ist ja nicht so, als würde ich in einen abgelegenen Dschungel in Südamerika gehen", versuchte er, sie zu beruhigen. Bei den heutigen Kommunikationsmöglichkeiten könnten sie ganz problemlos in Verbindung bleiben. „Du wirst uns besuchen kommen, Wrinkle. Und keine Sorge, für Filmprojekte und andere Aufträge werde ich immer wieder in der Stadt sein."

Sie hätte ihre aufgewühlten Gefühle malen sollen, ihr „Ich bin so froh, dass du glücklich bist", ihr „Ich bin so traurig, weil du weggehst", ihr „Ich hoffe, dass sich an unserer Freundschaft nichts ändert".

Aber die Dinge hatten sich geändert. Veränderung, Verlust, Trauer, das Gefühl, die Kontrolle zu verlieren – alles bekannte Auslöser.

Sie starrte erneut auf ihr Arbeitsblatt. *Identifizieren Sie die Warnzeichen, auf die Sie achten müssen,* hieß es weiter in dem Fragenkatalog.

Taubheitsgefühl, schrieb sie. Unkontrollierbares Weinen. Verlust von Hoffnung. Zurückziehen von der Gemeinschaft. Interesselosigkeit an Dingen, die sie sonst gern tat, zum Beispiel Malen. Reaktionslosigkeit auf Schönheit. Das Gefühl, innerlich tot zu sein. Schlaflosigkeit. Rasende, obsessive Gedanken.

„Setzen Sie sich bitte!", forderte die Sozialarbeiterin die Gruppe auf, als sie hereinkam. „Wir wollen anfangen." Wren schob ihr nur zum

Teil ausgefülltes Formular in den Ordner zurück. Doch als die Sozialarbeiterin ihren Platz in dem Kreis einnahm, stieg Übelkeit in ihr hoch.

Sie kannten sich. Sie hatten ihre Ausbildung zusammen gemacht und beide im Bethel-Haus gearbeitet, aber Samantha war nach einem Jahr weggegangen und hatte eine Stelle in einem Krankenhaus angenommen.

Ihre Blicke trafen sich, und Samantha, die versuchte, ihren schockierten Gesichtsausdruck zu verbergen, wandte sich schnell wieder ab.

Wren machte sich nicht die Mühe, so zu tun, als hätte sie einen Termin. Sie schnappte sich ihren Ordner und stürzte zur Tür hinaus. Im Flur stieß sie beinahe mit Thomas zusammen.

„Alles in Ordnung?", fragte er.

Wren war nicht sicher, was sie antworten sollte. Sie wollte keinen Eintrag in ihrer Akte, der ihre baldige Entlassung verhindern könnte. Nach einem kurzen Zögern antwortete sie: „Ich habe etwas in meinem Zimmer vergessen." Thomas nickte und nahm sein Gespräch wieder auf.

Aber es war nicht so, als könnte sie sich irgendwo verstecken, nicht bei den Sicherheitsüberprüfungen alle fünfzehn Minuten. Sie konnte sich entweder auf ihr Zimmer zurückziehen und den Vermerk in Kauf nehmen, dass sie nicht an der Gruppenstunde teilgenommen hatte, oder sie konnte versuchen, ihre Scham zu überwinden, auf die Schweigepflicht vertrauen und die restlichen Stunden überstehen, damit sie nach Hause gehen durfte. Vielleicht sogar noch am heutigen Nachmittag.

Sie lief ein Stück den Flur entlang und gab vor, das, was sie brauchte, in ihrem Ordner gefunden zu haben – nur für den Fall, dass Thomas sie beobachtete –, und kehrte in den Gruppenraum zurück, als Samantha gerade leere Blätter und Umschläge austeilte. „Willkommen", grüßte Samantha sie. „Und Sie sind?"

Danke, Herr. „Wren."

Samantha machte einen Vermerk in ihrem Anwesenheitsblatt. „Wren, ich habe der Gruppe gerade erklärt, dass Sie jetzt einen

Ermutigungsbrief an Ihr künftiges Ich schreiben sollen – einen Brief, der Ihnen an einem Tag, den Sie selbst festlegen, zugeschickt werden soll. Vielleicht in ein paar Wochen oder Monaten, aber wählen Sie einen Zeitpunkt, an dem es gut für Sie sein wird, an einige Strategien erinnert zu werden, die Sie während Ihres Aufenthalts hier gelernt haben. Was immer Ihnen dabei hilft, Ihr geistiges und emotionales Gleichgewicht zu halten."

Eine Frau mittleren Alters, die Wren gegenübersaß und sich in den Gruppenstunden noch nie zu Wort gemeldet hatte, begann zu schluchzen. Welchen Zweck das denn habe?, weinte die Frau. Was sie ihrem künftigen Ich denn sagen solle, wenn sie keine Zukunft habe? Alles, was sie vor sich sehe, seien Leere und Dunkelheit. Sicher, sie könne alle Bewältigungsstrategien aufsagen, aber keine davon habe bisher Wirkung gezeigt. Und warum solle das in Zukunft anders sein?

Andere in der Gruppe versuchten, ihr Mut zu machen und Hoffnung zuzusprechen, aber sie verschloss sich davor. Weinend schnappte sie sich ihren Ordner und verließ den Raum.

„Ich habe heute einen Gerichtstermin", sagte ein Mädchen im Teenageralter und durchbrach mit ihren Worten das unbehagliche Schweigen. „Wenn ich nicht von meinem Vater wegkomme, dann gibt es auch für mich keine Zukunft."

Nacheinander sprachen die Teilnehmer über ihre Verzweiflung und ihre Ängste. Nacheinander erzählten sie dieselben Geschichten, die sie im Laufe der vergangenen Woche schon mehrere Male von sich gegeben hatten, Geschichten von Missbrauch, Trauer, Schmerz. Nachdem ihre Benommenheit nun nachgelassen hatte, hörte Wren die Einzelheiten der katastrophalen Verluste ihrer Mitmenschen mit anderen Ohren.

Ihre Gefährten im Unglück.

Sie hatte angefangen, sich selbst als Teil einer größeren Gemeinschaft des Unglücks zu betrachten, aber welches Unglück hatte sie denn erlebt? Welches Trauma konnte sie vorweisen, welchen Schmerz benennen, der mit dem, was die anderen erlitten hatten, vergleichbar war? Wren beneidete sie beinahe – nicht weil sie gelitten hatten. Nein, das auf keinen Fall. Nicht für einen einzigen Augenblick wäre sie versessen auf ihre Traumata oder den Missbrauch, den sie erlebt hatten. Nein, sie beneidete sie, weil sie die Gründe für ihre Hoffnungslosigkeit und Ängste aufzählen konnten. Ihre Depression und Angst hatten eine Ursache. Sie konnten sie erklären, rechtfertigen. Und die Leute hörten ihnen mitfühlend zu. Sie nickten und sagten: „Es ist doch nachvollziehbar, dass du unter einer Depression leidest. Deine Panikattacken sind doch verständlich. Bedenke doch nur, was du durchgemacht hast!"

Aber sie?

Die beste Erklärung, die die Therapeuten Wren im Laufe der Jahre zu bieten gehabt hatten, war die Beobachtung, dass einige Menschen eben eine „genetische Prädisposition" für psychische Störungen hatten und dass in solchen Fällen schon der kleinste Stressfaktor ein Auslöser für den Ausbruch der Krankheit sein konnte.

Und welche Erklärung gab es für den letzten Ausbruch?

Dass sie viel Stress im Job gehabt hatte? Viele Menschen hatten einen anstrengenden Beruf.

Dass ihr das Leid der Welt zu viel geworden war? Viele Menschen kamen damit nicht gut klar.

Dass ihre Freunde heirateten und Kinder bekamen, während sie allein blieb? Viele Menschen waren alleinstehend.

Dass ihr bester Freund weggezogen war und geheiratet hatte? Andere Menschen hatten viel schwierigere Umbrüche erlebt.

Sie würde nicht weinen.

Nicht um sich.

Wenn sie um jemanden weinen sollte, dann wohl eher um diejenigen, die wirklichen Schmerz erlebten. Sie hatte nichts zu dem Gespräch beizutragen. Sie gehörte nicht hierher. Sie war der Gemeinschaft der Leidenden nicht würdig.

Während sie sich in dem Kreis umschaute, wurde Wren klar, was sie tun musste. Sie musste all ihre geistige und emotionale Kraft aufbieten und Thomas und Dr. Browerly davon überzeugen, dass sie bereit war, nach Hause zu gehen. Sie *musste* nach Hause gehen.

Während die anderen weiter ihre Geschichten erzählten, verfasste Wren einen Brief an sich selbst, adressierte ihn und schrieb willkürlich ein Datum auf den Umschlag.

Dann verließ sie den Raum, bevor irgendjemand ihr eine Frage stellen konnte.

Nein, erklärte sie Thomas bei ihrem Gespräch etwas später am Vormittag. Es habe nicht an Samantha gelegen. Es sei ihr eigenes Unbehagen gewesen, an einer Gruppe teilzunehmen, die von einer ehemaligen Kollegin geleitet wurde.

Thomas erwiderte, das sei verständlich. „Ihr Krisenplan sieht gut aus. Sie scheinen Unterstützung an Ihrer Seite zu haben, besitzen ein gesundes Selbstvertrauen und gute emotionale und geistliche Ressourcen, auf die Sie zurückgreifen können. Und Sie haben bereits einen Termin bei einem Therapeuten vereinbart?"

„Ja." Sie hatte den ersten freien Termin bei einem von Dr. Emersons Kollegen genommen.

„Gut." Er überflog die restlichen Notizen. „Über die ambulante Behandlung haben wir ja bereits gesprochen. Wir können Ihnen nur wärmstens empfehlen, dass Sie daran teilnehmen –"

„Das geht nicht."

Er zog die Augenbrauen in die Höhe. „Die meisten Krankenversicherungen –"

„Es geht um meine Arbeit. Ich muss wieder anfangen."

„In einem früheren Gespräch haben Sie von dem Stress erzählt, den Ihre Arbeit Ihnen bereitet."

„Das ist wahr. Aber die Therapie hat mir sehr geholfen, und ich bin ein gutes Stück weitergekommen. Ich fühle mich in der Lage, meine Arbeit wieder aufzunehmen." Sie zwang sich zu einem Lächeln. „Ihr Programm hier ist wirklich ausgezeichnet."

Er zögerte kurz, bevor er das Lächeln erwiderte. „Das höre ich gern, besonders, da Sie selbst Sozialarbeiterin sind."

Wren spürte, wie alle Anspannung von ihr abfiel. Sie würde das Abschlussgespräch schaffen. *Mit links,* würde Casey sagen.

„Dr. Browerly hat Ihr Entlassungsformular bereits unterzeichnet. Und wir werden einen Termin in der nächsten Woche für Sie machen, damit er Ihre Medikation auch weiterhin überwachen kann."

Wren nickte. Sie würde mitspielen, damit sie nach Hause gehen konnte. Doch dann würde sie sich einen anderen Arzt suchen, der sich ihren Namen merken konnte.

Thomas schob einige Papiere über den Tisch. „Sie müssen nur noch diese Formulare unterschreiben, dann holen wir Ihre Sachen, und Sie können gehen."

Wren unterschrieb, setzte das Datum auf die Formulare und reichte ihm die Hand.

„Wenn Sie Ihre Meinung wegen der ambulanten Behandlung doch noch ändern –"

„Dann weiß ich, wo ich Sie finde", ergänzte sie lächelnd.

„Genau. Ich habe die Information unterstrichen", er deutete auf das oberste Blatt, „und wie ich bereits sagte, es ist eine gute Möglichkeit, die Arbeit, die Sie hier geleistet haben, zu festigen. Sie können ja nächste Woche noch einmal mit Dr. Browerly darüber reden."

Laut sagte Wren: „Sicher. In Ordnung." Aber zu sich selbst sagte sie: *Nein. Auf gar keinen Fall!*

Sie ging in ihr Zimmer, um ihre Sachen zu packen, dann rief sie vom Flurtelefon aus ihre Mutter an. Sie hätte Kelly gern für ihre Freundlichkeit gedankt, aber sie hatte in den vergangenen Tagen keinen Dienst mehr gehabt. Darum ließ Wren die Vase mit den Sonnenblumen im Schwesternzimmer zurück. Sie hätte sich auch gern von Sylvia verabschiedet, aber die Gruppenstunden liefen noch. Vielleicht hatte ihre Bettnachbarin Monica es ja richtig gemacht, als sie ohne große Verabschiedung gegangen war.

Als Wren mit Thomas Richtung Eingangshalle ging, begegnete sie einem Gruppenteilnehmer, der offensichtlich die Stunde schwänzte. Er grüßte sie grinsend. „Sie gehen schon?"

„Ja."

„Viel Glück“, wünschte er ihr.
„Danke. Ihnen auch“, erwiderte sie.

Sie war frei. Frei wie ein Vogel, der seinen Käfig verlassen hatte.

Als Wren mit ihrer Tasche das Gebäude verließ, blinzelte sie in die helle Sonne. Und was jetzt? Ihr Blick blieb an ihren Schuhen hängen, die immer noch mit den verräterischen Plastikspangen geschnürt waren. Als Erstes würde sie also ihre Schnürsenkel einziehen.

Auf einer Bank in der Nähe des Eingangs ließ sie sich nieder. Nein, das war zu nah. Sie ging zu einem Baum. Sein Laub hatte sich gelb verfärbt, schwefelgelb vor einem strahlend blauen Himmel. Sie berührte den rauen Stamm. Er war grau. Aber auch braun mit silbernen, lila und limonenfarbenen Streifen, die ineinander übergingen. Sie berührte ein Blatt. Es war weich. Aber auch ein wenig verschrumpelt, mit kleinen Löchern.

Sie ließ sich auf dem Gras nieder und nahm ihre Schnürsenkel aus der Tasche. Schnell löste sie die Plastikschnallen. Mit leerem Blick starrte sie auf ihre Schuhe, dann auf ihre Schnürsenkel. Sie konnte sich nicht erinnern, wo sie anfangen sollte. Hastig zog sie ihren rechten Schuh aus und studierte die Ösen. Dann die Schnürsenkel. Drüber oder drunter? Drunter, beschloss sie und begann mit dem Durchziehen. Das eine Ende war länger. Sie zupfte an dem über Kreuz gezogenen Band. Zu fest. Sie zupfte erneut. Sie zog und zog, bis beide Enden gleich lang waren. Dann streifte sie ihren Schuh über. Wenn sie nicht darüber nachdachte, wie man eine Schleife band, dann würde sie es schaffen. Sie schloss die Augen und vertraute darauf, dass ihr Gehirn ihren Fingern schon sagen würde, was sie tun sollten.

So. Ein Schuh geschafft.

Zizibäh-zizibäh. Sie schaute hoch. *Zizibäh-zizibäh.* So ein kleiner Vogel. Weiß, schwarz, grau. Kleine Keglerkappe, Banditenmaske. Er flatterte von einem Zweig zum nächsten. *Zizibäh-zizibäh.* Bud würde sich freuen, dass sie hinhörte.

Ein gut gekleidetes Ehepaar mit einem Jungen im Teenageralter stieg aus einem silbernen Wagen aus und ging zum Eingang. Die Frau legte den Arm um den Jungen, flüsterte ihm etwas ins Ohr und gab ihm einen Kuss auf die Wange. Ungeduldig wischte er den Kuss fort. Der Mann hielt ihnen die Eingangstür auf und sie verschwanden in dem braunen Gebäude. Ein so düsteres, unscheinbares Gebäude. Wie lange lebte sie bereits in Kingsbury, ohne dass es ihr aufgefallen war? Über dem Eingang stand nur Glenwood Hospital. Die Menschen gingen daran vorbei, ohne einen Gedanken an die gepeinigten, verzweifelten Patienten zu verschwenden, die hinter diesen Mauern ums Überleben kämpften. Auch sie war oft daran vorbeigegangen, ohne an die Menschen darin zu denken.

Sie starrte ihren linken Schuh an. Das ging bestimmt schneller. Während sie den Schnürsenkel einzog, überlegte sie, wie sie nach Hause kommen sollte. Sie konnte den Bus nehmen oder – ihr Blick wanderte zum Himmel, wo eine Wolkenwand über ein Meer von Blau zog – sie konnte laufen. Nachdem sie acht Tage eingesperrt gewesen war, wäre ein langer Spaziergang eine Wohltat, eine Gelegenheit, langsam in ihr Leben zurückzukehren. Ihr Handy würde sie nicht einschalten. Noch nicht. Bestimmt gab es eine Fülle von Nachrichten und Mails. Sie musste kleine Bissen nehmen und langsam kauen, bevor sie sich den Anforderungen des realen Lebens wieder stellen konnte. Wenn sie nach Hause kam, würde sie einen frischen Schlafanzug anziehen, sich mit dem kleinen Theo auf die Couch kuscheln und den Abend damit verbringen, van Goghs Briefe zu lesen.

Aber vielleicht war auch das zu viel. Vielleicht sollte sie lieber die Drucke seiner Gemälde anschauen. Mit einem letzten Blick über die Schulter stand sie auf und machte sich auf den Heimweg.

Sie befand sich auf einer Reise, machte Wren sich unterwegs klar, nicht nur körperlich, sondern auch geistig, emotional und geistlich. Das war ein gutes Bild. Die Leute, die in ihren Wagen an ihr vorbeifuhren, hielten sie vielleicht für eine Obdachlose oder eine Tramperin, so wie sie sich ihre Tasche über die Schulter geworfen hatte. Vielleicht sah sie aber auch aus wie jemand, der zu Fuß durch das ganze Land wanderte und Geld für eine gute Sache sammelte oder versuchte, mit etwas in Berührung zu kommen, was er verloren oder vergessen hatte. Aber nein. Pilger waren mit Rucksäcken unterwegs, nicht mit Reisetaschen.

Casey war im vergangenen Jahr den Jakobsweg gepilgert. Er hatte gehofft, seinen Glauben wieder neu entzünden zu können, die Leidenschaft wiederzuentdecken, die er früher einmal für Jesus gehabt hatte, und „sich selbst“ zu finden. Während seiner sechswöchigen Pilgerwanderung über den alten Weg in Spanien hatte er Wren regelmäßig Berichte und Fotos geschickt: von Feldern, Verkaufsständen an den Straßen, an denen es Feigen zu kaufen gab, Fotos von den Blasen an seinen Füßen. Als er wieder zu Hause angekommen war, vertraute er ihr an, dass er versucht gewesen sei, zu den Menschen, an denen er in Kingsbury vorbeikam, „Buen camino!“ zu sagen. *Hab eine gute Reise.*

Er hatte eine gute Reise gehabt – die Begegnung mit Jesus war, soweit Wren das beurteilen konnte, allerdings ausgeblieben. Sein „Buen camino“ hatte damit zu tun gehabt, dass er Brooke begegnet war. Gemeinsam waren sie weitergepilgert und hatten sich sofort ineinander verliebt. Geheiratet hatten sie nur sechs Monate später, im April, in Aruba. Wren war zu ihrer Hochzeit nicht eingeladen worden. „Ich hätte dich gern als Trauzeugin gewählt, aber Brooke hatte andere Pläne“, hatte Casey ihr versichert. Das sei doch nicht schlimm, hatte Wren die Sache abgetan. Sie habe sowieso kein Geld für den Flug.

Nein, sie würde nicht an Casey und Brooke denken. Sie würde sich auf den vor ihr liegenden Weg konzentrieren. Sie würde den Rhythmus ihrer Schritte spüren, die positiven Gefühle genießen, die die Endorphine in ihrem Körper auslösten, und ihre Sinne schärfen, während ihre Füße über den Beton liefen. Sie würde den Duft einer Weide einatmen, sich an den Stimmen spielender Kinder erfreuen und die Pracht des Oktobers bestaunen.

Die Herbstfarben waren noch umwerfender, als Wren sie in Erinnerung hatte oder sich während ihres Aufenthalts in Glenwood hatte vorstellen können. An einer Straßenecke, wo sich ein orange gefärbter Ahorn kühn vom blauen Himmel abhob, blieb sie stehen. Vincent hätte ihn gemalt. Er hätte die Macht der komplementären Farben erkannt, die sich gegenseitig intensivierten und zum Strahlen brachten. Wie Mann und Frau, hatte er in einem Brief an seine Schwester geschrieben, die sich gegenseitig ergänzen. Er wusste um den großen emotionalen Effekt, den die richtige Verwendung von Blau und Orange, Rot und Grün, Gelb und Dunkelrot auslösen konnte.

Sie nahm ihre Tasche auf die andere Schulter und stellte sich vor, wie Vincent auf dem Land unterwegs war, ganz allein, nur mit seiner Staffelei, der Leinwand und den Farben. Ein Verrückter, so nannte man ihn, der unterwegs Selbstgespräche führte. Er wurde verlacht und missachtet und verspottet. Aber er malte trotzdem weiter. Er musste malen. Und trotzdem sehnte er sich nach Gemeinschaft; danach, geliebt und wertgeschätzt zu werden, nützlich und für etwas gut zu sein.

Sie bückte sich und hob ein Blatt auf.

In Vincents Briefen an Theo gab es eine Zeile, die sie zum Weinen brachte, wann immer sie sie las. Dort schrieb er, dass niemand sich die Mühe mache, sich an dem großen Feuer in seiner Seele zu wärmen. Die Menschen sähen nur die schmale Rauchsäule, die von einem Kamin hochsteige, und würden achtlos vorbeigehen.

Nein, Wren würde nicht weinen. Vielleicht konnte sie dann nicht mehr aufhören.

Sie hielt das Blatt in die Sonne und bewunderte die Zartheit seiner Adern, die feine Vermischung der Farbe. Es war kein einheitliches Orange. Es war Zitronengelb und Orangerot und Kürbis und –

„Hallo, Fremde! Brauchst du eine Mitfahrgelegenheit?“

Wren wirbelte herum. Sophie, die in der Wohnung direkt unter ihr wohnte, strahlte sie durch das geöffnete Autofenster an.

„Oh – ich …“ Wenn sie zu lange zögerte, war das verdächtig. „Danke, Soph. Das wäre toll.“ Wren warf ihre Tasche auf den Rücksitz und nahm auf dem Beifahrersitz Platz.

„Hattest du eine Autopanne?“

„Nein.“ Sophie hatte wohl vergessen, dass Wren gar kein Auto besaß. Sie hasste Autofahren! Zu anstrengend. Vor allem, da sich so viele Fahrer nicht richtig konzentrierten. „Ich wollte mit dem Bus nach Hause fahren, aber bei dem schönen Wetter bin ich dann doch gelaufen.“

„Ja, es ist so schön draußen. Ich muss später unbedingt noch joggen gehen.“ Sophie joggte oft in ihrer türkisen Leggings durch die Nachbarschaft, und niemals merkte man ihr die Anstrengung an. Sie deutete auf Wrens Reisetasche auf dem Rücksitz. „Also, wo hast du gesteckt? Ich hab dich in letzter Zeit gar nicht gesehen.“

„Nein, ich war die ganze Woche weg.“

„Im Urlaub?“

Nachdenken. Schnell. „Nicht wirklich. Es war eher eine Fortbildung.“

„Oh. Also kein Spaß.“

„Nein. Überhaupt kein Spaß.“ *Schnell. Wechsle das Thema.* „Und du? Was gibt es Neues bei dir?“

Sophie lächelte. „Oh, nicht viel, nur –“ Ihre Hände lagen am Lenkrad, doch sie wackelte mit den Fingern ihrer linken Hand, um Wren auf den funkelnden Diamantring aufmerksam zu machen.

„Sophie! Herzlichen Glückwunsch!“

„Danke! Tyler hat sich eine unglaublich tolle Schnitzeljagd durch ganz Grand Rapids ausgedacht, mit vielen Hinweisen auf dem Weg, und am Ende stand er am Fluss und wartete auf mich und …“

Bla, bla, bla. Die Fotos waren in den sozialen Netzwerken zu sehen, sie hatten ein Video bei YouTube hochgeladen und die Hochzeit sollte auf Hawaii stattfinden. Auf dem ganzen Weg bis zur Wohnung bewegten sich Sophies Lippen ohne Unterbrechung. Wren reagierte mit angemessenen, begeisterten Einwürfen, die überwiegend einsilbig waren. „Wow“, „Toll“, „Oh!“ Mehr Ermutigung brauchte Sophie nicht, um die Geschichte bis ins kleinste Detail zum Besten zu geben.

Als sie bei ihrem Wohnkomplex ankamen, nahm Wren ihre Tasche vom Rücksitz und ihre Schlüssel aus der Handtasche. Sophie deutete auf Wrens Handgelenk. „Warst du auf einer Kreuzfahrt oder so etwas?“

„Wie?“

„Das Armband.“

Wenn Wren dem Boden hätte befehlen können, sich aufzutun und sie zu verschlucken, sie hätte es getan. „Ach das!“, rief sie und gab sich Mühe, beiläufig zu klingen. „Das haben alle Konferenzteilnehmer tragen müssen. Ich habe wohl vergessen, es abzunehmen.“ Sie zog ihren Ärmel herunter. Dass ihr die Lügen so flüssig über die Lippen kamen, konnte sie entweder dankbar oder bedenklich stimmen.

Sophie blieb vor ihrem Briefkasten stehen. Wren beschloss, ihre Post erst später zu holen. Im Augenblick wollte sie ihrer Nachbarin so schnell wie möglich entkommen. „Noch mal vielen Dank fürs Mitnehmen.“

Sophie schaute nicht hoch, sondern blätterte die Briefumschläge durch. „Ja, gern. Jederzeit.“

Vor ihrer Wohnungstür stellte Wren ihre Tasche ab und schloss auf. „Hey, Theo“, rief sie, als sie eintrat.

Normalerweise kam er angerannt, sobald die Tür geöffnet wurde. Sie suchte den Raum ab. Vielleicht wollte er sie bestrafen, weil sie so lange weg gewesen war.

„Hey, Kätzchen, Ich bin wieder zu Hause.“ Sie warf ihre Tasche auf das Sofa und streifte ihre Schuhe ab, ohne die Schnürsenkel zu lösen. Wie gut, dass sie die Plastikspangen durch die Schnürsenkel ersetzt hatte, bevor sie sich auf den Heimweg gemacht hatte. Sophie wären sie bestimmt aufgefallen.

„Theo?“ Wren schaute auf seinem Katzenbaum neben der Terrassentür nach. Leer. Sie suchte in ihrem Zimmer im Bett. Nicht da. „Kätzchen, komm. Leckerli.“

Sie ging in ihre kleine Küche. Seltsam. Sein Fressnapf war nicht da. Und im Bad fehlte sein Katzenklo. Vielleicht hatte Mrs Kramer die Sachen in ihre Wohnung mitgenommen. Wren riss ihr Armband ab, zog ihre Mokassins an und überquerte den Flur, um an der Tür ihrer Nachbarin zu klopfen. Sie wurde sofort geöffnet.

Mrs Kramer warf die Arme um sie und winkte sie herein. „Es tut mir so leid. Ich habe Nachrichten auf Ihrer Mailbox hinterlassen, aber …“

„Schon in Ordnung. Wie geht es ihm?“

Mrs Kramer starrte sie entgeistert an. „Sie haben meine Nachrichten nicht bekommen?“

„Nein, tut mir leid. Ich habe sie nicht abgehört.“ Sie bückte sich, um Misty zu streicheln, die sich an ihrem Bein rieb. „Hey, Süße. Wie geht es deinem Freund?“ Als sie erneut aufblickte, liefen Mrs Kramer Tränen über die Wangen.

„Es tut mir leid, so schrecklich leid! Ich habe vor ein paar Tagen Ihre Wohnungstür geöffnet, und er rannte raus, bevor ich ihn einfangen konnte, und der Postbote hatte die Haustür aufgelassen, und Theo rannte raus, so schnell, geradewegs auf die Straße und …“

Nein, nein, nein. Das konnte nicht wahr sein!

„Wren, es tut mir entsetzlich leid. Ich bin am Boden zerstört. Und als ich Sie nicht erreichen konnte …“

Nein, nein, nein. Bitte, Gott. Nein. „Dann ist er also – äh … er …?“ Wrens Hände begannen zu zittern. Ihre Kehle brannte. Sie hatte Mühe zu atmen.

Mrs Kramer ergriff ihre Hand. „Er rannte direkt vor ein Auto. Die Fahrerin versuchte noch auszuweichen – ihr war ganz elend deswegen.“

Wrens Ohren klingelten. Ihr Magen krampfte sich zusammen.

„Ich wusste nicht, was ich tun sollte, als ich Sie nicht erreichen konnte, darum habe ich seine Sachen zu mir geholt. Ich wollte nicht, dass Sie meine Nachricht abhören und dann in Ihrer Wohnung seinen Fressnapf oder seinen Korb sehen. Ich dachte, vielleicht …“

Oh.

Oh.

Vermutlich hatte sie ihr gedankt. Vermutlich hatte sie ihr gesagt, es sei nicht ihre Schuld und sie solle sich deswegen nicht quälen. Sie musste seine Fressnäpfe und das Katzenklo in ihre Wohnung getragen haben. Sie musste ihren Schlafanzug angezogen und das Licht ausgeschaltet haben. Das alles hatte sie vermutlich getan. Denn früh am nächsten Morgen erwachte Wren auf ihrer Couch. Theos Fressnapf und sein liebstes Mäusespielzeug an sich gedrückt und Caseys Mütze auf dem Kopf.

Teil 2

AUSGELAUGT

Ach, ich bin müde vom Stöhnen. Nachts im Bett weine ich, bis die Kissen durchnässt und meine Augen ganz verquollen sind. Daran sind nur meine Feinde schuld, sie haben mich in die Enge getrieben.

Psalm 6,7–8

Unsere Natur ist bekümmert, aber für die, die gelernt haben und immer weiter lernen, auf Jesus Christus zu sehen, gibt es immer einen Grund zur Freude. Es ist ein gutes Wort, das des heiligen Paulus, vom Bekümmertsein und sich dennoch freuen. Für diejenigen, die an Jesus Christus glauben, gibt es keinen Tod und kein Leid, das nicht von Hoffnung durchzogen ist, gibt es keine Verzweiflung. Nur ein ständiges Wiedergeborenwerden, ein ständiges Gehen von der Dunkelheit ins Licht.

Vincent van Gogh, Predigt 1876

10

Wrens brüchige Stimme ließ Jamie vor Angst erstarren. Natürlich würde sie kommen. Sie würde den nächsten Flug buchen. „Aber wen kannst du jetzt sofort anrufen, Liebes? Ich halte es nicht für gut, dass du jetzt allein bist."

Wren begann erneut zu weinen, ein jammerndes Schluchzen, das Jamie durch Mark und Bein ging.

„Wie wäre es mit Kit? Sie würde bestimmt kommen. Darf ich sie für dich anrufen?"

Luftschnappen, Keuchen.

„Wren, ich möchte, dass du am Telefon bleibst, okay? Und Papa", sie deutete auf Dylan, der in der Küchentür stand und zuhörte, „Papa kann sie sofort für dich anrufen, okay?"

Dylan durchschritt eilig den Raum, schnappte sich sein Handy von der Küchentheke und gab die Nummer ein.

„Bleib bei mir, Liebes. Bleib am Telefon. Versuch bitte, einen tiefen Atemzug zu machen. Einen tiefen Atemzug – das ist alles. Versuch, einen tiefen Atemzug zu machen, Wren."

„Kit, hallo, hier spricht Dylan … entschuldige bitte, dass ich so früh anrufe, aber wir haben einen Notfall, bei dem wir sofort Hilfe brauchen, und …"

Jamie wollte Wren sagen, dass alles in Ordnung wäre. Aber das stimmte nicht. Nichts war gut. Darum sagte sie: „Ich bin da, Liebes. Ich bleibe bei dir."

„Nein", erwiderte Dylan, „sie ist gestern aus der Klinik entlassen worden. Aber als sie nach Hause kam …"

Jamie lehnte ihren Kopf an einen Küchenschrank. Dylan brauchte doch nicht alle Einzelheiten zu erzählen, er sollte Kit doch nur fragen, ob sie zur Wohnung fahren könne. Schnell. „Wie geht es dir, Liebes? Bist du noch bei mir?" Keine Antwort. „Schaffst du noch einen tiefen Atemzug? Sieh mal, ob du alles runterfahren kannst. Erinnerst du dich noch an den Trick? Leg deine Hand an deinen Bauch und –"

„Mami?" Zoe stand verschlafen in der Tür.

„Hey, Zoey-Schatz. Nicht jetzt, okay? Mami telefoniert."

Dylan sagte gerade: „Wir machen uns Sorgen, wenn sie heute allein ist."

„Mami, ich hab ins Bett gepieselt."

„Okay, Schätzchen." Jamie streckte die Hand aus. „Zieh deinen Schlafanzug und deine Unterwäsche aus und leg sie in den Wäschekorb, okay? So ist's gut." Sie hielt Zoe am Arm fest, während diese sich aus ihren Kleidern schälte. „Wren? Bist du noch dran?"

Wrens Atem ging rasselnd, das Schluchzen hatte sich zu einem klagenden Wimmern beruhigt.

„Oh, wirklich?", fragte Dylan. „Das wäre toll. Ganz wundervoll." Sein Blick wanderte zu Jamie. „Sie fährt hin. Danke, Kit. Vielen Dank."

„Wren, Kit ist schon unterwegs. Sie wird in etwa –"

„Fünfzehn Minuten", rief Dylan ihr zu.

„– in fünfzehn Minuten da sein, okay? Kannst du sie reinlassen, wenn sie da ist? Ich bleibe so lange mit dir am Telefon, in Ordnung?"

„Mami!" Zoe hüpfte halb nackt auf und ab.

„Zoe, hör auf damit! Ich telefoniere. Geh nach oben und zieh dir saubere Sachen an."

„Komm, Schätzchen", sagte Dylan. „Lass uns hochgehen. Ich helfe dir, was zu finden."

„Ich muss aber erst baden!"

„Okay, Papa hilft dir dabei. Na los." Er scheuchte sie nach oben. „Entschuldige Wren. Zoe ist ein kleines Missgeschick passiert."

„Tut mir leid." Es war nur ein schwaches Flüstern, aber immerhin.

„Sie kommt schon klar. Papa kümmert sich um sie. Wie geht es dir?"

„Ich weiß es nicht."

„Kit wird bald da sein."

„Okay."

„Ich werde in der Zwischenzeit einen Flug buchen, okay? Einen, der mich noch heute zu dir bringt."

„Es tut mir leid."

„Das muss es nicht, Liebes. Ich freue mich, dich wiederzusehen. Es tut mir nur so leid, dass du das alles durchmachen musst." Nach allem, was Wren bereits hinter sich hatte, auch noch ihren geliebten Theo zu verlieren, das war zu viel. Es war alles einfach zu viel.

Oben hörte Jamie das Badewasser laufen. Und sie hörte Zoes Protest, es sei zu heiß.

„Also gut, ich habe den Browser geöffnet und beginne jetzt mit der Suche." Sie beschrieb genau, welche Fenster sie öffnete, welche Flüge zur Verfügung standen, die Verbindungen, die sie am schnellsten zu ihr bringen würden. Sie wollte Wren ablenken, bis Kit eintraf. „Ich denke, der hier ist der beste. Ich kann in Baltimore umsteigen und werde gegen sechs Uhr da sein. Wie klingt das?"

„Okay."

Das Telefon ans Ohr gedrückt holte Jamie ihr Portemonnaie hervor. „Also gut, ich muss jetzt nur noch die Angaben machen, Name des Passagiers – na los, Jamie, richtig schreiben – Adresse – alles in Ordnung bei dir?" Ein leises Murmeln. „Ups – North Carolina, nicht North Dakota. So, jetzt haben wir es. Und die Kreditkartennummer. Oh, meine Augen werden immer schlechter." Sie hielt die Karte ins Licht. „Zeit für eine neue Brille. Sicherheitscode auf der Rückseite. Okay. Ablaufdatum, hier. Und … fertig. Jetzt haben wir es."

Oben schmetterte Dylan „Quietscheentchen, nur mit dir".

Jamie sah auf die Uhr. Kit müsste in wenigen Minuten eintreffen. „Erzähl mir, was du draußen vor dem Fenster siehst." Das war eine Strategie, die einer von Wrens ersten Therapeuten empfohlen hatte, wenn sie sich nicht von einem bedrückenden Gedanken oder Bild befreien konnte: *Öffnen Sie sich für den weiten Blick. Verändern Sie den Fokus. Traurige Dinge existieren, ja, aber es gibt auch Schönes. Wunderschöne Dinge.* „Wie sehen die Bäume bei dir aus?"

Mit dünner Stimme antwortete Wren: „Orange. Gelb. Einige sind rot."

„Die roten mag ich am liebsten. Und der Himmel?"

„Grau."

„Was für ein Grau?" Wren hatte viele Wörter für Farben.

Eine lange Pause, und dann: „Zinn."

Das war ein gutes Wort für sie. „Und Eichhörnchen? Siehst du Eichhörnchen?"

Stille, dann ein keuchendes Schluchzen.

Jamie schalt sich im Stillen für ihre Dummheit. Theo hatte so gern Eichhörnchen, Streifenhörnchen und Vögel beobachtet.

„Es tut mir leid. So leid. Bleib bei mir, Liebes. Nur noch ein bisschen länger." Sie versuchte gerade, etwas anderes zu finden, was Wren beschreiben könnte, als die Klingel ertönte. *Gott sei Dank.* „Ist das die Türklingel?"

Keine Antwort.

„Kannst du Kit reinlassen, Wren?"

Jamie hörte ein Schlurfen, das Klicken eines Schlosses und eine beruhigende Stimme, die Wren begrüßte. *Gott sei Dank.* „Jamie?", sagte Kit in Wrens Telefon. „Ich bin jetzt da."

Zoe kam in ihrem Bademantel ins Schlafzimmer, als Jamie gerade ihren Koffer packte. „Wo fährst du hin?"

„Ich besuche deine große Schwester."

„Warum?"

Jamie klopfte auf das Bett. Zoe hüpfte neben sie. „Weißt du noch, dass du neulich ein Bild für Wren malen wolltest, weil sie so traurig war?" Zoe nickte. „Nun, ich dachte, ich bringe ihr dein Bild persönlich vorbei. Was hältst du davon?"

„Und dann kommst du zurück?"

„Nach ein paar Tagen."

„Wie viele Tage?"

„Das weiß ich noch nicht so genau, Schätzchen. Aber Papa wird da sein. Und Olivia und Joel. Sie werden gut auf dich aufpassen, solange ich weg bin."

„Ich will mitkommen."

„Nicht dieses Mal." Jamie umarmte Zoe und drückte ihr einen Kuss auf den Kopf. Sie roch nach Erdbeeren.

„Warum kann ich denn nicht mitkommen?" Zoes Unterlippe begann zu zittern.

Sie ließ sich während des ganzen Frühstücks nicht beruhigen. Da sich Jamie unmöglich an der Bushaltestelle verabschieden konnte, fuhr sie Zoe zur Schule, und schließlich gelang es ihr, sie zu überreden, die Hand der Lehrerin zu nehmen und zu ihren Freunden ins Klassenzimmer zu gehen.

„Wir kommen schon zurecht", beruhigte Dylan Jamie, als er später am Morgen ihren Koffer in den Kofferraum legte. „Sie wird das wegstecken. Und du?"

„Ich komme auch klar. Es ist Wren, um die ich mir Sorgen mache."

Er sagte nicht, dass alles gut werden würde. Stattdessen versprach er: „Ich werde für euch beide beten." Aber die Worte konnten die bohrende Angst in ihrer Seele nicht besänftigen.

Auf dem Flug von Raleigh nach Baltimore beruhigte sich Jamie damit, dass ihre Tochter in guten Händen war. Bei ihrem letzten Gespräch mit Kit, kurz bevor sie an Bord gegangen war, erzählte diese, sie habe alle Termine für den Tag abgesagt und Wren überredet, eine Tasche mit Toilettenartikeln und Kleidung zu packen. Sie würden den Tag bei Kit verbringen und tun, was immer Wren wollte – Filme schauen, lecker essen, zeichnen, schlafen – was immer ihr helfen würde. „Komm doch gleich zu mir", hatte Kit gesagt. „Ich mache uns was zum Abendessen."

Dylans Tante würde ihnen beiden einen weichen Landeplatz bieten. Sie kannte Schmerz aus eigener Erfahrung. Viele Jahre hatte sie zuerst als Krankenhausseelsorgerin gearbeitet und schließlich die Leitung des

New Hope-Einkehrzentrums übernommen. Sie war nicht nur geübt in der Begleitung von Menschen, die in Krisen steckten, sondern hatte auch selbst großes Leid erfahren. Einzelheiten kannte Jamie nicht, sie wusste nur so viel, dass Kit einen schmerzhaften Verlust erlebt hatte. Das hatte sie geprägt.

Als Dylan in Kingsbury seine Pastorenausbildung absolvierte, hatte Jamie an einigen Kursen, Seminaren und Konferenzen im New Hope-Zentrum teilgenommen und sehr viel von Kit und den anderen Referenten gelernt. In ihren Kursen ging es immer darum, wie man Gott näherkommen konnte. Vor Jahren hatte Jamie sich auf Kits Empfehlung hin intensiver mit Bibelstellen auseinandergesetzt, in denen beschrieben wurde, wie verzweifelte Eltern Jesus um Hilfe für ihre Kinder anflehten. Jamie verstand ihren Schmerz und ihr Drängen: Wenn Jesus nicht schnell käme, wenn er kein Machtwort spräche, wenn er nicht auf ihr Flehen um Erbarmen reagierte, wohin sonst sollten sie sich wenden? Welche Hoffnung außer ihm hätten sie dann? „Hab doch Mitleid mit uns!", rief ein todunglücklicher Vater. „Hilf uns, wenn du kannst!"

Uns. Plural. Nicht: „Hab Erbarmen mit ihm", sondern: „Hab Erbarmen mit uns. Hilf uns." Das war ein Vater, der aus eigener Erfahrung den besonderen Schmerz der Hilflosigkeit kannte, der einen erfasste, wenn man nichts tun konnte, um den Schmerz des eigenen Kindes zu lindern. Es war ein Vater, der die Realität des Mit-Leidens erlebte, der selbst den Schmerz spürte, wenn er mit ansehen musste, wie sein geliebtes Kind litt. Dieser Vater verstand es.

Sie griff unter den Sitz vor sich, holte ihre Bibel aus ihrem Handgepäck und schlug die Geschichte in Markus, Kapitel 9, auf. Der namenlose Vater würde erneut ihr Gefährte sein.

Bei ihrer Rückkehr fanden sie die anderen Jünger zusammen mit einigen Schriftgelehrten mitten in einer großen Volksmenge. Die Schriftgelehrten hatten die Jünger in ein Streitgespräch verwickelt. Sobald die Leute Jesus sahen, liefen sie ihm aufgeregt entgegen und begrüßten ihn. „Worüber streitet ihr euch mit meinen Jüngern?", fragte er sie. Einer aus der Menge antwortete: „Lehrer, ich habe meinen Sohn hergebracht, damit du ihn heilst. Er kann nicht sprechen, weil er von einem bösen Geist beherrscht wird. Wenn dieser Geist Gewalt über ihn gewinnt, wirft er ihn zu Boden. Dann tritt dem Jungen Schaum vor den Mund, er knirscht mit den Zähnen, und sein Körper wird ganz starr. Ich habe schon deine Jünger gebeten, den bösen Geist auszutreiben, aber sie waren machtlos." Da rief Jesus: „Was seid ihr nur für eine ungläubige Generation! Wie lange soll ich noch bei euch sein und euch ertragen? Bringt den Jungen her zu mir! Sie brachten ihn, und sobald der böse Geist Jesus erblickte, zerrte er den Jungen hin und her. Der stürzte zu Boden, wälzte sich umher, und der Schaum stand ihm vor dem Mund."[2]

Jamie brach ab und stellte sich die Szene vor. Da waren ein Vater, der nach Jesus suchte, und die neun Jünger, die von Jesus nicht aufgefordert worden waren, mit ihm auf den Berg zu steigen, und deswegen vermutlich schmollten. Es waren die neun, die im Gegensatz zu Petrus, Jakobus und Johannes Jesu Verherrlichung auf dem Berg nicht miterlebten. Und dann gelang es ihnen zu allem Überfluss nicht, die Macht anzuwenden, die Jesus ihnen gegeben hatte, und in seinem Namen Dämonen auszutreiben und Kranke zu heilen. Zu dem Leid des Vaters kam nun auch noch Enttäuschung hinzu. Und die neun standen herum und stritten mit den Schriftgelehrten. Kein Wunder, dass Jesus verärgert war.

Worüber stritten sie? Über die Ursache der Krankheit des Jungen? Über die Autorität der Jünger, ein solches Wunder zu tun? Worum es auch ging, der Junge und sein Vater waren auf ein Lehrbeispiel in einer theologischen Debatte reduziert worden. Es ging um die Sache, nicht um die Menschen.

„Lehrer, ich habe meinen Sohn hergebracht."

Oh, welcher Schmerz in diesen Worten lag! Jamie spürte ihn in der Tiefe ihrer Seele. Sie sah vor sich, wie der Vater vortrat, um die Frage zu beantworten, auf die die Jünger Jesus eine Antwort schuldig blieben. „Lehrer, es ist mein Junge, über den sie streiten. Siehst du? Ich habe ihn zu dir gebracht. Mein Junge kann nicht sprechen. Da ist dieser Geist, der ihm seine Stimme genommen hat, und manchmal – wir wissen nie, wann es das nächste Mal passiert – kommt der böse Geist über ihn und versucht, ihn umzubringen. Er schlägt ihn zu Boden, und mein Junge kann nicht einmal vor Schmerzen schreien. Er knirscht nur mit den Zähnen, und sein Körper wird ganz steif. Schaum steht ihm vor dem Mund. Und wir können nichts tun, um ihm zu helfen, Jesus. Nichts! Und deine Freunde konnten ihm auch nicht helfen."

Und dann, wie um seine Macht zu demonstrieren, tat der Geist genau das, was der Vater gerade beschrieben hatte. Er riss den Jungen um, und der Junge stürzte vor aller Augen zu Boden und bekam Schaum vor den Mund. Aber – und das war es, was Jamie vor Jahren hatte aufmerken lassen – anstatt den Geist sofort auszutreiben, wandte sich Jesus an den Vater und fragte ihn: „Wie lange leidet er schon darunter?"

Ihre Augen brannten vor Tränen.

„Erzähle mir die Geschichte", forderte Jesus den verzweifelten Vater auf. „Erzähle mir, wie lange dein Sohn schon leidet. Erzähle mir, wie lange dein Herz schon am Zerbrechen ist. Erzähle es mir." Denn Jesus wusste, dass auch im Aussprechen des Schmerzes Heilung liegt und darin, dass ein anderer voller Anteilnahme und Mitgefühl zuhört. Jesus brauchte keine Einzelheiten zu wissen. Es ging ausschließlich um den Vater, der sie sich von der Seele reden musste.

So wie Jamie, immer und immer wieder. Sie schloss die Augen. „Schon seit Jahren, Herr. Sie leidet seit Jahren. Manchmal verschwindet es für eine Zeit, und wir alle denken, dass sie gesund ist, dass es ihr wieder gut geht. Doch dann schlägt die Depression ohne Vorwarnung wieder zu, und es scheint, als würde sie sie vernichten. Bitte, kannst du etwas tun, Jesus? Kannst du ihr helfen? Kannst du meine Tochter frei machen? Kannst du sie heilen? Wenn du etwas tun kannst, dann tu es, bitte! Für uns beide. Hab Erbarmen mit uns."

„Jamie", stellte sie sich Jesu Antwort vor, „was meinst du mit den Worten: ‚Wenn du etwas tun kannst'? Alles ist möglich, wenn du mir vertraust."

„Herr", erwiderte sie, „ich glaube; hilf meinem Unglauben!"[3]

Wie oft war dies im Laufe der Jahre schon Jamies Gebet gewesen. Wie der namenlose Vater durchlebte sie Widerspruch, eine Mischung aus Hoffnung und Verzweiflung, Glaube und Zweifel. Sie glaubte. Sie glaubte, dass Jesus die Macht hatte, Wren von ihrer Krankheit zu befreien und sie wieder ganz gesund zu machen. Sie wusste, dass er es konnte. Sie war nur nicht sicher, ob er es auch wollte.

Sie klappte ihre Bibel zu und steckte sie in ihre Tasche zurück. Vor Jahren hatte eine Freundin einmal seufzend gesagt: „Ich wünsche mir immer die Macht, die frei macht, nicht die Gnade, die durchträgt."

Das war auch Jamies Wunsch. Aber was von beidem wollte Gott ihr geben? Und wenn ihr Glaube groß genug wäre, war dann wirklich wichtig, was er gab?

11

Sobald sie in Baltimore gelandet war, telefonierte Jamie mit Kit, um sich auf den neuesten Stand bringen zu lassen. „Sie schläft tief und fest", berichtete Kit. „Ich habe sie gebeten, die Tür einen Spalt offen zu lassen, damit ich immer mal wieder nach ihr sehen kann. Sie hatte keine Einwände."

„Das ist gut." Jamie fand einen Sitzplatz im Wartebereich vor dem Gate und stellte ihre Tasche ab. „Ich kann dir gar nicht genug danken. Das Wissen, dass sie bei dir ist …"

„Ich bin froh, dass sie bereit war mitzukommen, das arme Mädchen. Als ich bei ihr zu Hause ankam, wusste sie kaum, wo sie war."

„Wie sieht sie aus?"

„Erschöpft. Ausgelaugt. Dünn. Ich meine, sie war ja immer schon sehr schlank. Aber jetzt wirkt sie noch zerbrechlicher. Und ein wenig schreckhaft. Ich habe bemerkt, dass sie bei dem kleinsten Geräusch zusammenzuckt. Ich frage mich, wie viel Schlaf sie in der Klinik bekommen hat."

Jamie seufzte. „Ich weiß nicht so recht, was ich von ihrem Aufenthalt dort halten soll. Ich weiß nicht, ob es ihr geholfen oder eher geschadet hat."

„Sie leisten gute Arbeit dort", wandte Kit ein. „Glenwood hat einen guten Ruf, aber natürlich ist es kein Ort, an dem man gern ist. Immerhin haben sie für ihre Sicherheit gesorgt. Und das ist doch schon mal was."

„Stimmt." Sie hatten getan, was sie tun sollten. Dafür war Jamie dankbar.

„Oh, ich glaube, ich höre oben etwas. Ruf mich an, wenn du gelandet bist."

„Danke, Kit. Das mache ich."

„Dann sehen wir uns bald."

Jamie schaute auf die Uhr, bevor sie ihr Telefon weglegte. Dylan hielt gerade eine Bibelstunde im Pflegeheim. Die Kinder waren noch in der Schule. Sie hatte Zoe versprochen, mit ihr zu skypen, bevor sie ins Bett gehen würde. „Auch mit Wren", hatte Zoe geschnieft.

Das hatte Jamie nicht versprechen können. „Vielleicht geht Wren ja noch vor dir zu Bett, Liebes. Sie ist im Moment sehr müde."

„Und sie ist traurig."

„Ja, sie ist sehr traurig." Von Theo hatten sie Zoe nichts erzählt. Dann hätte sie umso mehr geweint. Zoe liebte Tiere genauso sehr wie Wren.

Eine SMS von Dylan erschien auf ihrem Display: *Ruf mich bitte an.*

Sie wählte seine Nummer.

„Hey", sagte er. „Bist du am Flughafen?"

„Ja, gerade gelandet. Alles in Ordnung?" Im Hintergrund hörte sie Zoes Stimme. „Was ist los?"

„Im Pflegeheim habe ich einen Anruf aus der Schule bekommen. Zoe ist krank."

Oh nein. „Richtig krank? Oder nur …"

„Ich weiß nicht so genau. Sie möchte mit dir reden."

„Okay. Gib sie mir."

„Hier, bitte", hörte sie Dylan sagen, als er sein Telefon weiterreichte.

„Mami?"

„Hallo, Schätzchen. Wie geht es dir?"

„Ich habe mir die Seele aus dem Leib gespuckt!"

„Wirklich?"

„Ja. Über den gaaaaanzen Teppich."

„Oh Liebes. Das tut mir leid."

„Es hat ganz doll gestunken."

Die arme Lehrerin. „Wie geht es dir jetzt?"

„Gar nicht gut."

„Papa hat dich nach Hause geholt?"

„Ja. Wann kommst du?"

„Heute nicht, Schätzchen. Schon vergessen? Ich fliege mit dem Flugzeug zu Wren."

„Aber ich bin doch krank."

„Ich weiß. Das tut mir leid. Aber Papa wird gut für dich sorgen, da bin ich mir sicher."

Zoe seufzte übertrieben. „Aber ich bin sehr, sehr krank. Und ich bin sehr, sehr traurig."

„Zoe, hör zu. Ich weiß, dass du traurig bist. Ich weiß, dass du dich nicht gut fühlst. Aber ich kann jetzt nicht nach Hause kommen. Ich habe deiner Schwester versprochen, sie zu besuchen, und ich habe sie schon länger nicht gesehen, weißt du? Und ein Versprechen muss man unbedingt halten. Sie wartet auf mich."

„Aber ich warte doch auch auf dich."

„Ich weiß, Schätzchen. Ich weiß, es ist schwer. Aber ich bin bald zurück."

„Wann?"

„Das kann ich noch nicht sagen. Vermutlich in etwa einer Woche."

Zoe seufzte erneut.

„Ich hab dich sehr lieb, mein Schatz. Und wir können heute Abend, bevor du zu Bett gehst, skypen, in Ordnung?"

„Versprochen?"

„Großes Ehrenwort."

„Okay."

„Gib mir Papa noch mal, ja? Hab dich lieb."

Stille.

„Hey", sagte Dylan.

„Sie ist sauer auf mich."

„Sie wird es überleben."

„Aber was, wenn sie wirklich krank ist?"

„Das werden wir herausfinden. Ich habe mir den morgigen Tag für Predigtvorbereitung frei gehalten. Wenn wir also einen", er buchstabierte schnell das Wort „Krankheitstag", „einlegen müssen, dann wäre das nicht so schlimm.“ Jamie konnte sich ihre Tochter vorstellen, wie sie mit gekräuselter Nase zu entziffern versuchte, was er gerade buchstabiert hatte. „Hey, Zoe“, sagte er, „wie wäre es mit einem M-i-l-c-h-s-h-a-k-e?“

Zoe jubelte.

„Siehst du?“, sagte Dylan. „Wir kommen klar.“

„Warte. Nein. Sie kann keinen Milchshake trinken, wenn sie eine Magenverstimmung hat. Das ist nicht gut für sie.“

„Oh, tut mir leid, Zozo. Mami sagt, kein Milchshake.“

Sie hörte Zoes Protest. „Lass mich jetzt nicht als die Böse dastehen, Dylan. Erkläre ihr den Grund und biete ihr etwas anderes an. Sie kann ein Wassereis haben.“

„Mami sagt, du kannst ein Wassereis haben, weil dir von einem Milchshake vielleicht wieder übel wird.“ Zoe sagte etwas, was Jamie nicht verstand. „Aha, okay“, erwiderte Dylan. „Sie meint, so krank ist sie nun auch wieder nicht.“

Ah. Gut. „Wir müssen trotzdem abwarten.“

„Ein Wassereis und ein Film, Zoe-Schatz. Das ist mein Angebot.“ Es folgte eine Pause, und dann sagte er: „Okay, da geht der Daumen hoch. Wir kommen klar.“

„Ich hoffe es.“

„Was? Du traust mir das nicht zu?“

„Natürlich traue ich dir das zu. Aber ich fühle mich einfach schlecht wegen …“

„Wegen?“

Sie beobachtete, wie die Passagiere kamen und gingen. „Allem.“ Dass ein so großer Altersunterschied zwischen ihren Kindern lag, überforderte Jamie manchmal. Ihre Bedürfnisse waren so unterschiedlich.

„Wir kommen klar, Jamie. Konzentrier du dich ganz auf Wren.“

„Okay. Danke.“

„Ruf an, wenn du angekommen bist. Hey, Zoe, sag Mami Tschüss, ja?“

„Tschüss, Mami“, rief sie.

„So“, sagte Dylan. „Wir müssen jetzt Schluss machen. Es ist Film-Zeit!“ Und Zoe jubelte erneut.

Jamie schnallte sich an und lehnte sich in ihrem Sitz zurück. Sie saß zwischen zwei Geschäftsleuten, die sich offensichtlich kannten, aber nicht den mittleren Platz belegen wollten. Jamie hoffte, dass sie sich nicht auf dem ganzen Flug über ihren Kopf hinweg unterhalten würden.

Sie hoffte auch, dass Zoe es nicht zur Regel machte zu versuchen, sich von der Schule nach Hause schicken zu lassen. Das war nicht ausgeschlossen, wenn die Kleine davon ausging, dass sie eine Sonderbehandlung bekam, sobald ihr Bauch wehtat. Ganz bestimmt verstand sie es, ihren Kopf durchzusetzen. Das mussten sie bei ihr im Auge behalten.

Als kleines Mädchen hatte Wren ebenfalls einen nervösen Magen gehabt. Oft hatte die Schule angerufen, um Jamie darüber zu informieren, dass Wren im Krankenzimmer lag. Doch bei ihr schien es niemals eine List zu sein, um nach Hause gehen zu dürfen. Sie ging gern zur Schule. Sie war eine gute Schülerin und bei ihren Lehrern beliebt. Aber der Druck, den sie sich machte, immer gute Leistungen bringen und anderen gefallen zu müssen, hatte ihren Ängsten Nahrung gegeben. Jamie hatte bei Olivia nach den gleichen Symptomen Ausschau gehalten, aber Olivia schien ein sichereres und gefestigteres Selbstbild zu haben und machte sich viel weniger Gedanken darum, was andere über sie dachten. Ebenso wie Joel. Jamie bewunderte das. Es war nicht leicht, als Pastorenkind aufzuwachsen.

Sie und Dylan hatten sehr darauf geachtet, dass Olivia und Joel – und auch Zoe, als sie älter wurde – möglichst viel Freiraum bekamen und eigene Entscheidungen treffen konnten. Auf keinen Fall wollten sie ihre Kinder dem Erwartungsdruck aussetzen, der häufig auf Pastorenkindern lastete. Das war auch nicht die Ursache für Wrens Ängste, denn als Dylan die Stelle in North Carolina angenommen hatte, war Wren bereits am College gewesen. Daran konnte es also nicht liegen.

Und schon wieder machst du es, sagte Dylans Stimme. *Du versuchst, einen Grund zu finden.*

Ganz ähnlich wie die Jünger, die Jesus fragten: „Wer ist schuld daran?“, als sie an einem blinden Mann vorbeigingen. „Hat er selbst Schuld auf sich geladen oder seine Eltern?“ Dass der Mann durchaus gut hören konnte, schien sie ganz offensichtlich nicht zu interessieren.

Der Geschäftsmann am Gang holte einen Stapel Papiere aus seiner Aktentasche und reichte sie dem Geschäftsmann am Fenster. „Und Sie wollen bestimmt nicht nebeneinandersitzen?“, fragte Jamie erneut. „Ich tausche gern den Platz.“

„Ne, ist schon in Ordnung“, wiegelte der Mann am Gang ab.

Der Mann am Fenster sagte: „Ich glaube, das war eine Andeutung, Jimmy. Sie möchte ihre Ruhe haben.“

Jamie lächelte ihn an. Wenn Dylan zwischen ihnen säße, würde er sich nach ihrer Tätigkeit erkundigen, nach ihren Hobbys, ihren Familien. Und falls keine direkte Frage nach seinem Beruf käme, würde er beiläufig erwähnen, dass er Pastor war, um herauszufinden, ob eher Zurückhaltung angebracht war oder Offenheit für ein Gespräch bestand. Sobald er sich als Pastor zu erkennen gab, war das entweder ein Gesprächseinstieg oder das Ende. Jamie hatte oft erlebt, wie auf diese Weise ein Gespräch entstanden war oder geendet hatte. Dylan nahm beides mit großer Gelassenheit hin. Innerer Frieden war eine seiner Gaben.

Jamie konnte an zwei Händen abzählen, wann sie ihn einmal wirklich aufgebracht erlebt hatte. Aber eine von diesen Gelegenheiten war seine Reaktion auf die „Wer ist schuld daran?“-Frage gewesen.

Es hatte sich nach einem seiner ersten Kurse an der Bibelschule ereignet. Jamie erinnerte sich noch gut daran, weil sie gerade erst in ihre Wohnung in der Nähe des Campus gezogen waren und sie damit beschäftigt war, das neue Geschirr auszupacken. Nach der Vorlesung eines Gastdozenten kam Dylan wutentbrannt nach Hause. „Willst du wissen, was die Ursache für Depressionen ist?“

Zu diesem Zeitpunkt hatte sie sich darüber noch nicht viele Gedanken gemacht. Sie zuckte mit den Schultern.

„Sünde“, sagte er.

„Sünde im Sinne von ‚in einer gefallenen Welt leben‘?“

„Nein.“ Er schlug seinen Notizblock auf und las Jamie vor, was der Gastdozent gesagt hatte. Bei Depressionen gehe es darum, dass man seine Lebensumstände, Gedanken und Gefühle zu seinem Gott mache, und das sei in der Wurzel Götzendienst und Unglaube. Mit anderen Worten: „Gott reicht mir nicht aus.“

Diese Aussage machte auch Jamie wütend. Man stelle sich nur vor, so etwas einem Menschen zu sagen, der Selbstmordgedanken hegte. Oder jemandem, der aufgrund von Missbrauch oder einem sexuellen Übergriff oder irgendeinem anderen Trauma an einer psychischen Erkrankung litt. Im Grunde genommen hatte der Gastdozent einem Raum voller künftiger Pastoren und Seelsorgern erklärt, dass ein Mensch, der unter Depressionen litt, selbst die Schuld an seiner Erkrankung trug. „Und wenn wir sie nicht zur Buße führen“, hatte er, wie Dylan berichtete, weiter ausgeführt, „dann fördern wir Ungehorsam und stellen die Wahrheit und Macht von Gottes Wort infrage.“

„Aber ich verstehe das nicht. Warum hat euer Professor ihn denn zu einer Vorlesung eingeladen?“

„Er will, dass wir uns kritisch mit unterschiedlichen theologischen Sichtweisen im Hinblick auf psychische Erkrankungen beschäftigen. Aber ich hatte den Eindruck, dass einige meiner Kommilitonen dem Kerl zugestimmt haben. Und das macht mir Angst.“

Kurze Zeit darauf kam Wren von einer Jugendfreizeit der Gemeinde einer Freundin zurück. Dort hatte man den jungen Leuten erklärt, dass wenn sie Ängste hätten, sie gegen Jesu Gebot verstoßen würden, das besagte, man solle keine Angst haben. Sie wolle Jesus nicht verärgern, gestand Wren Jamie und Dylan unter Tränen. Sie wolle nicht ungehorsam sein. Aber sie könne ihre Ängste nun mal nicht ausschalten. Sie könne sie nicht vertreiben. Ob Jesus deswegen böse auf sie sei?

Sosehr sie auch versucht hatten, ihr das auszureden: Wren war sicher, Jesus mit ihrem mangelnden Glauben enttäuscht zu haben.

Das war nicht das letzte Mal gewesen, dass Wren eine Botschaft der Verurteilung, Scham und Schuldzuweisung hörte. Man konnte sie nicht davor abschirmen. *Wenn dein Glaube nur größer wäre. Wenn du mehr beten würdest. Wenn du dich darauf konzentrieren würdest, in allem Dank zu sagen. Wenn du Jesus nur vertrauen und Buße tun würdest, dann würdest du geheilt werden.*

Jamie seufzte und veränderte vorsichtig ihre Sitzposition, wobei sie darauf achtete, nicht gegen den Ellbogen des Mannes am Gang zu stoßen.

Nicht dass Buße nicht Heilung bringen konnte. Sie wusste, dass es so war. Selbstprüfung, Schuldbekenntnis und Buße waren grundlegende geistliche Bestandteile ihres Lebens und ihrer Ehe. Es bestand kein Zweifel daran, dass es Formen von Angststörung und Depression gab, die geistlichen Ursprungs waren und seelsorgerlich und einfühlsam aufgearbeitet werden mussten. Mitgefühl, Wahrnehmungsvermögen und Erbarmen waren dabei sehr wichtig. Manchmal mussten aus dem Ruder gelaufene Begierden benannt werden. Manchmal mussten der fehlende Glaube an Gottes Güte und der eigensinnige Widerstand dem Willen und der Führung Gottes gegenüber bekannt werden. Das wusste sie aus eigener Erfahrung. Aber anzunehmen, dass die Erkrankten litten, weil sie gesündigt hatten? Nein.

Wenn es darum ging, den Verwundeten und Verzweifelten Heilung und Hoffnung zu bringen, konnte die Gemeinde Christi noch eine Schippe drauflegen. Sie *musste* es tun.

Jamie schaute zum Fenster hinaus. Und schon setzte sich ihr Gedankenkarussell wieder in Bewegung und ihr Adrenalinpegel schoss in die Höhe, als sie gegen eingebildete Gegner antrat. *Meine Frau, die Reformatorin,* würde Dylan sagen. Vielleicht. Vielleicht in einigen Dingen. Erstaunlich, wie man reagierte, wenn man selbst betroffen war.

12

Jamie, schön, dass du da bist." Kits Umarmung bei ihrem Eintreffen am Abend gab Jamie das Gefühl, dass alles wieder gut werden würde. Irgendwie würde alles gut werden. „Komm rein. Gib mir deinen Koffer." Mit ihren fünfundsiebzig Jahren war Kit sehr rüstig und zeigte noch keinerlei Anzeichen von Erschöpfung.

„Das geht schon, danke." Jamie schob ihren Koffer in den Flur.

Kit schloss die Tür hinter sich. „Ich habe Wren oben im Gästezimmer untergebracht. Ich dachte, du hättest bestimmt nichts gegen das Futonbett im Arbeitszimmer."

„Nein, das ist prima. Vielen Dank."

„Komm, ich nehme deine Jacke. Und mach dir keine Sorgen wegen deiner Schuhe. Lass sie ruhig an, wenn du möchtest. Ich habe aber auch ein paar Wollpantoffeln in dem Korb dort drüben. Wie du magst."

Jamie zog ihre Schuhe aus und wählte ein Paar türkise Pantoffeln mit dekorativen Blütenknöpfen. „Wie geht es ihr?"

„Sie schläft immer noch." Kit hängte Jamies Jacke in den Garderobenschrank. „Möchtest du nach oben gehen und ihr Hallo sagen?"

Eigentlich schon. Aber sie würde sich zurückhalten. „Nein, ich denke, ich werde warten."

„Dann zeige ich dir dein Zimmer, und du kannst schon mal auspacken. Wie wäre es mit einer Tasse Tee oder Kaffee vor dem Abendessen?"

„Tee wäre wundervoll, danke." Jamie nahm ihren Koffer und folgte Kit durch den Flur zu einem kleinen, in sanften Blau- und Grautönen gehaltenen Raum.

„Das Bad ist gleich dort drüben“, sagte Kit und deutete auf die gegenüberliegende Tür. „Ich setze den Kessel auf. Fühl dich wie zu Hause. Ich bin so froh, dass du hier bist.“

Nachdem Kit sich in die Küche zurückgezogen hatte, öffnete Jamie ihren Koffer. Sie würde sich die Zähne putzen, das Gesicht waschen und sich umziehen. Vielleicht war Wren bis dahin aufgewacht. Sie schaute auf die Uhr: sechs Uhr abends. Wren hatte den größten Teil des Tages verschlafen. Kein gutes Zeichen.

„Nimmst du Milch in deinen Tee?“, fragte Kit, als Jamie ein paar Minuten später in die Küche kam.

„Ja, bitte.“ Sie schaute durch das Fenster zu dem kleinen Wald hinüber. „Was für ein herrlicher Ausblick. So friedlich.“

Kit nickte. „Es ist mir schwergefallen, unser altes Haus nach so vielen Jahren aufzugeben, aber es war die richtige Entscheidung.“

„Hast du nette Nachbarn?“

„Sehr nette. Wir passen gut aufeinander auf.“

„Das ist ein Geschenk.“

„Ja, das ist es.“ Kit stellte zwei Becher auf den Tisch und ließ sich Jamie gegenüber nieder. „Ich vermisse meinen Garten“, gestand sie. „Wir haben so viele Rehe hier draußen, und ich habe beschlossen, nicht gegen sie anzukämpfen. In den ersten Jahren habe ich es versucht, aber sie haben alles umgepflügt und sogar Dinge gefressen, die sie eigentlich gar nicht mögen sollten.“

„Ich denke, wenn sie Hunger haben …“

„Oh, sie sind immer hungrig. Darum habe ich das Gärtnern aufgegeben und beschlossen, mich auf Vögel zu konzentrieren.“ Sie deutete auf die Vogelhäuschen. „Hier draußen gibt es eine große Artenvielfalt. Neulich habe ich sogar einen Helmspecht auf diesem Baum gesehen, was in Ordnung ist, solange er sich auf den Baum konzentriert und sich nicht an meinem Haus zu schaffen macht.“

Jamie lächelte. „Hast du auch Zaunkönige gesehen?“

„Ab und zu. Aber meistens höre ich sie. Erstaunlich, dass so kleine Vögel so laut zwitschern können.“ Sie schaute über Jamies Schultern. „Und da wir gerade von Vögelchen sprechen …“

„Hallo, Mama."

Jamie sprang auf. „Hallo, Liebes!" Als sie Wren fest in die Arme schloss, spürte sie deren Schulterblätter durch das Sweatshirt hindurch. „Ich habe mich schon gefragt, wie lange wir dich noch schlafen lassen sollen." Sie strich ihrer Tochter die dunklen Haare aus dem Gesicht und gab ihr einen Kuss auf die Stirn.

„Wie wäre es mit einer Tasse Tee?", fragte Kit.

„Okay."

Kit erhob sich, um erneut den Wasserkessel aufzusetzen. Jamie zog einen dritten Stuhl unter dem Tisch hervor. „Ich habe Kit gerade nach den Vögeln gefragt, die sich in ihrem Garten tummeln."

Wren wirkte so klein und zerbrechlich. Kein Leuchten in ihren Augen, keine Farbe in ihren Wangen. Die Frage, wie es ihr ging, war überflüssig. Ihre ganze Erscheinung war Antwort genug.

„Hast du Hunger?", fragte Kit. „Ich habe Rindfleischeintopf gekocht. Er müsste gleich fertig sein."

Als Wren keine Antwort gab, sagte Jamie: „Das klingt großartig. Soll ich schon mal den Tisch decken?"

Kit öffnete den Küchenschrank und die Besteckschublade. Jamie starrte das Besteck an. Brauchten Sie Messer? Aber es bestand doch keine Gefahr, wenn sie sie auf den Tisch legte, oder? Sie nahm drei Löffel und drei Gabeln heraus. „Brauchen wir Teller oder nehmen wir Suppenschalen?"

„Nimm doch Schalen und kleine Teller für das Brot." Kit goss heißes Wasser in einen Becher. „Milch in deinen Tee, Wren?"

Wren starrte nach draußen.

„Wren?", fragte Jamie. „Möchtest du Milch in deinen Tee?"

Nach einem Augenblick der Stille antwortete sie: „Okay."

Kit gab Milch dazu und nahm den Teebeutel heraus. „Hier, bitte, Liebes." Sie stellte den Becher vor Wren ab. Dieser stiegen Tränen in die Augen, und sie barg den Kopf in ihren Händen. Es tue ihr leid, sagte sie. Sie glaube nicht, dass sie etwas essen könne.

Jamie brachte sie schließlich dazu, ein paarmal ins Brot zu beißen und einige Löffel Eintopf zu essen. „Du musst essen, Liebes. Bitte versuch es.“ Aber Wren konnte nicht. Oder wollte nicht. Jamie konnte es nicht sagen.

„Hast du auf irgendetwas Lust?“, fragte Kit.

Nein. Auf nichts. Sie wolle nur schlafen. Darum brachte Jamie sie langsam wieder nach oben und fragte sie, ob sie noch etwas für sie tun könne. Wren kroch ins Bett und zog sich die Decke über die Schultern. „Kannst du bei mir bleiben, bis ich eingeschlafen bin?“

Jamie legte sich neben sie ins Bett und strich ihr im Dunkeln über die Haare.

Irgendwann am Abend musste Kit hereingekommen sein und sie mit einer Decke zugedeckt haben. Jamie gähnte und blinzelte ins Sonnenlicht, das durch das Fenster fiel.

Wie viel Uhr war es?

Ganz vorsichtig, um Wren nicht zu wecken, die immer noch tief und fest schlief, drehte sich Jamie um und schaute auf den Radiowecker auf dem Nachttisch. *Acht Uhr.* Sie konnte sich nicht erinnern, wann sie das letzte Mal bis acht Uhr geschlafen hatte.

Unten fand sie eine Nachricht von Kit auf dem Küchentisch: *Habe heute Morgen eine Besprechung im New Hope-Einkehrzentrum. Bitte nehmt euch alles, was ihr braucht. Gegen Mittag bin ich wieder zu Hause. Ich bete für euch beide.*

Jamie nahm eine Kaffeekapsel aus der Schachtel auf der Küchentheke und brühte sich ihren Morgenkaffee. Dann ging sie hinüber ins Arbeitszimmer und nahm ihre Toilettensachen und Kleider aus dem Koffer. Auf dem Bett lag ihr Telefon. Es gab eine Reihe von verpassten Anrufen und SMS von Dylan.

Skypen mit Zoe?, lautete die letzte.

Oh nein!

Jamie legte den Kopf in den Nacken und ließ langsam die Luft entweichen. Das Bild stand ihr förmlich vor Augen: Zoe auf Dylans Schoß gekuschelt vor dem Computer, um Mami anzurufen. Dylan, der ihr erklärte, dass Mami noch nicht online sei. Dylan, der anrief, um sie daran zu erinnern, dass Zoe wartete. Zoe, die fragte, wo Mami sei und ob sie es vergessen habe. Dylan, der antwortete: „Natürlich hat sie es nicht vergessen. Bestimmt redet sie gerade mit Wren." Und dann warteten sie ein paar Minuten und versuchten es erneut. Und wieder. Und wieder. Sie wählte seine Nummer.

„Jamie, was ist passiert? Ist alles in Ordnung?"

„Ja. Ich meine, nein. Wren geht es gar nicht gut. Aber es tut mir so leid! Ich bin gestern Abend neben ihr eingeschlafen." Sie strich mit der Hand durch ihre Haare. „War Zoe sehr böse?"

„Ja."

„Und ist sie heute zu Hause geblieben?"

„Nein. Sie hat gestern Abend gut gegessen, darum habe ich sie zur Schule geschickt. Aber vermutlich werde ich irgendwann einen Anruf bekommen."

„Dylan, es tut mir so leid. Ich bin eine schlechte Mutter."

„Du bist keine schlechte Mutter."

„Das bin ich doch. Ich kann nicht glauben, dass ich vergessen habe, sie anzurufen. Ich hatte es ihr doch versprochen." *Und ein Versprechen …*

„Da sind im Augenblick andere Dinge, die dich beschäftigen, Schatz."

Das war egal. „Hat sie geweint?"

Er zögerte.

„Hat sie?"

„Ja. Ich bin bei ihr geblieben und habe ihr ein paar Geschichten vorgelesen, bis sie eingeschlafen ist."

„Soll ich vielleicht in der Schule anrufen und versuchen, mit ihr zu sprechen?"

„Nein. Lass lieber. Aber stell dir den Wecker, damit du später anrufst. Und wenn sie früher heimkommt, dann sage ich Bescheid."

Das waren die Dinge, an die sich ein Kind erinnerte; Dinge, die das Vertrauen erschütterten. *Versprochen?*, hörte sie Zoe fragen.

Sie war so eine schlechte Mutter!

„Also, erzähl", sagte Dylan. „Wie sieht es aus?"

Jamie seufzte. „Ich kann es nicht sagen. Sie will nicht essen und redet nicht wirklich und will nur schlafen. Ich weiß nicht, wie ich ihr helfen kann."

„Denkst du, dass sie in die Klinik zurückmuss?"

„Ich weiß es nicht. Ich weiß nicht einmal, ob das geht, ob man, wenn man erst mal entlassen wurde, sofort wieder zurückkann."

„Einige dieser Kliniken bieten eine ambulante Behandlung an", sagte er. „Vielleicht sollten wir uns mal erkundigen. Oder Wren fragen, ob man mit ihr über diese Möglichkeit gesprochen hat."

Diese Frage würde Jamie Wren bestimmt nicht stellen. Nicht jetzt. „Ich denke, ich sollte sie im Augenblick nicht bedrängen. Und ich habe keine Ahnung, was aus ihrem Job wird. Ich glaube, sie sollte am Montag wieder auf der Arbeit sein, aber wenn in den nächsten Tagen kein Wunder geschieht, sehe ich nicht, wie das gehen sollte."

Herr, ich glaube. Hilf meinem Unglauben.

Oben hörte sie das Bett knarren und Schritte auf dem Boden. „Sie ist wach", sagte Jamie. „Ich muss Schluss machen."

„Okay, ruf mich später an. Ich bin heute zu Hause und arbeite an meiner Predigt. Oder versuche es zumindest. Sag mir doch bitte noch mal, warum ich gerade über das Buch der Prediger predige?"

„Weil es dran ist?"

„Es ist deprimierend."

„Aber genau darum geht es doch, oder nicht?", erwiderte Jamie. „Dass alles auf dieser Welt vergänglich ist."

„Ja. Vergänglich und vergeblich. Alles ist vergebliche Mühe."

Sie wusste, dass viele Menschen zu dem gleichen Schluss gekommen waren. Vielleicht war Salomo selbst deprimiert gewesen, als er das Buch geschrieben hatte. „Sag mir wegen Zoe Bescheid, okay? Ich habe wirklich ein schlechtes Gewissen."

„Sie wird es überleben. Sei doch barmherzig mit dir."

Leichter gesagt als getan.

„Und umarme Wren von mir", bat er sie. „Sag ihr, dass ich sie lieb habe und für sie bete. Und wenn sie später reden möchte, bin ich für sie da."

Jamie erwiderte, das werde sie ausrichten. Aber sie konnte sich nur schwer vorstellen, dass Wren ein vernünftiges Gespräch mit jemandem führte.

„Hallo, Schatz", sagte Jamie, als Wren einige Minuten später die Küche betrat. „Hast du gut geschlafen?" Wren zuckte mit den Schultern. „Entschuldige bitte, dass ich in deinem Bett eingeschlafen bin. Ich schätze, ich war auch ziemlich müde."

Wren antwortete nicht.

Jamie räusperte sich. „Was möchtest du zum Frühstück? Brot? Eier? French Toast? Ich mache dir gern welchen."

Wren liebte French Toast. Das war früher immer ihr Lieblingsfrühstück gewesen. Jamie öffnete den Kühlschrank. „Auf French Toast hätte ich auch Lust. Was meinst du, Schatz?"

Wren starrte aus dem Fenster.

Jamie nahm Milch und Eier aus dem Kühlschrank. „Wenn ich jetzt noch etwas Vanille finde, dann sind wir im Geschäft." Sie öffnete die Tür zu der kleinen Speisekammer. „Vanille … Vanille – da! Vanille. Und Muskatnuss. Gut. Kit hat sogar Ahornsirup." Sie hielt einen kleinen Krug in die Höhe. „Den guten. Direkt hier aus Michigan. Was meinst du?" Sie stellte alle Zutaten auf die Arbeitsplatte.

Wren drehte sich nicht um.

Jamie folgte ihrem Blick nach draußen, wo ein Eichhörnchen kopfüber von einem Ast herunterhing und sich streckte, um das Vogelhäuschen zu erreichen.

Vielleicht dachte sie an Theo. Jamie konnte nicht sagen, wie oft Wren ihr per SMS ein süßes Foto von ihm oder eine niedliche Geschichte über ihn geschickt hatte. Seit Caseys Wegzug war er die helle Sonne in ihrem Leben gewesen, eine Quelle der Freude und Lebenslust. Ein Gefährte.

Vielleicht dachte sie aber auch an Casey. Ein neuer Verlust konnte alle anderen wieder wach werden lassen.

Sollte sie versuchen, Wren abzulenken, oder ein Gespräch über ihre Gedanken beginnen? Konnte sie Wrens Schmerz bedenkenlos ansprechen oder würde ein Gespräch ihn noch verstärken? Wenn es nicht ihre Verluste waren, über die Wren nachdachte, würde Jamie sie nur wieder daran erinnern, wenn sie nach ihren Gefühlen fragte.

„Dieser kleine Kerl ist ziemlich entschlossen, nicht?“, bemerkte Jamie. „Es heißt zwar eichhörnchensichere Vogelhäuschen, aber …“

Wren antwortete immer noch nicht.

„Kit meinte, dass es hier viele Vögel gibt. Vermutlich bekommen wir eine große Vielfalt zu sehen.“

Wrens starrer Blick nach draußen erinnerte Jamie an die Tage und Wochen, nachdem Wrens liebster Hütehund Tangara an einem Schlangenbiss gestorben war. Damals wollte Wren nicht mehr nach draußen gehen, nicht einmal ins Atelier ihrer Großmutter. Tag für Tag saß sie am Küchenfenster und weinte. Sie nahm sein Halsband mit ins Bett. Nie werde sie ein anderes Tier so lieben, wie sie Tangara geliebt hatte, behauptete sie. Warum hatte Gott das zugelassen? Warum geschahen so viele schlimme Dinge auf der Welt? Jamie hatte damals keine Antworten für sie gehabt. Und sie hatte auch jetzt keine.

„Was meinst du, Liebes? French Toast?“

Langsam drehte sich Wren zu ihr um. „Toast.“

„Nur Toast?“

Sie nickte leicht.

„Okay. Dann eben Toast.“ Jamie räumte die anderen Zutaten wieder weg. „Oh! Sieh nur, wie niedlich, Wren – ein kleiner Toastständer.“ Er stand neben dem Toaster. *Das könnte eine schöne Erinnerung für sie sein.* „So einen habe ich schon seit Jahren nicht mehr gesehen. Oma und Opa hatten immer einen auf dem Tisch stehen, erinnerst du dich? Du hast früher so gern deine Toastscheiben hineingestellt. Und auf dem Tisch standen auch diese kleinen Marmeladentöpfchen. Du hast die winzigen Löffelchen geliebt. Weißt du noch?“

„Ich … weiß nicht.“

Jamie stellte den Toastständer auf den Tisch. Es wäre zu teuer gewesen, alle Schätze ihrer Mutter nach deren Tod von Australien in die Vereinigten Staaten zu holen, darum waren ihre Cousinen freundlicherweise bereit gewesen, die Erinnerungsstücke aufzubewahren, bis Jamie sie holen würde. Eines Tages, redete sie sich ein. Sie hob das alles für Wren auf, die eines Tages vielleicht ein eigenes Haus und eine Familie haben würde. Oder auch nicht. Jamie hatte gelernt, solche Gespräche nicht zu erzwingen, aus Angst, damit Wrens Ängste oder Depression zu verstärken. Vor allem jetzt, da die meisten ihrer Freunde bereits verheiratet waren oder kurz vor der Hochzeit standen.

„Ich würde so gern einmal eines von Omas Marmeladen- und Chutneyrezepten nachkochen", sagte Jamie. „Aber sie hat sie nirgendwo aufgeschrieben."

Vielleicht sollte sie nicht mehr über ihre Mutter reden. Wren hatte eine sehr enge Beziehung zu ihr gehabt. Beide hatten sie die Kunst, das Malen und van Gogh geliebt. Der Umzug und später der Tod ihrer geliebten Oma hatten Wren tief getroffen. Zweifellos trauerte sie immer noch. Schmerz über Schmerz.

Bleib beim Essen, ermahnte sich Jamie. Die anderen Themen waren potenzielle Tretminen. Sie hielt zwei Tüten mit Toastbrot in die Höhe. „Weiß oder Körner?"

Nach dem verständnislosen Ausdruck in Wrens Gesicht zu urteilen, konnte man denken, sie sollte eine Differentialgleichung lösen.

„Worauf hast du Lust, Liebes? Weiß?" Jamie hielt die Tüte mit dem weißen Toastbrot in die Höhe. „Oder Körner?" Sie hob die andere.

Wren deutete auf das Körnerbrot.

„Dann also Körner." Jamie steckte zwei Scheiben in den Toaster und stellte die Temperatur ein. „Ach, Liebes … hast du eigentlich Medikamente mitbekommen?"

Keine Antwort, weder verbal noch visuell.

„Hast du in der Klinik Medikamente mitbekommen?"

Ein langsames Nicken.

„Hast du sie gestern genommen? Ich weiß, dass du im Augenblick andere Dinge im Kopf hast, aber …"

Wren öffnete den Mund, sagte aber nichts.

„Ich habe auf deinem Nachttisch gar keine Medikamente gesehen und auch hier in der Küche nicht, darum frage ich mich, ob sie vielleicht noch in deiner Wohnung sind?"

Wren schien über diese Möglichkeit nachzudenken.

„Vorschlag: Wie wäre es, wenn du nach oben gehst und in deiner Tasche nachschaust, okay? Vielleicht hast du sie ja eingesteckt. Und wenn nicht, dann holen wir sie eben, kein Problem. Ich kann das auch allein für dich erledigen." Jamie vertiefte sich in den Kalender mit Bildern vom schottischen Hochland, der über dem Spülbecken hing. Welcher Tag war heute?

Donnerstag.

Sie zählte rückwärts. Wenn Wren also am Dienstag mit den Medikamenten entlassen worden war, dann hätte sie sie am Abend nehmen müssen, doch sie war wegen Theo traumatisiert gewesen, und wenn sie die Medikamente gar nicht eingesteckt hatte, als Kit sie abgeholt hatte, dann … „Kannst du das für mich tun, Wren? Kannst du nach oben gehen und in deiner Handtasche nachsehen?" Welche Medikamente auch immer man ihr verschrieben hatte, wenn sie sie zwei Tage lang nicht genommen hatte, dann würde das erklären, was Jamie hier gerade erlebte. „Ich kann auch mitkommen. Oder soll ich für dich nachschauen?"

Wren schüttelte den Kopf und bewegte sich langsam Richtung Treppe.

Jamie schnitt die Toastscheiben diagonal durch und stellte sie in den Toastständer. Sie holte die Butter und ein Glas mit Erdbeermarmelade aus dem Kühlschrank. Ihren lauwarmen Kaffee stellte sie in die Mikrowelle und machte ihn noch mal warm. „Hast du sie gefunden?", rief sie.

Keine Antwort.

Oh Gott! Sie hätte mitgehen sollen. Warum hatte sie nicht daran gedacht?

Sie wollte gerade die Treppe hochstürzen, als Wren mit ihrer Reisetasche in der Küche auftauchte. Jamie bemühte sich, sich zu beruhigen, doch der Gedanke daran, dass Wren sich etwas hätte antun können, ließ ihr Herz weiterrasen. *Jesus, hilf mir.* „Hast du sie gefunden?"

„Ja."

„Hast du seit deiner Entlassung aus der Klinik welche genommen?"

Wrens Augen füllten sich mit Tränen. „Ich weiß es nicht. Ich kann mich nicht erinnern."

Jamie drückte ihr einen Kuss auf die Stirn. „Es ist in Ordnung, Liebes. Schon okay. Wie wäre es, wenn du zuerst etwas essen würdest? Oder möchtest du mir die Medikamente zeigen? Dann schaue ich nach, ob es spezielle Anweisungen gibt, wie man sie einnehmen muss."

Wren holte vier Tablettendosen aus ihrer Tasche.

Lieber Gott.

Jamie überflog die Einnahmeempfehlungen: zu oder nach den Mahlzeiten, einmal am Tag abends, zu oder nach den Mahlzeiten, nach Bedarf abends. Drei der Medikamente kannte sie nicht. Vielleicht sollte sie sich später im Internet einmal über die Anwendung und Nebenwirkungen informieren. Sie war nicht sicher, ob sie das beruhigen oder ihre Angst noch steigern würde. Die richtige Dosierung von Dopamin und Serotonin war schwierig. *Auf jeden Fall wird es ihr mit Medikamenten besser gehen als ohne,* hatte ein Arzt ihr und Dylan vor Jahren gesagt. Aber, oh, wie viele Veränderungen und Anpassungen nötig waren, bis die Dosierung stimmte, und erst die beunruhigenden Nebenwirkungen, mit denen Wren zu kämpfen gehabt hatte. Es war wirklich kein Wunder, dass manche Menschen aufgaben und die Tabletten einfach nicht mehr nahmen.

Jamie legte die Tablettenschachtel mit der Aufschrift „nach Bedarf abends" zur Seite und reichte Wren die anderen Packungen. „Ich denke, es ist das Beste, wenn du diese beiden zum Frühstück nimmst und diese hier dann am Abend. Und die andere soll dir vermutlich beim Einschlafen helfen, wenn du das brauchst?"

Wren nickte.

„Wenn ich du wäre, würde ich mir die Tabletten in ein Tablettendöschen einsortieren. Dann weißt du immer genau, ob du sie genommen hast oder nicht. Hast du so eins?"

Keine Antwort.

„Ich kann dir eins besorgen, kein Problem. Und jetzt iss, bevor der Toast kalt wird."

Wren nahm eine Toastscheibe aus dem Toastständer.

„Butter oder Marmelade?"

Sie schüttelte den Kopf, biss hinein und begann, langsam zu kauen. Jamie setzte sich zu ihr an den Tisch, sprang aber unvermittelt wieder auf. „Ich habe die Teller vergessen." Sie fegte die Krümel von Wrens Platzdeckchen und kehrte mit zwei weißen Tellern und einem Messer zurück.

Der Toast war kalt. Jamie strich Marmelade auf eine Scheibe. „Was möchtest du sonst noch? Tee? Kaffee?"

Ein langsames Kopfschütteln, hin und her, hin und her.

„Wie wäre es mit einem Glas Saft? Ich habe Orangen- und Cranberrysaft im Kühlschrank gesehen. Was hältst du von Cranberrysaft? Es ist sogar Himbeer-Cranberrysaft, glaube ich." Jamie erhob sich von ihrem Stuhl, um nachzusehen. „Ja. Orangen- und Himbeer-Cranberrysaft. Möchtest du ein Glas?" Sie nahm zwei Gläser aus dem Schrank. „Wren?"

Eine lange Pause, dann: „Nein."

Jamie goss sich ein Glas ein. „Ich habe heute Morgen mit Papa gesprochen. Er hat mir aufgetragen, dich zu grüßen und dir zu sagen, dass er dich lieb hat und für dich betet. Zoe ist wieder in der Schule. Habe ich dir eigentlich erzählt, dass sie gestern gebrochen hat? Vermutlich nicht, oder?"

Du machst es schon wieder, würde Dylan jetzt sagen.

Aber sie tat es trotzdem. Sie erzählte eine Geschichte nach der anderen, um die Leere zu füllen, um Wren körperlich anwesend erscheinen zu lassen, auch wenn sie geistig und emotional vielleicht ganz woanders war. Sie redete, weil ihr die Stille Angst machte. Sie erzählte ihre eigenen Geschichten, weil sie Angst hatte, nach dem zu fragen, was sie wirklich wissen wollte: Wie war es für dich, an einem solchen Ort zu sein? Wie ist es jetzt für dich? Und wie große Sorgen muss ich mir machen?

13

Sie brauchte eine Pause. Während sich die Lippen ihrer Mutter bewegten, sah Wren nur das Bild von Theo vor sich, von ihrem kostbaren kleinen Theo, schlaff und leblos. Sie hoffte nur, dass er gleich gestorben war, dass er nicht hatte leiden müssen.

Casey hatte einmal ein Eichhörnchen angefahren, als sie mit im Wagen saß. Wren erinnerte sich noch gut an diesen schrecklichen dumpfen Aufprall. Sie veranlasste Casey, am Straßenrand anzuhalten. Und dann beobachtete sie, wie der buschige Schwanz des Tieres zuckte und zuckte und mit einer letzten Zuckung ganz still wurde. Casey hatte ein Handtuch im Kofferraum, und er holte das arme Ding von der Straße, damit es nicht noch einmal überfahren wurde. Auf dem ganzen Heimweg hatte sie nicht aufhören können zu weinen.

Dieser schreckliche dumpfe Aufprall. Bei Theo war das vermutlich ähnlich gewesen. Ein kleiner dumpfer Schlag und vielleicht ein Zucken seines Schwanzes.

Sie legte ihre halb aufgegessene Toastscheibe auf den Teller. Ihr war plötzlich ganz übel. Sie schob den Teller zurück.

Der Frau habe das schrecklich leidgetan, hatte die Nachbarin ihr versichert.

Die Nachbarin hieß –

Sie hieß –

„… musst etwas essen." Die Stimme ihrer Mutter drang wie durch einen Tunnel an ihr Ohr.

Die Nachbarin hatte eine Katze. Ihre Katze war nicht weggelaufen. Die Katze hieß Misty.

Die Lippen ihrer Mutter bewegten sich noch immer. Sie wirkte besorgt und traurig. *Sei nicht traurig.* Wren schüttelte den Kopf hin und her. *Sei nicht traurig, sei nicht traurig, sei nicht traurig. Bitte. Nicht.*

Ihr Körper zuckte. Ihre Brust zog sich zusammen. Sie konnte nicht atmen. Ihre Mutter streckte die Arme nach ihr aus, zog sie hoch und in ihre Arme. Sie fühlte sich schlaff, leblos. „Ich halte dich", sagte eine Stimme. „Ich bin da."

Nein. Nein. Sie wolle nicht in die Klinik zurück. Nein. Das sei nicht nötig. Ja, sie werde versuchen zu essen. Sie *würde* essen. Ein paar Bissen von der Banane. Okay, noch ein bisschen Joghurt. Aber keine Klinik. Kein Arzt. Ja, sie werde ihre Tabletten nehmen. Versprochen. Und die Medikamente würden wirken wie auch schon in der Klinik. Bestimmt. Sie werde sich jetzt einfach noch ein wenig hinlegen. Sie war so müde.

Ihre Mutter meinte, es würde ihr helfen, ein wenig draußen zu sitzen. „Siehst du die Veranda? Dieser schöne Ausblick auf den Wald. Bestimmt gurgelt der kleine Bach über die Steine. Und sieh nur, wie blau der Himmel ist! Ist es nicht wunderschön, dieses Blau?"

„Lavendelblau", murmelte Wren.

„Was?"

„Lavendelblau."

Ihre Mutter schien jeden Augenblick in Tränen auszubrechen. „Ja. Du hast recht. Das ist Lavendelblau. Ja, das ist es."

Lavendelblau. Jamie fragte sich, ob dieses Wort in den Ohren eines anderen jemals so wunderschön geklungen hatte. In ihren jedenfalls klang es wunderschön. „Wie wäre es, wenn wir eine Weile nach draußen gehen?", fragte sie. „Ich koche uns einen Tee und wir können draußen sitzen. Einfach nur dasitzen."

Und so setzten sie sich in die Liegestühle auf der Veranda. Wren, in eine Decke eingemummelt, trank in langsamen Schlucken Tee aus einer Sonnenblumentasse. Jamie versuchte, nicht ständig Wrens Körpersprache zu interpretieren und jede kleinste Veränderung ihres Gesichtsausdrucks zu überwachen. Wren starrte meistens blicklos vor sich hin. Manchmal schaute sie zum Himmel oder beobachtete einen Vogel, der herabstürzte, um ein Samenkorn zu picken.

Schönheit tat ihr gut. Es musste so sein. Jamie stellte sich vor, wie eine intravenöse Infusion Sonnenlicht, Vogelgezwitscher und Farbe in die dehydrierte Seele ihrer Tochter pumpte. Worte waren offensichtlich zu viel für sie und konnten sie nicht erreichen. Worte waren wie Regen, der auf ausgedörrte Erde fiel, die so trocken war, dass sie das dringend benötigte Wasser gar nicht aufnehmen konnte. Jamie hatte so etwas schon mal erlebt. Nach einem Waldbrand konnte das Wasser in dem verbrannten Boden nicht versickern, darum sammelte es sich auf der Oberfläche oder spülte den Boden weg. Aber Schönheit, mit ihrer unaufdringlichen Sanftheit, konnte in die Ritze dringen. Schönheit forderte nichts. Nicht einmal Wertschätzung.

Sie schaute zu ihrer Tochter hinüber. *Spürst du es?*, hätte sie am liebsten gefragt. Doch sie schwieg lieber, schloss die Augen und lauschte auf das Rascheln der Blätter und das Plätschern des Baches.

Eine Eichel – war es eine Eichel gewesen, die Juliana von Norwich in ihrer Vision gesehen hatte? Jamie bückte sich und hob eine kleine Eichel in der Nähe ihrer Füße auf. Sie trug noch ihre Kappe. Zoe malte so gerne Gesichter auf Eicheln, traurige oder glückliche, überraschte oder zornige. Ihre Sammlung lag auf ihrem Nachttisch.

Jamie drehte die Eichel in ihrer Hand, spürte den Unterschied zwischen der glatten Frucht und der rauen Kappe und staunte darüber, dass aus einem so bescheidenen, unauffälligen Samenbehälter ein so hoher Baum wachsen konnte. In ihrem Garten stand eine Eiche. Dylan hatte einen Reifen an einem Ast aufgehängt, in dem die Kinder schaukeln konnten. Sie steckte die kleine Eichel in ihre Tasche als Erinnerung daran, dass sie Geduld haben musste und den Glauben nicht verlieren durfte.

Es war keine Eichel gewesen, die Juliana gesehen hatte, erinnerte sich Jamie jetzt. Sondern etwas wie eine Haselnuss. Juliana hatte etwas Kleines in ihrer Hand gesehen, eine winzige Kugel, nicht größer als eine Haselnuss. Es war so klein, so verletzlich, und doch erkannte sie, dass es für alles stand, was Gott geschaffen hatte. Und auch wenn sie befürchtete, es könnte keinen Bestand haben, dass es zu zerbrechlich war, um zu überdauern, verstand Juliana doch, dass alles seinen Ursprung hatte in der Liebe Gottes und dass es Bestand haben würde, weil Gott es geschaffen hatte. Gott liebte es. Gott würde es erhalten.

Kit hatte sie damals in einem Seminar zum Thema Gebet im New Hope-Zentrum mit Juliana bekannt gemacht. Vielleicht sollte sie sich noch einmal mit Julianas Gebet beschäftigen. *Alles wird gut sein, und alle werden gut sein, und allerart Dinge werden gut sein.* Das war Julianas Erkenntnis gewesen, und darauf hatte sie vertraut.

Herr, ich glaube. Hilf meinem Unglauben.

Die Fliegengittertür ging auf. „Ihr habt also meinen Lieblingsplatz zum Nachdenken gefunden", sagte Kit.

War es schon Mittag? Jamie sah auf die Uhr. Ja, tatsächlich. „Es ist so schön hier draußen, Kit."

„Na ja, das ist nichts gegen euren Blick über das Tal, aber es ist meine eigene kleine Ecke der Stille."

Wren zog sich die Decke über die Schultern.

„Ich habe an dem Obststand in der Nähe des Einkehrzentrums angehalten und Äpfel gekauft", sagte Kit. „Honeycrisp, meine Lieblingssorte. Hat jemand von euch Lust auf Mittagessen?"

Jamie erhob sich. „Ich kann immerzu essen. Was ist mit dir, Wren? Worauf hast du Appetit?"

Ein leichtes Schulterzucken.

Kit legte ihre Hand auf Wrens Schulter. „Wie wäre es mit etwas Einfachem? Suppe und Brot und danach etwas Obst und Käse? Wir können auch hier draußen essen."

Zu Jamies Erstaunen antwortete Wren: „Okay."

„Ich helfe dir schnell", bot Jamie an und folgte Kit in die Küche.

„Du kannst die Äpfel und den Käse schneiden, Jamie. Ich kümmere mich um den Rest."

Jamie nahm die Äpfel aus der Tüte und wusch sie, während sie Wren durch das Fenster über dem Spülbecken nicht aus den Augen ließ.

„Wie geht es ihr?", fragte Kit.

„Ich weiß es nicht. Heute Morgen stand sie so neben sich, dass ich schon dachte, ich müsste sie wieder in die Klinik bringen."

Kit schüttelte mitfühlend den Kopf. „Es ist schwer herauszufinden, wie man ihr am besten helfen kann."

„Ich kann das nicht richtig einordnen", gestand Jamie. „Sie ist so weggetreten – fast schon katatonisch. Ich weiß nicht, ob das an den Medikamenten liegt, ob es vielleicht Nebenwirkungen sind, um die wir uns keine Gedanken machen müssen, oder ob es daran liegt, dass sie gestern ihre Medikamente nicht genommen hat, oder ob die Ursache dafür ihre Trauer um Theo ist oder weil Casey weggezogen ist oder ob es die Depression im Allgemeinen ist. Ich weiß es einfach nicht. Und fragen kann ich sie auch nicht."

„Genau. Sie kann im Augenblick nicht viel verkraften. Nach meinem Zusammenbruch ging mir das auch so. Ich konnte nur versuchen, mit den grundlegendsten Lebensfertigkeiten weiterzumachen. Und an manchen Tagen war mir selbst das zu viel."

Jamie drehte den Wasserhahn zu und trocknete ihre Hände ab. Kit hatte nie viel darüber gesprochen, und Jamie hatte sie nie gedrängt, mehr zu erzählen. Auch Dylan kannte keine Einzelheiten. Als es passiert war, studierte er gerade am College, und seine Eltern hatten nicht darüber gesprochen – zumindest nicht mit ihm. Aber dies war ein Gesprächseinstieg. „Wie alt warst du damals", fragte Jamie, „als du … als es passierte?" Kit nahm einen Brotlaib aus dem Brotkasten auf der Arbeitsplatte. „Lass mich nachdenken." Sie drückte die Tüte an ihre Brust. „Micha ist im März '82 gestorben. Wie alt war ich da?" Sie hielt inne. „Fast vierzig. Sarah war zum Glück am College. Es wäre schrecklich für sie gewesen, ihre Mutter so zu erleben."

„Du hattest genügend Gründe für deinen Zusammenbruch“, erwiderte Jamie leise. „Ich kann mir gar nicht vorstellen, wie es ist, ein Kind zu verlieren.“ Das konnte sie wirklich nicht. Sie wollte ihre Gedanken nicht dorthin wandern lassen.

„An manchen Tagen dachte ich nicht, dass ich es schaffen würde“, fuhr Kit fort. „Aber hier bin ich. Hier sind wir. Durch Gottes Gnade sind wir hier.“

Sie legte den Kopf zur Seite und deutete zum Fenster. „Hörst du das? Dieses fröhliche Gezwitscher?“

Jamie hielt inne und lauschte.

„Das ist ein Zaunkönig“, erklärte Kit. „Schön, nicht?“

Jamie nickte. Es klang beinahe wie Hoffnung.

Sie konnte sich nicht an das Gezwitscher von Staffelschwänzen erinnern. „Aber sie haben dieses unglaubliche Blau“, sagte Jamie, als sie zu dritt beim Mittagessen auf der Veranda saßen. „Ganz unterschiedliche Schattierungen von Blau.“ Sie wandte sich an ihre Tochter. „Du könntest die Blautöne sicher benennen.“

Wren tauchte ihren Löffel in die Suppenschale.

„Wir schauen uns später ein Foto an“, schlug Kit vor. „Ich habe noch nie einen gesehen.“

„Sie sind sehr klein. Und ich konnte es nicht glauben, als er so nah an mich herankam. Ich habe mich nicht mehr getraut zu atmen, aus Angst, ich könnte ihn verscheuchen. Und als er dann auf meinen Schoß hüpfte …“

„Das ist unglaublich, Jamie. Vögel tun so etwas normalerweise nicht. Eine Meise vielleicht, wenn du ein Samenkorn in der Hand hältst.“

„Nein, ich hatte kein Samenkorn“, erwiderte Jamie und lächelte. „Wenn ich es recht bedenke, vielleicht doch. Ich hatte gerade erfahren, dass ich schwanger war, und ich hatte schreckliche Angst. Ich fühlte mich allein und mir war alles zu viel. Ich war weit von Gott entfernt.“

Wren schaute von ihrer Suppe hoch.

Jamie fuhr fort: „Jedenfalls schaute mich dieser kleine Vogel an, als wollte er sagen: ‚Ich wurde geschickt, um dir eine Botschaft zu überbringen.' Und es war, als würde ich Gott zum allerersten Mal hören. Nicht mit hörbarer Stimme, aber es war eine innere Gewissheit, dass Gott mir sagte, ich solle keine Angst haben, alles würde gut werden. Und so ging ich nach Hause und erzählte es meinen Eltern. Und deine Oma und dein Opa", sie bemerkte, dass Wren sie immer noch anschaute, „waren einfach wundervoll. Sie umarmten mich und sagten mir, dass sie mich lieben und auch mein Baby lieben würden. Sie haben dich geliebt. Wir alle haben dich von Anfang an geliebt." Jamie stellte ihre leere Suppenschale auf den kleinen Tisch und wandte sich wieder Kit zu. „Ich wusste sofort, dass sie Wren heißen sollte. Selbst wenn es ein Junge gewesen wäre, hätte ich ihn Wren genannt."

„Wieso kenne ich diese Geschichte noch nicht?", rief Kit. „Hast du sie mir schon einmal erzählt und ich habe sie wieder vergessen?" Sie berührte Wrens Schulter. „Mein altes Gedächtnis. Es tut mir leid, dass ich eine für euch beide so wichtige Geschichte nicht behalten habe."

„Vielleicht habe ich sie dir auch noch gar nicht erzählt", meinte Jamie. „Ich rede nicht so oft darüber. Die meisten Leute würden das sowieso nicht glauben. Ich würde es ja auch nicht glauben, wenn ich es nicht selbst erlebt hätte."

„Es ist eine wundervolle Geschichte", sagte Kit. „So etwas gehört zu den Dingen, die wir gar nicht erfinden können." Sie griff nach der Käseplatte. „Nun kommt schon. Ich will das doch nicht alles allein essen. Wren? Wie sieht es aus? Ein kleines Stück Brot?" Sie hielt Wren den Brotkorb hin, damit sie davon nahm und aß.

14

Nach dem Mittagessen legte sich Wren wieder ins Bett. „Lass sie eine Weile schlafen", beruhigte Kit Jamie, nachdem diese ihr anvertraut hatte, wie groß ihre Sorge um Wren war. „Erinnerst du dich an die Geschichte von Elia in der Wüste? Der Engel weckte ihn auf und sorgte dafür, dass er etwas zu essen und zu trinken hatte, und ließ ihn dann weiterschlafen."

Diesen Teil der Elia-Geschichte hatte Jamie nicht mehr präsent: der mutige, siegreiche Prophet auf der Flucht, erschöpft und niedergeschlagen. Er fühlte sich verlassen und überfordert und wollte sterben. Er war am Ende. Es war ihm alles zu viel. Und Gott begegnete ihm in seiner Verzweiflung mit sanftem Mitgefühl, nicht mit Verurteilung oder Enttäuschung.

Sie gab die restliche Suppe in einen Plastikbehälter und stellte ihn in den Kühlschrank.

„Ich habe heute Nachmittag noch einige Besprechungen", erklärte Kit, „und bin gegen fünf Uhr wieder da. Soll ich Pizza mitbringen?"

„Hört sich gut an." Eigentlich mochte Wren Pizza. Vielleicht konnten sie sie dazu bringen, wieder ein wenig zu essen.

„Und du, meine Liebe, du siehst müde aus. Warum legst du dich nicht auch ein wenig hin? Eine lange Reise liegt vor euch beiden. Ich denke, es wäre klug, wenn du essen und ruhen würdest, und das immer wieder."

Jamie dankte ihr und zog sich ins Arbeitszimmer zurück, um sich auszuruhen. Doch bevor sie sich ins Bett legte, betrachtete sie die Familienfotos an den Wänden und auf den Regalen: Kit auf der Treppe einer Kirche, mit einer schicken Hochsteckfrisur und einem Baby auf dem Arm; Kit im Badeanzug mit Strohhut neben zwei kleinen Kindern und einer schiefen Sandburg; Micha in einem ausgeleierten Overall neben seinem Vater, beide mit einem Schäferhundwelpen im Arm. Sarah in ihrer Pfadfinderuniform, wie ihr ein Abzeichen überreicht wurde. Die Familiengeschichte wurde genauso erzählt durch die Fotos, die fehlten, wie durch die, die an der Wand hingen: keine Fotos von Kits und Roberts Hochzeit, keine Fotos von einem Ehepaar, das gemeinsam älter wurde, keine Fotos von Micha in seiner Abschlussrobe oder einem Abendanzug bei der Hochzeit seiner Schwester. Das letzte Foto zeigte ihn im Teenageralter mit Pickeln und Zahnspange. Jamie konnte deutlich die Wolke der Traurigkeit erkennen, die über jedem der Fotos von ihm hing, sogar über denen, die ihn als kleinen Jungen zeigten. Die Melancholie sprach laut.

Ein Einzelgänger, hatte Dylan gesagt. Die Cousins hatten als Kinder nicht viel Zeit miteinander verbracht – nur bei gelegentlichen Familienfesten –, und der sportliche, beliebte Dylan hatte nicht viele Gemeinsamkeiten mit dem schüchternen und lesewütigen Micha gehabt. Das hatte Dylan ihr einmal mit einem Anflug von Reue erzählt. Wenn er sich stärker um ihn bemüht hätte, hätte Micha sich auf der Highschool vielleicht nicht mit den falschen Leuten eingelassen.

Es war immer zwecklos, das „Hätte ich doch“ durchzuspielen. Es brachte einfach nichts.

Die Haustür ging auf und wurde wieder zugezogen. Vermutlich machte sich Kit auf den Weg zum New Hope-Zentrum. Wenn Jamie den Kopf wieder ein bisschen freier hatte, würde sie Kit einmal fragen, wie sie das alles überlebt hatte. Nicht ohne Narben, würde Kit vermutlich sagen. Nicht ohne jede Menge Narben.

Um kurz nach drei wurde Jamie von ihrem Wecker geweckt, der sie daran erinnerte, Zoe anzurufen. „Hallo, Süße“, sagte sie, als Dylan Zoe den Hörer reichte, „wie geht es dir?“

„Du hast es vergessen."

„Das stimmt. Und es tut mir schrecklich leid. Erinnerst du dich, dass du manchmal so müde bist, dass du in deinen Kleidern einschläfst? Das ist Mami gestern Abend passiert. Ich bin in meinen Kleidern eingeschlafen."

„Oh."

„Aber erzähl mir von deinem Tag heute. Geht es dir besser?"

„Ja. Aber mein Bauch tut immer noch weh, darum hat Papa mir noch ein Eis gegeben."

Oh. Sie musste Dylan dringend eine andere Strategie an die Hand geben. Zum Beispiel, dass er Zoe anbot, mit ihr zum Arzt zu fahren. Dann wäre sie plötzlich wieder gesund.

„Hast du Wren mein Bild gegeben?"

Nein. Das hatte sie vollkommen vergessen. „Ich hebe es mir für etwas später auf. Wren fühlt sich im Augenblick nicht so gut."

„Hat sie auch gebrochen?"

„Nein. Aber sie ist sehr müde, darum lasse ich sie sich ausruhen."

„Oh." Zoe hielt inne. „Kann ich mit ihr sprechen?"

„Ich weiß nicht, Schatz. Ich denke, sie schläft noch."

„Kannst du nachsehen?"

Sicher. Sie konnte nachsehen. Vielleicht brachte Zoe Wren ja zum Reden. „Also gut, bleib dran. Ich gehe nach oben und schaue nach."

Die Tür zu Wrens Zimmer stand einen Spalt offen. Jamie klopfte leise. Keine Antwort. Sie schob die Tür auf. „Wren?" Das Bett war leer, die Badezimmertür stand offen. „Warte kurz, Zoe, ich suche sie. Vielleicht ist sie draußen."

Aber sie saß auch nicht auf der Veranda. „Schätzchen? Ich rufe dich gleich zurück, okay? Kannst du mir Papa noch mal geben?"

„Hey", sagte Dylan.

„Ich weiß nicht, wo Wren ist."

„Was meinst du?"

„Ich meine, sie ist nach dem Mittagessen nach oben gegangen, um sich hinzulegen, aber jetzt ist sie nicht mehr da. Sie scheint weggegangen zu sein, als ich geschlafen habe."

„Sie kann doch nicht weit gekommen sein, oder? Ein Spaziergang durch die Nachbarschaft vielleicht?"

„Kann sein."

„Ruf sie an und dann ruf mich zurück."

Aber es kam keine Antwort auf Jamies SMS, und ihr Anruf wurde sofort an Wrens Mailbox weitergeleitet. Jamie rief Dylan zurück. „Was soll ich tun?"

„Ich weiß es nicht."

„Ich kann nicht sagen, in welcher Verfassung sie gerade ist. Keine Ahnung. Ich hätte mich nicht hinlegen sollen. Ich hätte es besser wissen müssen und aufpassen sollen." Das hatten sie und Dylan getan, kurz bevor Wren ihre Diagnose bekommen hatte. Mehrere Nächte hintereinander hatten sie abwechselnd Wache gehalten. Sie hatten alle Messer versteckt, die Medikamente weggeschlossen und abwechselnd auf dem Boden vor Wrens Zimmer geschlafen. Gott sei Dank hatte sie nie versucht, sich etwas anzutun. Sie beteuerte immer wieder, das würde sie nicht tun, aber –

„Jamie?"

„Ich hätte aufpassen müssen. Wer weiß, wie lange sie schon weg ist? Ich habe mindestens eine Stunde geschlafen. Nein, noch länger." Sie hatte die Haustür gehört und angenommen, dass es Kit war. Aber vielleicht war es Wren gewesen. Das war mindestens zwei Stunden her. Mittlerweile konnte sie sonst wo sein. „Was soll ich tun?"

„Tief durchatmen, Jamie."

„Soll ich ins Auto steigen?"

„Und was dann?"

„Ich weiß es nicht. In der Nachbarschaft herumfahren? Ich weiß es nicht!" Sie lief in der Küche umher.

„Wie wäre es, wenn ich bete?"

Ihr Blick wanderte zum Fenster. Sie hatte Mut gefasst, als Wren sich nach draußen gesetzt und mit ihnen gegessen und anscheinend ihrem Gespräch zugehört hatte. Sie hatte sich von einem falschen Gefühl der Sicherheit einlullen lassen.

„Jamie?"

„Ja, gut. Prima. Bete.“ Sobald er fertig war, würde sie ins Auto steigen und sich auf die Suche nach Wren machen.

Während Dylan betete, schnappte sich Jamie ihre Jacke, ihre Schuhe und den Schlüssel ihres Mietwagens. Allerdings hatte sie keinen Hausschlüssel. Sie hätte Kit um einen Hausschlüssel bitten sollen. Und so ungefährlich es in Kingsbury vermutlich auch war, sie würde das Haus keinesfalls unverschlossen lassen. Aber auf der anderen Seite, selbst wenn sie einen Hausschlüssel hätte, was, wenn Wren zurückkehrte und das Haus verschlossen vorfand? Wohin würde sie dann gehen?

„Amen“, sagte Dylan.

„Ich kann nicht weg. Ich habe keinen Schlüssel.“

„Wo ist Kit?“

„Bei Besprechungen. Sie wird erst zum Abendessen wieder da sein.“

„Ruf sie doch an, und frag sie, ob sie irgendwo einen Ersatzschlüssel versteckt hat.“

„Das geht nicht. Ich kann nicht riskieren, dass Wren zurückkommt und vor verschlossener Tür steht.“ Sie trat auf die vordere Veranda und suchte die Straße ab. „Ich muss Schluss machen. Ich muss mir etwas überlegen.“

„Jamie –“

„Ich rufe dich an, sobald ich etwas weiß.“

„Jamie, hör zu. Wir haben schon früher darüber gesprochen, dass du nicht alles kontrollieren kannst. Das kannst du nicht. Niemand von uns kann das.“

Er hatte leicht reden. Wren war ja nicht sein eigen Fleisch und Blut. „Ich rufe dich später wieder an“, sagte sie und beendete das Gespräch.

Vor Jahren hatte Joel bei seinen morgendlichen Aufgaben einmal ein Tor offen gelassen und erst am Nachmittag festgestellt, dass einer der Hunde weggelaufen war. Er war außer sich gewesen. Dylan und Jamie hatten mit ihm gebetet und Gott gebeten, Murphy nach Hause zu bringen. Nach dem Gebet hatte Jamie den Drang verspürt, in ihren Wagen zu steigen und Richtung Schule zu fahren. Joel und Dylan suchten die Nachbarschaft zu Fuß ab, während sie langsam den Schulweg abfuhr und aufmerksam den Straßenrand im Blick behielt. Auf dem Weg dorthin sagte sie sich, dass es wahrscheinlich vergebens war und dass sie Joels Hoffnungen nicht noch hätten beflügeln sollen, indem sie andeuteten, Gott könnte sein Haustier sicher nach Hause bringen. Auch auf dem leeren Schulparkplatz war keine Spur von dem Hund zu sehen. Nicht dass sie das überraschte. Doch dann, als sie gerade wieder nach Hause fahren wollte, kam Murphy aus dem Wald getrottet. Das war ein Wunder gewesen, davon waren alle überzeugt, ein Wunder, dass Gott Murphy bewahrt und geradewegs zu Jamie geführt hatte.

Sie suchte Kits Nachbarschaft ab, zuerst zu Fuß, dann mit dem Auto, und bat den Heiligen Geist, sie zu führen. Aber sie empfand kein Drängen, in welche Richtung auch immer. Nach einer Stunde erfolglosen Suchens kehrte sie zu Kits Haus zurück. Beinahe erwartete sie, dass ihre Tochter dort bereits auf sie wartete. Aber ihre Hoffnung wurde enttäuscht. Wren war nicht da.

Was hatte sie sich gedacht, das Haus zu verlassen, ohne irgendetwas zu sagen? Wusste sie denn nicht, welche Ängste das bei ihrer Mutter auslösen würde? Es passte eigentlich gar nicht zu ihr, so gedankenlos oder selbstsüchtig zu handeln.

Aber Wren war im Augenblick nicht sie selbst.

Nein. Das stimmte nicht. Sie war sie selbst. Sie war der Teil von sich, der Jamie große Angst machte, der unberechenbare und zerbrechliche Teil, von dem Jamie törichterweise geglaubt hatte, es wäre geheilt, als Wren vor Jahren zum Studium weggegangen war, als Jahrgangsbeste abschloss und die Ausbildung zur Sozialarbeiterin machte, und das nur, weil sie die Berufung verspürte, verletzten und bedürftigen Menschen zu helfen. Sie wollte so gern etwas für Gott bewirken. Und das hatte sie auch.

Aber eine psychische Erkrankung war wie ein schlafender Vulkan. Und wenn Jamie vor ein paar Monaten besser auf Wrens psychische Verfassung geachtet hätte, hätte sie vielleicht die kleinen Erdbeben oder die dünnen Rauchsäulen bemerkt, die darauf schließen ließen, dass der Vulkan wieder aktiv war. Aber sie hatte nicht darauf geachtet. Sie hatte es einfach übersehen.

Da sie nicht wusste, was sie sonst tun sollte, setzte sie sich an den Küchentisch und weinte.

„Vielleicht ist sie in ihrer Wohnung?“, fragte Kit, als sie um kurz nach fünf mit Pizza heimkam. „Sie wird doch wohl nicht in ihre Wohnung zurückgegangen sein, oder?“

„Ich weiß es nicht. Im Augenblick halte ich alles für möglich. Kann man denn von hier aus zu Fuß dorthin gehen?“

„Das sind knapp acht Kilometer. Aber nicht weit von hier gibt es eine Bushaltestelle.“

„Dann wäre das durchaus möglich.“ Aber warum? Wenn sie etwas aus ihrer Wohnung holen wollte, dann hätte sie Jamie doch bitten können, sie zu fahren. Das ergab keinen Sinn. Aber alles, was keinen Sinn ergab, war eine Möglichkeit. Eine Wahrscheinlichkeit, nahm Jamie an.

Kit schaltete den Backofen ein und legte die Pizza auf den obersten Gitterrost. „Wie wäre es, wenn du hier auf sie wartest, und ich fahre schnell mal hin und sehe nach?“

„Nein, ich werde fahren. Danke. Ich hätte schon viel früher daran denken sollen. Ich wünschte, ich hätte früher daran gedacht. Und falls sie hier auftaucht –“

„Dann rufe ich dich an.“

Jamie tippte Wrens Adresse in das Navi. Achteinhalb Kilometer entfernt. Sie fuhr langsam und suchte die Bürgersteige und Seitenstraßen ab. Selbst wenn Wren zu Fuß gegangen war, hätte sie jeden beliebigen Weg nehmen können. Wenigstens besaß sie kein Auto. In diesem Zustand hätte sie auf gar keinen Fall fahren können. Aber war es denn sicherer, zu Fuß zu gehen? War Wren jemals „sicher“?

Während sie durch Kingsbury fuhr, versuchte Jamie, ihre Gedanken zur Ruhe zu bringen, indem sie noch einmal über die Geschichte des namenlosen Vaters und seines Sohnes nachdachte. *Jesus, hilf uns. Bitte. Ich habe mein Kind zu dir gebracht …*

Wenn nur Jesus zu Wrens Krankheit dieselben Worte sprechen würde wie zu dem stummen und tauben Geist. *Verlass sie und kehre nie wieder zurück!*

Jamie kannte die Statistiken, sie wusste, dass jemand, der eine längere depressive Phase erlebt hatte, wie Wren in der Highschool, mit einem Rückfall rechnen musste. Und jetzt, nachdem sie erneut mittendrin steckte, war die Gefahr umso größer, dass Wren auch in Zukunft immer wieder davon heimgesucht werden würde.

Verlass sie und kehre nie wieder zurück! Jamie wusste, dass Jesus diese Worte zu der Krankheit sprechen konnte, die ihre Tochter in ihren Krallen hatte. Aber sie wusste nicht, ob er das auch wollte. Und wie konnte man jemals sicher sein? Wenn die Symptome nachließen, keimte neue Hoffnung auf. Aber war das eine echte oder eine falsche Hoffnung? Und was, wenn die Krankheit niemals wegging?

Sie würde weiter darum bitten. Mehr konnte sie nicht tun. Immer weiter anklopfen, suchen und bitten. *Bitte.*

Sie erreichte Wrens Wohnkomplex und klingelte. Keine Reaktion. Eine junge Frau in einer türkisen Leggings machte ganz in der Nähe Dehnübungen. „Entschuldigen Sie bitte“, rief Jamie, „kennen Sie zufällig Wren Crawford?“

„Ja, sie ist meine Nachbarin.“

„Ich bin ihre Mutter.“

„Oh, hallo.“

„Haben Sie sie heute schon gesehen?“

Die Frau schüttelte den Kopf. „Eigentlich schon seit mehreren Tagen nicht mehr. Ich habe sie neulich nach ihrer Konferenz mit nach Hause genommen.“

Ihre Konferenz? „Wann war das?“

„Keine Ahnung. Montag? Vielleicht Dienstag? Aber seither habe ich sie nicht mehr gesehen.“

„Oh. Okay. Danke.“

„Soll ich Sie reinlassen? Dann können Sie hochgehen und klopfen.“

Vielleicht hatte Wren ihre Klingel nicht gehört. Oder die Klingel war kaputt. Weitere beängstigende Möglichkeiten wirbelten in Jamies Kopf herum. „Ja, gern. Das wäre nett." Jamie folgte der jungen Frau ins Haus und stieg die Treppe hoch, um an Wrens Wohnungstür zu klopfen. Keine Reaktion. Sie lehnte den Kopf an die Tür und rief Wrens Namen. Keine Antwort. Und keine Möglichkeit, die Tür gewaltsam zu öffnen, um zu sehen, ob sie drin war. *Du hast keine Kontrolle,* erinnerte sie Dylan in ihrem Kopf. *Keine Kontrolle über das, was Wren tut.*

„Nicht da?", fragte die Frau, als Jamie das Gebäude verließ.

„Nein." Sie musste sich zusammenreißen. „Aber falls Sie sie zufällig sehen, könnten Sie ihr bitte ausrichten, dass ich versucht habe, sie zu erreichen?"

„Ja, natürlich." Fragend schaute sie Jamie an. „Ist alles in Ordnung mit ihr?"

„Oh ja. Sicher. Ich bin nur gerade in der Stadt und wollte sie überraschen."

„Wie schön. Wenn ich sie sehe, richte ich es aus."

Jamie bedankte sich und stieg wieder in den Wagen. Und was jetzt? Wo konnte sie noch suchen? Das Bethel-Haus war ein sicherer Ort für die Bewohner. Jamie wusste nicht, wo es war. Und es war unwahrscheinlich, dass Wren dorthin gegangen war. Genauso unwahrscheinlich war, dass sie in die Klinik zurückgekehrt war. *Gott, bitte!* Sie würde noch einmal durch Kits Nachbarschaft fahren und dann am Bach entlang in den Wald gehen, so weit sie kam.

Warum hatte sie nicht schon früher daran gedacht?

Vielleicht war Wren in den Wald gegangen. Sie fuhr rückwärts aus der Parklücke und bog hinter dem Stoppzeichen rechts ab. Sobald sie wieder bei Kit war, würde Jamie Wren bei der Polizei als vermisst melden. Das hätte sie gleich tun sollen. Auch wenn man ihr gesagt hätte, man müsse vierundzwanzig Stunden warten – sie hätte trotzdem anrufen sollen. Vor allem, wenn sie es für möglich hielt, dass Wren sich etwas antat.

Oh Gott. Warum hatte sie nicht sofort bei der Polizei angerufen? Sie war eine schreckliche Mutter. Eine schreckliche, verantwortungslose

Mutter! Sie blinzelte die Tränen zurück. Falls Wren etwas zustoßen sollte …

Oh Gott. Das könnte sie sich niemals vergeben.

Dylan sagte, es tue ihm leid. Auch er war der Meinung, man müsse vierundzwanzig Stunden warten. Aber während Jamie zu Kits Wohnung zurückfuhr, schaute er im Internet nach und fand heraus, dass Personen mit einer „psychischen Erkrankung" sofort gemeldet werden sollten.

So schwer es für Jamie auch war, diese Bezeichnung zu akzeptieren, ihre Tochter war „psychisch krank". Wie oft hatte sie in den Nachrichten oder in der Zeitung von psychisch Kranken gehört oder gelesen, die vermisst wurden? Wenn sie Wren als psychisch Kranke vermisst meldete, was würde dann in den Medien verbreitet? Das Foto einer jungen Frau, die ganz gesund und stabil erschien. Nicht obdachlos. Nicht verwahrlost. Kein leerer Blick. Geistige Erkrankungen konnten sichtbar oder unsichtbar sein.

Aber was würde geschehen, sobald Jamie das meldete? Wren wäre niemals wieder unsichtbar. Und würde sie das in einer Stadt, die so klein war wie Kingsbury, wollen?

„Wenn du die Polizei einschaltest, musst du eine genaue Beschreibung von ihr liefern", erklärte Dylan. „Und was genau sie anhatte, als du sie das letzte Mal gesehen hast."

Jamie konnte sich nicht erinnern, was Wren anhatte, als sie draußen zu Mittag gegessen hatten. *Denk nach. Denk nach. Grau. Sie trug Grau. Graue Jogginghose, graues T-Shirt.* Das T-Shirt hatte vermutlich einen Aufdruck. Aber Jamie hatte nicht darauf geachtet, weil Wren sich in eine Decke gewickelt hatte. Sie hatte doch nicht eingewickelt in diese Decke das Haus verlassen, oder? Sobald sie zurück bei Kit war, würde Jamie nachsehen, ob die Decke noch da war.

Ihr Telefon brummte und zeigte einen weiteren Anruf an. Sie hielt das Telefon vor sich, um nachzusehen, wer es war. „Ich muss Schluss machen. Kit ruft an.“ Ihre Hand zitterte, als sie den Anruf entgegennahm. „Kit?“

„Sie ist hier, Jamie. Wren ist wieder da.“

Jamie fuhr an den Straßenrand, legte den Kopf auf das Lenkrad und ließ ihren Tränen freien Lauf.

15

Als Jamie das Haus erreichte, stand ein blaues Auto in der Einfahrt. Kit erwartete sie auf der vorderen Veranda. „Alles in Ordnung mit ihr."

„Wo um alles in der Welt hat sie gesteckt?"

„Sie ist ohne ihr Handy zu einem Spaziergang aufgebrochen, hat sich verlaufen und ist schließlich bei ihrer Gemeinde gelandet. Ihre Pastorin hat sie hergebracht." Kit umklammerte Jamies Hand. „So schwer das jetzt auch für dich ist, aber je weniger Fragen, desto besser. Sie ist wieder da und es ist ihr nichts passiert. Das ist alles, was im Augenblick zählt."

„Aber –"

„Dass du jetzt böse auf sie bist, hilft ihr nicht weiter. Glaub mir. Wenn du mitten in der Dunkelheit einer Depression steckst, dann tust du viele Dinge, die nicht zu verstehen sind. Du verursachst viel Angst und Leid bei anderen Menschen. An manches erinnerst du dich, aber das meiste vergisst du wieder."

Jamie schaute zur Straßenlaterne hoch und atmete tief durch.

„Komm rein", forderte Kit sie auf. „Ich habe uns gerade eine Kanne Tee gekocht. Ihre Pastorin ist eine alte Freundin von mir. Aber wir wussten nicht, dass wir beide Wren kennen. Kingsbury ist doch wirklich so klein."

Wren saß am Küchentisch einer grauhaarigen Frau gegenüber, die sich erhob, als Jamie eintrat. „Ich bin Hannah Allen", sagte sie und hielt Jamie die Hand hin. „Schön, Sie endlich persönlich kennenzulernen, Jamie."

Wren hielt den Blick gesenkt. Jamie drückte ihrer Tochter einen Kuss auf den Kopf, bevor sie sich am Küchentisch niederließ. „Vielen Dank, dass Sie Wren hergebracht haben.“ Den Blick immer noch auf das ausdruckslose Profil ihrer Tochter gerichtet, machte sie stumm ihrem Ärger Luft. *Hast du eine Ahnung, welche Sorgen ich mir gemacht habe? Eine Ahnung, was ich wegen dir durchgemacht habe?*

„Wren hat oft von ihrer Großtante Kit gesprochen“, erklärte Hannah, „aber ich bin nicht darauf gekommen, dass ‚Kit‘ für Katherine stehen könnte.“

„Und ich hatte keine Ahnung, dass Hannah Wrens Pastorin ist“, meinte Kit. „Stell dir vor, wie verblüfft ich war, als sie aus dem Wagen ausstieg.“

Wie konntest du mir das antun? Was um alles in der Welt hast du dir dabei gedacht?

„Katherine und ich haben uns vor – wie lange ist das jetzt her?“

„Vielleicht zehn Jahre?“

„Ja, das könnte passen. Denn im kommenden Frühling feiern Nate und ich unseren neunten Hochzeitstag. Kaum zu glauben, dass das schon so lange her ist.“

„Hannah hat hier eine Sabbatzeit verbracht“, erklärte Kit, während sie Jamie eine Tasse Tee eingoss, „und sie hat an einem Geistliche-Reise-Seminar teilgenommen, das ich im Einkehrzentrum gehalten habe.“

„Das Seminar hat mein Leben verändert. Und Katherine wurde meine geistliche Mentorin. Sie hat uns getraut und meinen Mann und mich zu Seelsorgern ausgebildet …“

Kannst du mich nicht einmal jetzt anschauen?

„… und sie ist immer noch an meiner Seite. Dafür bin ich wirklich dankbar.“

„Genauso wie ich“, erwiderte Kit. Ihr Blick wanderte zum Herd hinüber. „Bleibst du zum Essen, Hannah? Ich habe Pizza mitgebracht, könnte aber auch Suppe oder Rindfleischeintopf aufwärmen.“

„Leider habe ich nicht viel Zeit“, antwortete Hannah. „Ich habe heute Abend noch eine Veranstaltung in der Gemeinde. Aber gegen eine Schale Suppe hätte ich nichts einzuwenden.“

„Okay, gut. Wie ist es mit dir, Jamie? Was möchtest du?“

Wie konnten die beiden nur so gefasst, so gleichgültig reagieren? „Pizza ist gut. Danke, Kit.“ Weil sie nicht Wrens Mutter waren, deshalb.

„Okay, eine Suppe, eine Pizza. Und du, Wren? Was möchtest du?“

„Wie wäre es mit Suppe?“, fragte Hannah, als Wren nicht antwortete.

„Okay.“

„Dann also Suppe für Wren“, sagte Kit und ging zum Kühlschrank.

Jamie beobachtete, wie behutsam und natürlich Hannah mit Wren interagierte, und sie empfand eine Mischung aus Dankbarkeit und Neid, dass diese Frau vermutlich viel mehr über den gegenwärtigen Zustand ihrer Tochter wusste als sie. Jamie spürte es: Wren hatte ihr Dinge anvertraut, die eine Mutter nie erfahren und eine Pastorin niemals preisgeben würde.

Sei nicht böse auf mich. Bitte sei nicht böse auf mich. Wren wünschte, sie könnte das laut aussprechen.

Wenn sie ihren Skizzenblock hätte, hätte sie ihre Mutter gezeichnet: die Lippen zusammengekniffen, die Augen traurig und verwirrt, die Schultern zusammengesunken, tief gebeugt von der Last der Verzweiflung und Enttäuschung, wie eine von den Trauernden und Armen, die Vincent so oft gezeichnet hatte.

Ihre Blicke trafen sich kurz, als Jamie vom Tisch hochschaute. Wren schaute schnell wieder weg. Sie konnte den Schmerz ihrer Mutter nicht ertragen – den Schmerz, den *sie* verursacht hatte.

Sie hatte nur einen Spaziergang machen wollen. Bevor sie losgegangen war, hatte sie nach ihrer Mutter geschaut, doch diese hatte tief und fest geschlafen. Sie wollte sie nicht stören und hatte ja nicht vor, lange wegzubleiben.

Aber je weiter sie kam, desto weiter wollte sie gehen. Sie musste laufen. Sie musste einen Fuß vor den anderen setzen und sich selbst beweisen, dass sie weitergehen konnte. Sie musste herausfinden, ob das

Blau des Himmels sie immer noch locken konnte, ob die sanfte Berührung des Windes auf ihrer Wange sich anfühlte wie ein heiliges Flüstern, ob das wundervolle Geheimnis des Verfalls und Niedergangs, das durch die fallenden Blätter verbildlicht wurde, ihr immer noch Hoffnung vermitteln konnte. Sie musste es sehen, es noch einmal erleben.

Und dann musste sie sich anschauen, wo Casey Theo gefunden hatte. Sie musste die Mülltonne in der Seitenstraße berühren, aus der das Maunzen gekommen war. Wren hatte versucht, Caseys Weg zu seiner Wohnung zurückzuverfolgen, wo er beschlossen hatte, dass er das kleinste und schwächste Kätzchen behalten würde. Zumindest für ein paar Wochen. Und dann würde er es Wren schenken. Vielleicht hatte Casey es deshalb Theo genannt, weil er wusste, dass Wren es dann behalten würde. Sie würde niemals ablehnen, Theo zu sich zu nehmen. Das wusste Casey.

Wren blieb auf dem leeren Parkplatz stehen, wo Casey immer seinen Truck geparkt hatte. Auf seinem Balkon standen andere Terrassenmöbel: zwei zueinanderpassende Gartenstühle, ein rosa Dreirad. Vor dem Küchenfenster hingen Vorhänge. Dort hatte sie gestanden, als Casey ihr von seinen Plänen erzählt hatte. Sie hatte gerade die Türme aus schmutzigem Geschirr gespült. Immer wieder hatte sie ihn ermahnt, er solle doch bitte sein Geschirr spülen, aber es hatte nichts genutzt. Casey tat, was er wollte, wann er es wollte. Vielleicht würde Brooke ihm beibringen, die Küche und das Bad ordentlich zu hinterlassen. Das dachte Wren, als Casey sagte: „Lass es doch einfach. Ich werfe das sowieso weg." Und sie erwiderte: „Red keinen Blödsinn. Warum solltest du das wegwerfen?" Und er antwortete: „Weil ich wegziehe."

Casey war immer in Bewegung. Er war wie einer dieser Lastwagen mit Warnschild: „Vorsicht! Fahrzeug schwenkt aus." Eine Studio-Wohnung für ein paar Monate hier, ein Bett im Haus eines Freundes für ein paar Monate dort. Seine berufliche Selbstständigkeit befeuerte nur seinen ruhelosen Geist.

„Wohin diesmal?", fragte Wren. Und er antwortete: „Nach Reno." Und ihr Magen, der schon den ganzen Tag aufgewühlt gewesen war, seit sie die Geschichte mit den Walen gelesen und Allie ihr von Evelyn und ihrer Mutter erzählt hatte, krampfte sich erneut zusammen. Bisher war Casey nur in West Michigan umgezogen. Und einmal nach Chicago, aber nur für ein paar Monate. Brooke wollte eigentlich nach Kingsbury kommen. Das hatte Casey Wren erzählt. Aber der Plan hatte sich geändert. Brooke hatte einen festen Job in Reno, den sie liebte, und er konnte seine freiberufliche Arbeit von überall aus machen. Wren hätte wissen müssen, dass sich der Plan ändern würde. Das war eines der wenigen vorhersehbaren Dinge bei Casey: Er war unberechenbar.

Als sie schließlich von seiner Wohnung wegging, konnte sie den Weg zu Kits Haus nicht wiederfinden. Sie war zu weit gelaufen. Sie war zu oft abgebogen. Ohne Telefon und Portemonnaie war sie dann zu dem einzigen Ort gegangen, den sie hatte finden können: zur Kirche und in Hannahs Büro. Dort hätte sie ihre Mutter anrufen sollen. Sie hatte nicht nachgedacht. Sie hatte einfach nicht daran gedacht. Das tat ihr leid. Sehr leid sogar.

Tränen begannen, über Wrens Wangen zu laufen. Ihre Mutter sah es. Und schloss sie in die Arme.

„Du hattest einen anstrengenden Tag, Jamie", sagte Kit, nachdem Wren zu Bett gegangen war. „Was kann ich für dich tun?"

Jamie zuckte die Schultern. „Weiter beten, denke ich. Es ist ein Wunder, dass ich es nicht schon früher mit ihr vermasselt habe."

„Ich weiß, es ist schwer", erwiderte Kit. „Aber du hast deine Sache gut gemacht." Sie schaltete das Licht über dem Küchentisch aus. „Ich werde mich jetzt zu meinem Abendgebet hinsetzen. Willst du dich mir anschließen?"

Ja. Das wollte Jamie. Sie folgte Kit ins Wohnzimmer, nahm auf der Couch Platz und sah zu, wie Kit die Christuskerze anzündete. Das hatte sie auch damals schon getan, als sie bei ihr in der Kellerwohnung gelebt hatten. Jeden Abend ihres dreiwöchigen Aufenthalts lud Kit sie ein, ihr bei ihrem betenden Rückblick auf den Tag Gesellschaft zu leisten, darüber nachzudenken, wo sie sich der Gegenwart Gottes bewusst gewesen waren und wo sie Gott gemieden hatten. Gemeinsam überlegten sie, wodurch sie belebt worden waren, was sie ermutigt hatte und was ihnen zu viel geworden war. Sie benannten ihren „Trost“ und ihre „Trostlosigkeiten“.

Manchmal leistete Wren ihnen dabei Gesellschaft. Sie sprach aus, was ihr Trost gab: ihre Freude darüber, dass Papa jetzt zu ihrer Familie gehörte; ihre Freude darüber, dass sie jetzt in Amerika lebten; ihre Dankbarkeit dafür, dass Gott über ihnen allen wachte und sie bewahrte. Manchmal zählte sie auch ihre Trostlosigkeiten auf: ihre Traurigkeit darüber, dass sie in der Schule wegen ihres Akzents gehänselt wurde. Sie vermisste ihre Großeltern und Australien und tat sich schwer damit, neue Freunde zu finden. Doch dann hatte eines Tages ein rothaariger Junge mit Sommersprossen gesagt, ihm gefalle ihr Akzent, und er hatte ihr einen Spitznamen gegeben. Sie hatte noch nie zuvor einen Spitznamen gehabt und war glücklich darüber gewesen, einen Freund wie Casey gefunden zu haben.

Herr, begegne ihr in ihrer Trostlosigkeit. Bitte.

Jamie schaute in die flackernde Kerze und las die ersten Verse aus Psalm 139:

Ein Psalm Davids, vorzusingen. Herr, du erforschest mich und kennest mich. Ich sitze oder stehe auf, so weißt du es; du verstehst meine Gedanken von ferne. Ich gehe oder liege, so bist du um mich und siehst alle meine Wege. Denn siehe, es ist kein Wort auf meiner Zunge, das du, Herr, nicht alles wüsstest. Von allen Seiten umgibst du mich und hältst deine Hand über mir. Diese Erkenntnis ist mir zu wunderbar und zu hoch, ich kann sie nicht begreifen.[4]

„Erforsche mich, Gott“, betete Kit, „und erkenne mein Herz; prüfe mich und erkenne, wie ich’s meine. Und sieh, ob ich auf bösem Wege bin, und leite mich auf ewigem Wege.“

Jamie atmete tief durch, um sich zu konzentrieren, bevor sie Gott sagte, wofür sie dankbar war. Wren war am Leben. Ihr war nichts geschehen. *Für den Augenblick*, zischte die Stimme der Angst.

Ja. Für den Augenblick. Für heute. *Danke, Herr, für das, was du mir heute geschenkt hast: für den Sonnenschein und das Zwitschern der Vögel, für das liebevoll zubereitete Essen, für das Geschenk von Familie und Freunden. Dafür, dass du Leben schenkst und erhältst.* Sie griff in ihre Tasche und nahm die Eichel in die Hand. Sie hatte sie vergessen. In der Anspannung des Tages hatte sie Julianas Erinnerung daran, dass Gott liebte, beschützte und erhielt, vollkommen vergessen.

Während Jamie betend ihren Tag Revue passieren ließ und den Heiligen Geist bat, ihr die Augenblicke in Erinnerung zu rufen, in denen sie sich der Gegenwart und Liebe Gottes bewusst gewesen war, hielt sie die Eichel in der Hand. Der erste war offensichtlich: der Augenblick, als Kit anrief, um ihr mitzuteilen, dass Wren sicher wieder zu Hause war. Sie hatte vor Dankbarkeit und Erleichterung geweint.

Und dann die Geschichte von dem Staffelschwanz, der sich damals auf ihrem Bauch niedergelassen hatte. Das war eine Erinnerung an einen ganz wichtigen Trost in ihrem Leben. Sie musste solche Geschichten immer wiederholen, um sich daran zu erinnern, wie Gott sich ihr in der Vergangenheit offenbart hatte, damit ihre Hoffnung in der Gegenwart gestärkt wurde. Und ihre Hoffnung für die Zukunft. *Hab keine Angst.*

Dann war da noch das Singen des Zaunkönigs gewesen. Auch das war ein Trost, ein Wachsen in der Hoffnung.

Lavendelblau. Der Augenblick, in dem Wren dieses Wort gesagt hatte, war für Jamie ein Augenblick der Gegenwart Gottes gewesen, als hätte er ihr auf die Schulter getippt und gesagt: „Siehst du? Ich bin da."

Herr, ich glaube. Hilf meinem Unglauben.

Auch die Trostlosigkeiten des Tages kamen Jamie in den Sinn; die Augenblicke, in denen die Angst sie überwältigt hatte; die Augenblicke, in denen Gott verborgen schien; die Augenblicke des Zorns, der Verärgerung und des Neids. Sie bekannte Gott ihren Schmerz und bat ihn um Trost. Sie nannte Gott ihre Ängste und bat ihn um seinen Frieden. Sie bekannte Gott ihre Sünde und bat ihn um Vergebung.

Und nachdem sie betend über die Bewegungen ihrer Seele hin zu Gott und von ihm fort nachgedacht hatte, überlegte Jamie, wie sie angesichts dessen, was sie an diesem Tag erlebt hatte, den morgigen Tag anders leben konnte – mit größerer Aufmerksamkeit, mehr Glauben, mehr Mitgefühl, mehr Geduld, mehr Ruhe und dem Vertrauen auf Gottes Liebe und Fürsorge. Sie würde die Eichel als Erinnerung in ihrer Tasche behalten. Die Eichel würde sie daran erinnern, dass sie Gott ihren Frust schneller bekennen, ihm ihre Angst gestehen und ihn schneller um Hilfe bitten konnte. Und Jamie würde auf Augenblicke achten, in denen sie fröhlich sein und ihm danken konnte.

„Was ist dir denn während deines Gebetes klar geworden?“, fragte Kit, nachdem sie ihre Zeit der Stille beendet hatten.

Jamie nahm die Eichel aus ihrer Tasche und hielt sie ihr hin.

16

Im Bethel-Haus wurde Wren am Montag wieder zur Arbeit erwartet. Sie hatte zehn Tage Urlaub genommen. Das waren ihre letzten Urlaubstage für dieses Jahr. Ihre Kollegen gingen davon aus, dass sie gerade an einem wunderschönen Ort ausspannte und nicht zu erreichen war. Diese Information hatte Jamie ihrer Tochter am Freitagmorgen während des Frühstücks entlocken können.

Keine Krankheitstage mehr. Keine freien Tage mehr. Sie hatte schon alles aufgebraucht. Jamie wollte ihr keine Angst machen, aber wie sollte Wren ihren Beruf, der mit so viel Stress verbunden war, weiter ausüben, wenn sie keine Möglichkeit hatte, sich eine Auszeit zu nehmen?

Nachdem Wren nach oben gegangen war, um zu duschen und sich anzuziehen – ein gutes Zeichen, wie Jamie sich klarmachte –, suchte Jamie im Internet nach Möglichkeiten der staatlichen Versorgung für Wren, mit ihrem Krankheitsbild und ihrer Diagnose. Nachdem sie mehrere Webseiten aufgerufen und eine Reihe von Anrufen getätigt hatte, glaubte sie, das Wesentliche erfasst zu haben. Und es war keine Zeit zu verlieren.

„Das Bethel-Haus hat doch nicht mehr als fünfzig Angestellte, oder?“, fragte sie Wren, als sie später am Morgen auf der Veranda saßen.

„Nein.“

Okay, das „Family and Medical Leave“-Gesetz griff hier also nicht. „Weißt du denn, wie viele Angestellte ihr habt? Ungefähr?“

Wren antwortete nicht.

„Denkst du, es sind mehr als fünfzehn?“

„Ich weiß es nicht genau."

Nun, diese Information brauchten sie. Wenn das Bethel-Haus fünfzehn oder mehr Angestellte hatte, dann könnte das „Americans with Disabilities"-Gesetz greifen.

Jamie beschloss, Wren von ihrer Recherche zu berichten, solange alles noch frisch war. „Ich habe heute Morgen ein wenig recherchiert und versucht herauszufinden, auf welche Art der Versorgung du Anspruch hast und ob du dich eventuell freistellen lassen kannst. Eine Freistellung könnte als notwendige Maßnahme für eine Person mit einer Behinderung betrachtet werden, was übrigens ein rechtlicher Begriff ist, kein medizinischer –"

„Mama –"

„Lass mich bitte ausreden. Du müsstest ein Gespräch mit deiner Chefin führen und ihr vermutlich begrenzte Einsicht in deine Krankenakte gewähren, um zu belegen, dass du die Kriterien erfüllst. Der Mann, mit dem ich telefoniert habe, hat mir wirklich weitergeholfen, und er hat mir eine Reihe von Links geschickt, die wir uns ansehen können. So wie ich das verstehe, gibt es keine Garantie, dass das Bethel-Haus den Antrag auf eine Freistellung genehmigen wird, nicht wenn diese Freistellung für sie eine", sie malte Anführungszeichen in die Luft, „‚nicht unbedeutende Bürde' darstellt. Aber wir sollten das trotzdem mal probieren. Was hältst du davon? Denkst du, du könntest deine Chefin anrufen und fragen?"

Wren rieb sich die Schläfen. „Ich weiß nicht. Im Augenblick kann ich nicht darüber nachdenken."

„Aber wir müssen schnell reagieren, um den Prozess in Gang zu setzen, und da das Wochenende vor der Tür steht, läuft uns die Zeit davon, weil –"

„Mama, bitte. Ich kann nicht."

Wren starrte hinaus in den Wald und sprach mit leiser Stimme weiter. Der Nebel der vergangenen Tage fange an, sich langsam zu lichten, sagte sie, und sie brauche nur einen Tag, um einfach zu sein. Zu sitzen. Und vielleicht zu zeichnen. Sie habe ihren Zeichenblock in ihrer Wohnung gelassen. „Könntest du ihn mir bitte holen?"

Jamie zögerte. Konnte sie sie allein lassen? „Was hältst du davon, wenn wir zusammen hinfahren?"

Das gehe nicht, erwiderte sie. Sie könne ihre Wohnung noch nicht betreten. Sie könne es nicht ertragen, dort zu sein –

Richtig. Natürlich. Dort zu sein, wo Theo gewesen war. Die Stelle zu sehen, wo er überfahren worden war. Was bedeutete, dass sie auch nicht dazu bereit sein würde, mitzukommen und im Wagen zu warten.

Wren schien Jamies Gedanken lesen zu können. „Ich komme allein klar. Ganz bestimmt. Ich verspreche es."

Jamie konnte sie nicht ständig überwachen. Das wusste sie. Sie hatte keine Kontrolle über Wrens Entscheidungen. Auch das wusste sie. Sie umklammerte die Eichel in ihrer Tasche. „Okay. Ich fahre und hole ihn."

Wren bedankte sich bei ihr. Auf dem Regal in ihrem Schlafzimmer seien auch ein paar Bücher über van Gogh, Bücher mit seinen Briefen und über seine Kunstwerke. Ob sie die auch mitbringen könne? Jamie machte das gern. Wenn Wren über Vincent und seine Kunst nachdachte, dann war auch das ein Zeichen der Hoffnung.

„Und da liegt irgendwo eine graue Mütze. Vielleicht auf der Couch im Wohnzimmer oder in meinem Schlafzimmer. Bringst du die bitte auch mit?"

„Natürlich." Jamie strich über die Wange ihrer Tochter. „Aber nicht weglaufen, solange ich weg bin, okay? Bitte?"

Sie werde hier im Haus bleiben, versprach Wren, und warten.

Nach allem, was sie ihrer Mutter gestern zugemutet hatte, dachte Wren, sollte es sie eigentlich nicht überraschen, dass sie heute Morgen versuchte, die Kontrolle zu übernehmen. Aber Wren war einfach nicht in der Lage, ihre medizinischen oder rechtlichen Versorgungsansprüche bis ins kleinste Detail zu begreifen. Nicht heute. Sie hatte es nicht einmal geschafft, ihre SMS und E-Mails zu lesen. Seit fast zwei Wochen nicht mehr. Diese Aufgabe allein war schon herausfordernd genug.

Sie vergrub die Hände in den Taschen ihres Sweatshirts und schaute zum Himmel hoch. Auf keinen Fall würde sie ihren Arbeitskolleginnen Einblick in ihre Krankenakte gewähren, so viel stand fest. Ihre Chefin brauchte nicht zu erfahren, dass eine ihrer Sozialarbeiterinnen psychische Probleme hatte und jederzeit ausrasten konnte.

Es war ein Wunder, dass sie in den dreieinhalb Jahren, die Wren mittlerweile schon dort arbeitete, noch keinen öffentlichen Zusammenbruch erlitten hatte. Irgendwie war es ihr immer gelungen, ihre Gefühle in den Griff zu bekommen, die Panikattacken zu verbergen. Ihre Depression war unter Kontrolle gewesen – das hatte sie zumindest gedacht.

Und genau das verschlimmerte ihre Ängste – dass sie nie wusste, wann die Dunkelheit zurückkehren und sie erneut umfangen würde. Es kostete Wren so viel Energie, sie in Schach zu halten. Sie war müde, so müde, immer noch so müde.

„Lassen Sie sich im Augenblick von den Gebeten anderer tragen", hatte Hannah ihr in ihrem Büro gesagt. Wie der gelähmte Mann, der sich von seinen Freunden auf seiner Matte zu Jesus hatte tragen lassen, musste auch Wren zulassen, dass für eine Weile andere die Matte trugen.

Aber wie konnte sie sich von anderen tragen lassen, wenn sie ab kommendem Montag selbst wieder viele Matten tragen musste? Sie hatte keine Kraft, einen anderen zu tragen. Wie sollte sie dann an ihren Arbeitsplatz zurückkehren? Aber wenn sie nicht zurückkehrte, hatten sie nicht genügend Leute für die Matten der Traumatisierten. Der Frauen. Der Mütter. Und der Kinder, die Gewalt am eigenen Leibe gespürt hatten, wie Wren sie noch nie erlebt hatte. Diese Kinder mussten getragen werden. Sie musste sich um sie kümmern. Aber eine Rettungsaktion brauchte Retter mit starkem Rücken und starken Schultern. Und einem starken Magen. Nicht jemanden, der sich nicht einmal überwinden konnte, seine E-Mails zu lesen.

Ein orangefarbenes Ahornblatt schwebte langsam zu Boden. Wren bückte sich, um es aufzuheben, und fuhr langsam mit dem Zeigefinger über die zarten Adern.

Sie konnte nicht riskieren, an ihren Arbeitsplatz zurückzukehren und dadurch Gefahr zu laufen, vor allen zusammenzubrechen. Kingsbury war eine Kleinstadt. Aber über ihrer Angst vor persönlicher Scham und dem Versagen stand für Wren das viel wichtigere Problem des Wohlergehens der ihr anvertrauten Menschen. Eine Rettungsmission brauchte Retter, die Eimer tragen konnten, die die Gestrandeten vor dem Erstickungstod bewahrten und sie hinaus in die Freiheit lockten. Jemand, der selbst immer noch zu schwach war, um in die Freiheit zu schwimmen, war für eine solche Aufgabe nicht geeignet.

„Das ist Arbeit an vorderster Front", hatte Allie gesagt. „Du musst in der Lage sein, die Dunkelheit zurückzudrängen. Du musst in der Lage sein zu beten. Ohne Unterlass. Du musst tief im Wort Gottes gegründet sein. Nur so kannst du eine Arbeit wie diese überleben. Das ist der einzige Weg."

Sie hatte recht. Und das Bethel-Haus hatte jedes Recht, von Wren zu erwarten, dass sie fähig, verlässlich und arbeitsfähig war. Aber sie war nicht arbeitsfähig. Sie war geistig, emotional und geistlich nicht fit. Ihre Kollegen im Bethel-Haus brauchten jemand anderes. Sie hatten Besseres verdient. Ihr Fallmanager hatte recht. Sie musste sich einen anderen Job suchen.

Wren ging ins Haus und holte ihr Telefon. Sie würde es gerade so lange einschalten, wie sie brauchte, um ihre Chefin anzurufen und ihr mitzuteilen, dass sie kündigte. Wenn sie nach Gründen fragte, würde Wren erklären, sie habe gesundheitliche Probleme, die sie auskurieren müsse. Das war die Wahrheit. Es tat ihr leid, aber das war die Wahrheit.

Was hast du dir dabei gedacht?, hätte Jamie sie am liebsten angefahren. Sie war nur fünfundvierzig Minuten weg gewesen – fünfundvierzig Minuten! –, und nun musste sie erfahren, dass Wren ihren Job gekündigt hatte? Sie hatten sich noch gar nicht richtig mit den Möglichkeiten einer vorübergehenden Arbeitsunfähigkeit befasst. Es gab Regelungen dafür, das wusste Jamie. Wren konnte wegen einer psychischen Erkrankung nicht entlassen werden. Da gab es bestimmte Regelungen. Was um alles in der Welt hatte sie sich dabei gedacht?

Aber nichts davon kam über ihre Lippen. Stattdessen schwieg sie betroffen.

Wren beugte sich vor. „Bitte sei nicht böse. Ich kann es nicht ertragen, wenn du böse auf mich bist."

Nun, hätte Jamie am liebsten gesagt, *dann hättest du nicht so impulsiv handeln sollen.* Stattdessen sagte sie: „Ich wünschte, du hättest dir ein bisschen mehr Zeit genommen, etwas intensiver darüber nachgedacht. Ich hätte dir helfen können. Wir hätten uns gemeinsam einen Weg für dich überlegen können."

Und was ist mit deiner Krankenversicherung? Diese Frage lag Jamie auf der Zunge. *Wie willst du die bezahlen? Wie willst du deine Miete zahlen? Wo willst du leben? Was willst du essen? Und was ist mit den Kosten für die Klinik?*

Aber sie stellte keine einzige dieser Fragen. Sie wusste nicht, wie dicht sie an diesem unsichtbaren Abgrund standen. Vermutlich balancierten sie ganz nah am Rand entlang.

„Ich kann nicht ins Bethel-Haus zurückgehen, Mama."

Jamie widersprach ihr nicht, denn aus genau diesem Grund hatte sie den ganzen Vormittag recherchiert. Sie rieb sich die Stirn. „Okay. Was genau hast du deiner Chefin gesagt?"

Sie habe ihr gesagt, während ihrer freien Tage habe sie intensiv nachgedacht und sei zu dem Schluss gekommen, dass sie nicht mehr im Bethel-Haus arbeiten könne. Die Arbeit sei mit zu viel Stress verbunden, und sie müsse zuerst ihre gesundheitlichen Probleme auskurieren. Ihre Chefin war enttäuscht gewesen, schien aber nicht überrascht zu sein. Wenn Wren sicher sei, dass sie ihnen nicht noch ein paar Wochen aushelfen könne, während sie nach einem Ersatz für sie suchten, dann könne sie am Montag ihren Schreibtisch räumen.

„Wo ist sie jetzt?", fragte Dylan, als Jamie ihn anrief.

„Sie sitzt draußen mit ihrem Zeichenblock und malt." Sie beobachtete Wren durch das Küchenfenster. „Und bitte sag mir jetzt nicht, dass ich nichts tun kann. Das weiß ich. Aber was wird sie tun? Wie will sie ihren Lebensunterhalt finanzieren? Sie braucht Medikamente, Therapie, psychiatrische Überwachung – wie um alles in der Welt soll das gehen?“ Genau deshalb endeten psychisch Kranke arbeitslos auf der Straße. Sie schliefen unter Brücken und hatten keine Möglichkeit, die Behandlungen zu bezahlen, die sie brauchten.

„Sie wird nicht obdachlos werden“, sagte Dylan. „Sie kann ja immer noch hierherkommen, wenn sie möchte. Oder Kit kann sie für eine Weile bei sich aufnehmen. Hast du mit ihr darüber gesprochen?“

„Nein. Sie ist heute im New Hope-Zentrum und wird erst zum Abendessen wieder da sein.“

„Nun, vielleicht solltest du unter vier Augen mit ihr reden. Wren braucht nicht zu wissen, dass du hinter ihrem Rücken an einem Notfallplan arbeitest. Überlegt gemeinsam, welche Möglichkeiten es gibt. Und halte mich auf dem Laufenden, ja? Ich muss jetzt an meiner Predigt weiterarbeiten und dann Zoe von der Schule abholen. Sie wartet immer noch darauf, dass du mit ihr skypst.“

„Ich weiß. Es tut mir leid. Vielleicht kann Wren ja auch mit ihr reden.“

„Darüber würde sie sich sicher sehr freuen. Rufst du mich später noch mal an?“

„Okay.“

„Ich werde weiterbeten, Jamie. Ich wünschte nur, ich könnte sonst noch etwas für dich tun.“

„Du kümmerst dich doch um die Kinder. Das ist mehr als genug.“

Und was bedeutete es für Jamie, gut für ihre erwachsene Tochter zu sorgen? Eine „angehende Erwachsene“, die offenbar nicht in der Lage war, vernünftige Entscheidungen zu treffen? Wren war eigentlich nicht besonders impulsiv. Normalerweise handelte sie eher vorsichtig und bedacht, meist sogar übermäßig vorsichtig und bedacht. Ein solches Vorgehen war ganz untypisch für sie – und damit alarmierend. War das vielleicht eine Nebenwirkung von einem ihrer Medikamente?

Jamie legte das Telefon auf die Küchentheke und machte sich noch eine Tasse Kaffee.

Triff niemals eine wichtige Entscheidung, wenn du mutlos und niedergeschlagen bist. Das war eines der Grundprinzipien des menschlichen Urteilsvermögens. Und auch wenn Wren sagte, sie empfinde unendlich große Erleichterung – wie würde es ihr gehen, sobald ihr klar wurde, was sie da in Gang gesetzt hatte? Wer würde dann die Scherben aufsammeln?

Die Verandatür öffnete sich. „Mama?"

„Hm?"

„Darf ich deine Hand zeichnen? Ich möchte etwas ausprobieren."

Wenn Wren gestern eine solche Bitte geäußert hätte, hätte Jamie eine riesengroße Erleichterung verspürt. Jetzt hörte sie nur das vertraute, hinterhältige Summen der Angst. Sie putzte sich die Hände an ihrer Jeans ab. „Natürlich, Schatz. Ich bin gleich da."

Die Hand ihrer Mutter war wunderschön – zartgliedrig mit feinen Falten, wie aufwendig gefertigte Rüschen auf milchweißer Haut. Casey hatte auch schöne Hände, nicht groß und rau, sondern weich und anmutig wie die eines Künstlers. Die Hände Jesu waren vermutlich die rauen und schwieligen Hände eines Zimmermanns, stark und kräftig.

Und verletzt.

Eines Tages würde Wren versuchen, eine gemeißelte Hand zu malen, ähnlich wie die Felswand, die sie gesehen hatte, als sie mit Hannah betete. Aber für den Augenblick würde sie sich mit der Hand ihrer Mutter begnügen – ein Bild für die Hand Gottes, die hielt und tröstete.

Auf Hannahs Schreibtisch stand eine kleine Bronzeskulptur von einem schlafenden Kind in einer Hand. Wren würde das Kind in der Hand weglassen. Stattdessen würde sie eine kniende Frau hineinzeichnen, die weinend den Kopf in den Händen vergraben hatte. Die Tränen würden in die Wunden tropfen und sich dort zu heilenden Lachen sammeln.

Aber Wren wusste, dass – so hatte Vincent geschrieben – die besten Zeichnungen, die besten Kunstwerke diejenigen waren, von denen du geträumt, die du aber nie gemalt hast. Sie wusste, ihre Vision würde immer größer als ihr Talent und die Ausführung sein. Sie würde niemals in der Lage sein, auf Leinwand zu bannen, was sie vor ihrem geistigen Auge gesehen hatte.

Sie hielt ihren Zeichenblock in die Höhe und betrachtete kritisch ihr Werk. Nicht besonders gut. Sie würde niemals eine Hand hinbekommen. Aber es musste genügen. „Fertig?", fragte ihre Mutter.

Wren schattierte noch ein wenig. „Fast. Ich möchte noch etwas versuchen."

„Was denn?"

„Ich möchte eine kniende Frau zeichnen. Etwa so." Wren erhob sich von ihrem Stuhl, kniete auf dem Gras nieder und vergrub den Kopf in den Händen. Dann erhob sie sich und klopfte ihre Jeans ab. „Würdest du das für mich machen?"

Wortlos erhob sich ihre Mutter und kniete auf dem Boden nieder. „Noch tiefer", forderte Wren sie auf. „Mit den Ellbogen auf den Boden. Ja. Genau so. Und dann noch mit dem Gesicht in deinen Händen."

Ja. Das war perfekt. Wren zeichnete schnell die Umrisse, um die Form einzufangen, dann kümmerte sie sich um die Details. Die Haare verbargen wie ein Trauerschleier den größten Teil des Gesichts. Die Hände waren nur angedeutet. Ja. Genau so. Ganz genau so. Die Haltung ihrer Mutter verkörperte das Gefühl, das sie vermitteln wollte.

Wenn sie selbst vor sich knien würde als ihr eigenes Modell, dachte Wren unter einem Anflug von Schmerz und Schuldgefühlen, dann könnte es der Wahrheit nicht mehr entsprechen.

17

Natürlich könne Wren bei ihr bleiben, erklärte Kit, als sie später am Abend mit Jamie am Küchentisch saß. „Solange es nötig ist. Aber vielleicht möchte sie das nicht."

„Ich weiß, aber trotzdem danke. Wenigstens kann ich dann nächste Woche nach Hause fliegen in dem Wissen, dass sie im Zweifelsfall ein Dach über dem Kopf hat."

Eine Last weniger auf Jamies Schultern. Wegen der Krankenversicherung würde sie am Montag herumtelefonieren, falls Wren dazu keine Lust hatte. Sie würde sich auch wegen des Studentenkredits erkundigen. Vielleicht gab es ja eine Möglichkeit, die Abzahlung eine Zeit lang auszusetzen. Sie wusste nicht, wie viel Wren in den vergangenen Jahren bereits getilgt hatte. Doch sie würde mit Dylan sprechen. Von seinem Gehalt als Pastor blieb zwar nicht viel übrig, aber vielleicht konnten sie ein wenig erübrigen. Auf keinen Fall würde Jamie zulassen, dass sich Wren finanziell ruinierte.

Wie kamen Menschen, die keine Fürsprecher hatten, überhaupt durchs Leben? Was war mit Menschen, die keine Familie oder Freunde oder die Unterstützung einer Gemeinde hatten? Wer kümmerte sich um sie?

Bekannte in ihrem Alter würden Jamie vor Verhätschelung warnen. „Wir haben unsere Kinder nach dem College rausgeschmissen und sie nicht wieder bei uns aufgenommen. Sie müssen ihr Leben selbst meistern."

Ja, aber wahrscheinlich litten ihre Kinder nicht an einer psychischen Erkrankung.

Doch sie könnten dagegenhalten: „Du kannst sie doch nicht für immer unterstützen. Was passiert nach deinem Tod? Was dann? Sie müssen doch unabhängig werden."

Wren war unabhängig gewesen. Aber jetzt –

Wo würde sie jetzt enden, wenn sie keine Unterstützung bekam?

Stopp, befahl sich Jamie. Ein solcher gedanklicher Schlagabtausch führte zu nichts.

Ihr Blick wanderte zur Decke hoch. In dem Zimmer über ihnen las Wren Zoe gerade über Skype eine Geschichte vor.

Sie sollte sich freuen, dass Wren dazu bereit und in der Lage war. Sie sollte darüber staunen und dankbar sein, dass sich ihr Zustand in den vergangenen vierundzwanzig Stunden ein wenig stabilisiert hatte. Aber wer wusste schon, wie lange das anhielt oder wann der nächste Zusammenbruch kam oder was ihn auslösen würde?

„Was ist mit dir, Jamie? Was brauchst du?", unterbrach Kit die Stille.

Jamie kniff die Lippen zusammen und legte den Kopf zurück. Sie wollte nicht, dass Wren sie weinen sah, wenn sie die Treppe herunterkam. „Ich weiß nicht, wie –"

Kit wartete.

„– wie ich das machen soll, wie ich ihr helfen kann, wie und worauf ich vertrauen kann, wie ich beten soll. All die Jahre, und ich weiß es immer noch nicht. Früher war meine Rolle als Mutter wenigstens klar definiert. Aber jetzt? Inzwischen kommt mir alles viel komplizierter vor."

„Wenn es nur ein Drehbuch gäbe", sagte Kit.

Richtig. Wenn es das nur gäbe. Wahrscheinlich würde das nichts leichter machen, aber wenigstens wäre man nicht so unsicher, welche Schritte die richtigen waren. „Wie hast du das geschafft?", fragte Jamie. „Wie hast du –", sie hielt inne und suchte nach den richtigen Worten, um ihre Frage zu formulieren, da ihr der Mut fehlte, Kit offen darauf anzusprechen. „Wie hast du das alles überlebt?"

Kit zuckte leicht die Schultern. „Ich habe nicht geglaubt, dass ich es schaffen würde. Und beinahe hätte ich es auch nicht geschafft. Aber ich hatte die richtigen Menschen an der Seite, die mich nicht aufgeben wollten, die weiter für mich geglaubt haben, als ich selbst nicht mehr glauben konnte. Und das hat viel bewirkt. Ihr Glaube hat mich durchgetragen." Sie drückte sanft Jamies Arm. „Du sollst wissen: Wann immer ich etwas für Wren oder dich tun kann, werde ich es tun. Aber, ganz ehrlich, Jamie? Je mehr vertrauenswürdige Menschen dich durch diese Sache hindurchtragen, desto besser. Einen solchen Weg können wir nicht allein gehen."

Richtig. Das wusste sie. Sobald sie nach Hause kam, musste sie ihr Netzwerk von Unterstützern verstärken. Ein paarmal hatte sie sich mit einigen der Pastorenfrauen im Ort zum Gebet und Gespräch getroffen. Vielleicht sollte sie eine kleine Gruppe ins Leben rufen. Viele der anderen Frauen fühlten sich genauso einsam und isoliert wie sie, hatten Angst, offen über ihre Probleme zu sprechen, weil auch sie schon zum Gegenstand von Klatsch und Tratsch geworden waren. Vermutlich war Jamie nicht die Einzige, die traurig war über das Leiden eines ihrer Kinder.

Vielleicht sollte sie sich auch einen geistlichen Mentor suchen. Seit ihrer Zeit in Kingsbury hatte sie diese Möglichkeit nicht mehr in Erwägung gezogen. Ihre Kinder hatten sie so beansprucht, dass sie nicht dazu gekommen war. Und dann wollte sie ja auch noch Dylan in seinem Dienst unterstützen und bei allem mithelfen, was in der Gemeinde zu tun war – und es gab immer irgendetwas zu tun. Das war keine Ausrede, sondern ein echter Grund.

Vielleicht sollte sie noch mal ein paar Termine bei ihrem Therapeuten vereinbaren und mit ihm darüber sprechen, wie man gesunde Grenzen setzen und dadurch dem Sog von übertriebener Fürsorge entgegenwirken konnte. Sie brauchte Hilfestellung, wenn es darum ging, wie sie Wren Mut machen konnte, ohne gleich den Versuch zu unternehmen, sie zu retten. Egal, wie viele Jahre ins Land zogen, sie schien immer wieder in dasselbe ihr wohlbekannte Muster zu verfallen.

„Du scheinst tief in Gedanken versunken zu sein", meinte Kit.

Jamie seufzte. „Ich überlege nur, was mir helfen könnte … was ich vernachlässige oder vergesse, wenn ich zu beschäftigt bin oder mir alles zu viel wird." Sie hielt inne. „Was hat dir geholfen, Kit? Ich meine, abgesehen von der Unterstützung der Gemeinschaft und dem Gebet?"

Als Kit nicht sofort antwortete, befürchtete Jamie schon, sie wäre vielleicht zu weit gegangen. *Das ist etwas, über das in unserer Familie selten gesprochen wurde,* hörte sie Dylans Stimme in ihrem Kopf. *Das hat man früher nicht gemacht.*

Vielleicht auch heute nicht.

Sie hatten nie mit Kit über deren Verluste gesprochen, selbst dann nicht, als sie bei ihr gewohnt hatten. Sie hatten nicht über den Schmerz ihrer Familie gesprochen, selbst nicht in der ganzen Zeit, die sie gemeinsam im Einkehrzentrum verbracht hatten. Bei keiner Klausur, keinem Seminar, in keinem Gespräch, nicht trotz allem, was Kit in der Zeit, die sie bei ihr in Kingsbury gelebt hatten, für sie getan hatte. Nicht ein einziges Mal hatte Kit ihre Geschichte erzählt. Vielleicht hatte es keine passende Gelegenheit gegeben. Oder sie hatte es einfach nicht gewollt. „Entschuldige bitte", bat Jamie. „Ich wollte nicht neugierig sein."

„Nein, das ist schon in Ordnung", wehrte Kit ab. „Es ist gut, darüber zu reden." Sie dachte kurz nach. „Bei mir ging es allein darum, Jesus als den Mann der Schmerzen zu erkennen, als jemanden, der Schmerz kannte. Ich lernte, ihm in seinem Leiden Gesellschaft zu leisten, mir Zeit zu nehmen, um über das Kreuz als den größten Beweis seiner Liebe nachzudenken. Es war unsere Freundin Juliana von Norwich, die mir dabei geholfen hat. Sie half mir zu erkennen, dass Gott, wenn er aus dem schlimmsten Augenblick in der Geschichte etwas Gutes machen konnte, auch mein Leiden und meine Trauer nehmen und alles gut machen konnte. Auch wenn dieses Gute ganz anders war als das, was ich mir vorgestellt oder erhofft hatte."

Jamie nickte langsam. Wie oft hatte sie erlebt, dass jemand einem anderen Menschen Bibelstellen um die Ohren schlug und dann erwartete, dass bei dem, der litt, sofort alles gut werden würde? *Für die, die Gott lieben, muss alles zu ihrem Heil dienen. Es sind die Menschen, die er nach seinem freien Entschluss berufen hat.* Das schien ein beliebter Vers zu sein für jemanden, der litt. Aber das Zeugnis einer Person wie Kit, die selbst Leid erlebt hatte und trotzdem voller Überzeugung ein solches Versprechen geben konnte, war von unschätzbarem Wert.

„Gibt es im New Hope-Zentrum eigentlich immer noch diese Veranstaltung in der Karwoche?“, fragte Jamie. „Ich weiß nicht mehr genau, wie das hieß, aber es hatte mit Kunst und Gebetsstationen zu tun.“

„Ja. Den Kreuzweg. Ich habe einen wundervollen Künstler hier in Kingsbury gefunden, der mir in den vergangenen Jahren geholfen hat. Er hat wirklich ein Händchen dafür, Bibelstellen zum Leben zu erwecken.“

Jamie erinnerte sich, wie sie kurz nach ihrem Umzug nach Kingsbury durch die Kapelle gewandert war. Die Kunstwerke zu sehen, die Texte zu lesen und sich vorzustellen, zusammen mit Jesus dort in Jerusalem zu sein, war sehr eindrucksvoll gewesen. Sie hatte so etwas noch nie erlebt. Wren war auch dort gewesen, aber gleich bei der ersten Station wurde ihre Traurigkeit zu groß, und sie konnte den Weg nicht zu Ende gehen.

„Du hast mich damals erstmals mit dem Beten mit Vorstellungskraft vertraut gemacht“, erzählte Jamie. „Und diese Art von Gebet hat mein Leben verändert.“

„Das freut mich.“ Kit faltete die Hände. „Weißt du, wo ich das Beten mit Vorstellungskraft gelernt habe?“

Jamie schüttelte den Kopf.

„In der psychiatrischen Klinik, in der ich nach Michas Tod eine Zeit lang gewesen bin. Es gab dort einen Krankenhausseelsorger – oh, er war wirklich begabt, der beste Seelsorger, den ich je kennengelernt habe, das sage ich dir. Eines Tages hat er für mich gebetet. Ich war am Ende, wollte schon aufgeben, und er hat mich aufgefordert, mit der Geschichte zu beten, die davon erzählt, wie Jesus Lazarus von den Toten auferweckt. Er riet mir, mir vorzustellen, ich wäre Lazarus im Grab, und Jesus würde meinen Namen rufen.“

Jamie hatte schon oft mit diesem Text gebetet, doch sie hatte sich niemals vorgestellt, Lazarus zu sein, sondern war immer in die Rolle einer seiner trauernden Schwestern geschlüpft.

Wren tauchte im Türrahmen auf. „Mama?“

„Hm?“

„Ich will nicht stören, aber Zoe möchte dir noch Gute Nacht sagen." Sie hielt ihr das Telefon hin.

„Oh, okay." Jamie schob ihren Stuhl zurück. „Lass uns gleich weiterreden, Kit, bitte. Ich würde wirklich gern mehr darüber hören." Vielleicht setzte sich Wren ja zu ihnen an den Tisch. Für sie könnte es eine Ermutigung sein, wenn sie erfuhr, dass jemand, den sie schätzte, ebenfalls in einer psychiatrischen Klinik gewesen war. Falls Kit es auch ihr erzählte.

Jamie winkte in die Handykamera und zog sich ins Arbeitszimmer zurück. „Hallo, Schätzchen! Hat Wren dir eine schöne Geschichte vorgelesen?"

Zoe saß im Schneidersitz inmitten ihrer Plüschtiere auf dem Bett. „Wren hat mir Winnie Puh vorgelesen."

„Oh, das ist eine meiner Lieblingsgeschichten!", sagte Jamie. „Vielleicht liest sie sie mir später ja auch vor."

Zoe lachte. „Du bist doch viel zu alt dafür!"

„Nun, auch Erwachsene lieben Winnie Puh." Jamie bat um eine kleine Handvoll Honig und Zoe lachte erneut. „Gehst du jetzt zu Bett?"

„Ja."

„Braves Mädchen. Ist Papa da? Wie wäre es, wenn wir das Nachtgebet gemeinsam singen?"

„Ist gut." Zoe kniff die Augen zusammen und begann zu singen: „Nun da ich mich schlafen lege …" Als sie an die Stelle kam: „Gott segne …", zählte sie alle ihre Familienmitglieder, Freunde und Plüschtiere auf. „Und bewahre alle Kinder. Amen."

„Amen", bekräftigte Jamie. „Danke, dass du für uns gebetet hast."

„Ich glaube, Wren geht es besser."

„Ja, das stimmt. Und ich muss ihr noch dein hübsches Bild geben. Das mache ich heute Abend, okay?"

„Okay."

„Ich hab dich lieb, Schätzchen. Wir telefonieren morgen wieder, okay?"

Sie warfen sich Kusshändchen zu, bis Dylan nach dem Telefon griff. „Wren hört sich gut an", meinte er.

„Hast du mit ihr gesprochen?“

„Ein wenig.“

„Das freut mich.“

„Läuft alles gut?“

„Ja. Ich melde mich später noch mal, dann können wir in Ruhe reden. Mit Joel und Olivia alles in Ordnung?“

„Ja, alles gut. Möchtest du mit ihnen sprechen? Sie sind oben und machen ihre Hausaufgaben.“

„Ich rufe sie morgen an“, versprach Jamie. „Grüß sie von mir, und sag ihnen, dass ich sie lieb habe.“

Als sie in die Küche zurückkehrte, war sie froh, dass Wren sich an den Tisch gesetzt hatte. „Entschuldige die Unterbrechung.“

„Das ist schon in Ordnung“, sagte Kit. „Kein Problem.“

Jamie nahm ihren Becher und ließ sich wieder auf ihrem Platz nieder. Sie war gespannt, ob Kit jetzt, da Wren bei ihnen saß, das Thema wieder aufgreifen würde. Sie schwiegen einen Augenblick, bevor Kit sagte: „Ich habe deiner Mutter gerade von meinen Erfahrungen in der psychiatrischen Klinik erzählt.“

Oh, danke, Herr!

Verblüfft schaute Wren sie an. „Du warst auch in Glenwood?“

„Nein, nicht in Glenwood, aber in einer ähnlichen Klinik.“

„Wann?“

„Das ist schon lange her. Damals war ich etwa vierzig. Ich war einige Wochen dort und habe versucht, mich von einer tiefen Depression zu erholen, einem ‚Nervenzusammenbruch‘, wie man es damals nannte.“

Das war eine ganz neue Information für Wren. Das merkte Jamie.

„Ich habe deiner Mutter gerade erzählt, dass ich wirklich ganz unten angekommen war. Ich wollte aufgeben, mein Leben aufgeben, als der Krankenhausseelsorger mir vorschlug, ich solle mich in die Geschichte hineinversetzen, wie Jesus Lazarus von den Toten auferweckt. Er sagte mir, ich solle mir vorstellen, ich wäre Lazarus und würde hören, wie Jesus meinen Namen ruft. Nun, anfangs war ich ziemlich skeptisch. Zum einen war ich so durcheinander, dass ich nicht wusste, ob ich mir so etwas tatsächlich vorstellen konnte. Und zum anderen gab ich selbst seit Jahren Bibelstunden, und dieser Ansatz erschien mir nicht besonders orthodox. Aber ich vertraute dem Krankenhausseelsorger und versuchte zu tun, was er vorgeschlagen hatte. Mit allen meinen Sinnen versuchte ich, mir vorzustellen, dort in dem Grab zu liegen.

Anfangs hatte ich nur diesen entsetzlichen Gestank in der Nase, den Geruch von Tod und Verfall mit Gewürzen vermischt – ein bestialischer, stechender Gestank. Und als ich mir vorstellte, ich wäre Lazarus, erschrak ich über die plötzliche Erkenntnis, dass dieser Gestank von mir ausging. Ich war tot und mein Körper verweste in diesem Grab. Und das war schrecklich. Für mich gab es keine Hoffnung mehr."

Wren beugte sich vor. Ihre sanften Augen hingen an Kits Gesicht, und in ihrem Blick lag eine Mischung aus Neugier und Mitgefühl, die Art von Mitgefühl, die häufig in ihren Augen zu sehen war, wenn sie mit den Leuten im Bethel-Haus sprach und deren Geschichten hörte. Jamie fragte sich, ob Wren jemals so stabil sein würde, dass sie ihren Beruf wieder ausüben konnte. Oder ob sie das überhaupt wollte. Oder ob das gut für sie wäre. Aber sie hatte so viel zu geben, besaß so wertvolle und wichtige Gaben. *Herr, ich glaube …*

Kit wechselte die Sitzposition. „Ganz plötzlich hörte ich eine laute Stimme. Obwohl ich tot war, hörte ich sie. Und tief in mir wurde etwas lebendig, als diese Stimme meinen Namen rief. *Meinen* Namen. Denn in meiner Vorstellung hörte ich nicht ‚Lazarus!', sondern ‚Katherine!'. Und als mein Name fiel … als Jesus meinen Namen rief …"

Sie nahm ein Taschentuch aus ihrem Ärmel und tupfte sich die Augen trocken. „Nun, da wurde ich innerlich lebendig. Und als er mir befahl herauszukommen", sie zerknüllte das Taschentuch in ihrer Hand, „ich meine, ist das nicht ein unglaublicher Befehl? Wie kann jemand einer solchen Aufforderung nicht gehorchen? Aber auf der anderen Seite: Wie kannst du, wenn du tot bist, einfach aufstehen und gehen? Und auf einmal wurde mir bewusst, dass ich in Grabtücher gewickelt war, die mich am ganzen Körper einengten. Und dieser Gestank! Was würden die anderen denken, wenn ich so aus dem Grab getaumelt kam? Sie würden sich bestimmt übergeben müssen."

Voller Dankbarkeit beobachtete Jamie, wie ein Lächeln Wrens Lippen umspielte, das erste Lächeln, seit Jamie in Kingsbury angekommen war. Ein weiteres Zeichen für Leben. *Danke, Gott.*

„Und was hast du getan?", fragte Wren.

„Ich verdrängte die Scham und gehorchte ihm. Ich taumelte zum Eingang und blinzelte. Jesus stand im hellen Sonnenlicht, sein ganzes Gesicht leuchtete. Und er streckte die Arme nach mir aus wie ein Vater, der sein geliebtes Kind zu Hause willkommen heißt. In diesem Augenblick wusste ich: Wenn Jesus mir befahl, aus dem Grab herauszukommen und zu leben, dann *musste* ich leben. An jenem Tag traf ich eine Entscheidung, dort in meinem Krankenzimmer: Egal, wie schwer das Leben war, egal, wie schwer das Leben sein würde, ich würde leben."

Es gebe da ein Gemälde, erzählte Wren mit so viel Lebendigkeit in der Stimme, wie Jamie es selten einmal bei ihr erlebt hatte, das Vincent gegen Ende seines Lebens in der Nervenheilanstalt in Saint-Rémy gemalt habe. Sie rannte schnell hoch in ihr Zimmer und kehrte mit einem der Bücher zurück, die Jamie aus ihrer Wohnung geholt hatte. „Das ist die *Auferweckung des Lazarus*", sagte Wren, während sie in dem Buch blätterte. „Während seines Aufenthalts in der Anstalt hat Vincent einige berühmte Werke von Rembrandt, Millet und Delacroix kopiert. Nicht richtig kopiert. Er nannte das ‚übersetzen', weil er sie mit seinen Farben und auf seine Weise interpretierte. Das habe ihm während seines Aufenthalts dort Trost gegeben, sagte er. Er hat also Rembrandts Radierung genommen – hier, seht nur", sie drehte das Buch um, damit Jamie und Kit es sehen konnten, „und eine Version von Lazarus mit seinem eigenen Gesicht gemalt. Seht ihr?"

In dem Grab lag ein blasser Mann mit roten Haaren und einem roten Bart, eingehüllt in weiße Grabtücher. Eine der Schwestern, mit orangefarbenen Haaren und einem grünen Kleid, hatte gerade das Tuch von seinem Gesicht gezogen und warf nun verblüfft die Hände in die Höhe. Jamie beugte sich vor und schaute genauer hin. Das war tatsächlich Vincent, richtig – etwas grober gezeichnet als in den meisten seiner Selbstporträts, aber trotzdem ein Selbstporträt. Der Blick war leer, seine Haut zeigte immer noch die Blässe des Todes. Aber er lebte.

„Trost", murmelte Kit. „Hast du das gesagt? Dass das Malen dieser Dinge ihm Trost gegeben hat?"

„So hat er es jedenfalls seinem Bruder geschrieben."

„Außergewöhnlich. Das wusste ich nicht. Und dieses Bild hier habe ich noch nie gesehen."

Wren erklärte, es sei eines von Vincents unbekannteren Werken. Einige Kritiker hätten es verworfen, weil es nur die Kopie eines anderen Kunstwerks sei. Andere würden es nicht beachten, weil allgemein behauptet werde, van Gogh habe den christlichen Glauben abgelehnt. Das passe nicht ins Bild.

„Das habe ich auch gehört", erwiderte Kit. „Aber das ist ein sehr tiefsinniger Gedanke, Wren. Dass er sich selbst in die Erzählung integriert hat, um dem, was er erfahren hatte, eine besondere Bedeutung zu geben – oder, um es zu beschreiben."

Wren blätterte weiter. „Das hat er auch mit Jesus gemacht, seht ihr? Hier ist Vincents Interpretation von Delacroix' Gemälde *Pietà*." In den Armen Marias lag der gekreuzigte Jesus mit flammend rotem Haar und Bart.

„Oh." Kit drückte die Hand an ihr Herz. „Seine Identifikation mit dem leidenden Jesus. Er hat es ganz tief empfunden, nicht? Den ganzen Schmerz."

Schweigend vertieften sie sich in das Gemälde.

„Die meisten Menschen kennen ihn nur als den berühmten Maler, der sich ein Ohr abgeschnitten hat", meinte Wren nach einer Weile. „Den Maler, der verrückt war. Einen Irren, der sich am Ende umgebracht hat. Aber Vincent besaß einen tiefen Glauben. Als junger Mann wollte er sogar Pfarrer werden, wusstet ihr das?"

Jamie wusste es, weil Wren sich schon seit ihrer Teenagerzeit leidenschaftlich für van Gogh interessierte. Damals hatte sie begonnen, seine Gemälde und Skizzen zu kopieren, seine Briefe zu lesen und jede

Biografie zu verschlingen, die sie in die Hände bekam. Wann immer Wren die Gelegenheit hatte, jemanden mit ihrem Freund Vincent bekannt zu machen, lebte sie auf. Seine Leidenschaft und Kunst hatten sie schon immer erreichen und aufwecken können, selbst in ihren dunkelsten Stunden.

Gott sei Dank für Vincent.

„Henri Nouwen, einer meiner Lieblingsautoren", sagte Kit, „wurde sehr stark von van Goghs Werk beeinflusst und hat in dessen Leben und Gemälden eine tiefe geistliche Dimension entdeckt, aber viel mehr weiß ich auch nicht. Ich würde gern mehr darüber erfahren, wenn du uns daran teilhaben lassen möchtest."

Gott sei Dank für Kit.

Mit vollständigen und gut formulierten Sätzen, wie Jamie es in den vergangenen zwei Tagen selten von ihrer Tochter gehört hatte, gab Wren einen Überblick über van Goghs Leben. Er war der Härte der theologischen Ausbildung nicht gewachsen gewesen und hatte keinen Sinn darin gesehen, alte Sprachen zu lernen, wo er doch eigentlich nichts anderes tun wollte, als die Armen zu trösten und ihnen zu dienen. Darum gab er seine Pläne, Pfarrer zu werden, auf und beschloss, stattdessen als Missionar unter Minenarbeitern in Belgien zu leben. Aber einige fanden ihn zu eifrig in seinem Bemühen, Christus gleich zu werden. Vincent wollte sich mit der Armut der Minenarbeiter identifizieren, darum verschenkte er seine Kleidung, sein Geld und sein Essen. Er weigerte sich, in der ihm zugedachten Unterkunft zu wohnen, weil sie besser war als das, was die Minenarbeiter hatten. Darum lebte er ganz allein in einer kargen Hütte, in der er in der Nähe der Feuerstelle auf dem Boden schlief. Die Missionsleiter lobten ihn zwar für seine Fürsorge gegenüber den Kranken und für sein mitfühlendes Selbstopfer, aber sie kamen zu dem Schluss, dass er nicht über seine Probezeit hinaus beschäftigt werden sollte, und stellten die finanzielle Unterstützung für ihn ein. Er sei kein guter Prediger, meinten sie. Aber eigentlich war Vincent ihnen zu radikal. Einige, unter anderem auch sein Vater, waren sogar der Meinung, dass er einen Nervenzusammenbruch erlitten hatte.

Vincent hatte das Gefühl, ein Versager zu sein, der noch nicht einmal in der Lage war, den Ärmsten der Armen zu predigen, denen, die ohne Licht in der Dunkelheit lebten. Und so traf er eine Entscheidung: Verbittert wandte er sich von der institutionellen Kirche ab und nahm einen anderen Ruf an. Als Maler wollte er sich bemühen, die Schönheit der einfachen und armen Leute, der Zurückgewiesenen und Verachteten darzustellen. Wenn er ihnen nicht als Pfarrer oder Evangelist Trost geben konnte, dann vielleicht durch seine Kunst.

„‚In allen Traurigkeiten bleiben wir fröhlich. Wir sind arm und beschenken doch viele reich. Wir haben nichts und besitzen doch alles‘[5]“, sagte Wren, „das war sein Lieblingsvers in der Bibel, der Vers, der, wie er hoffte, sein Leben beschreiben würde. In seinen Briefen verwendet er ein niederländisches Wort dafür – mir fällt es gerade nicht ein, aber es hat irgendwas mit Melancholie und Mut zu tun.“ Sie blickte Kit an. „Ähnlich wie du eben gesagt hast, dass du dich bewusst für das Leben entscheiden musstest.“

Kit nickte. „Und nicht nur das eine Mal, sondern seither viele weitere Male.“

Weemoed. Das war das niederländische Wort, nach dem Wren gesucht hatte. Nachdem sie die entsprechenden Abschnitte in Vincents Briefen gefunden hatte, ging sie mit dem Buch nach unten. Kit und ihre Mutter unterhielten sich leise im Wohnzimmer. Die Christuskerze brannte noch. „Störe ich?“

„Nein“, erwiderte Kit. „Komm, setz dich zu uns. Wir sind gerade fertig.“

Wren setzte sich neben ihre Mutter auf die Couch. „Ich habe das Wort gefunden, von dem ich eben gesprochen habe. Es ist *weemoed.* Das bedeutet so viel wie ‚Melancholie‘ oder ‚Traurigkeit‘. Vincent schrieb an seinen Bruder, das Wort könne ein gutes Wort sein, sofern man es als zwei Teile verstand, die miteinander verbunden waren – *wee* bedeutet ‚Weh‘ und *moed* bedeutet ‚Mut‘. Wir alle hätten viel Weh, sagte er, aber wir müssten dieses Wort mit Mut verbinden, damit wir nicht verzweifeln." Sie deutete auf eine Stelle, die sie unterstrichen hatte. „Hier, passt auf. Ich finde toll, was er geschrieben hat: ‚Anstatt also der Verzweiflung nachzugeben, entschied ich mich für aktive Melancholie, soweit ich zur Aktivität fähig war. Mit anderen Worten: Ich entschied mich für die Art von Melancholie, die hofft, sich bemüht und sucht, und gegen die Melancholie, die verzweifelt und in ihrem Kummer erstarrt.'"

„Aktive Melancholie", wiederholte Kit. „Was für ein Ausdruck! Darf ich das mal sehen?"

Wren reichte ihr das Buch. Kit las schweigend und sagte schließlich: „Sich für aktive Melancholie zu entscheiden, sich für einen Schmerz zu entscheiden, der hofft, statt für einen Schmerz, der verzweifelt – das gefällt mir, Wren. Danke. Genau das müssen wir tun."

Es war das Wort „wir", das Wrens Aufmerksamkeit erregte. *Wir.* Was für ein heilendes Wort das war, ein stärkendes, umarmendes Wort, das Solidarität, Verständnis und Mitgefühl ausdrückte. Sie schaute in die flackernde Flamme und murmelte: „Amen."

Sie kenne keine Einzelheiten, erzählte ihre Mutter, als Wren sie fragte, wie es damals zu Kits Nervenzusammenbruch gekommen war, aber sie wisse, dass Kits Sohn Micha im Highschool-Alter an einer Überdosis Drogen gestorben sei. Und ihr Mann habe sie betrogen und die Scheidung eingereicht. Aber in welcher Reihenfolge und ob es vor oder nach Kits Klinikaufenthalt geschehen sei, wisse sie nicht genau. „Ich kann mir nicht vorstellen, einen solchen Schmerz ertragen zu müssen", sagte Jamie.

Nein, dachte Wren. Sie auch nicht. Sie könnte so etwas niemals ertragen.

Lange nachdem ihre Mutter Gute Nacht gesagt hatte und nach unten gegangen war, saß Wren noch auf ihrem Bett, die Knie an die Brust gezogen. Obwohl Kit so viel Schweres erlebt hatte, akzeptierte sie

Wren als Leidensgenossin, als zur Gemeinschaft derer zugehörig, die aufgefordert waren, sich inmitten von Verzweiflung für die Hoffnung zu entscheiden.

Ein Gefährte im Unglück. Und im Leid.

Wenn Kit diese Art der Dunkelheit hatte ertragen können, dann konnte Wren es schaffen, ihre SMS und E-Mails zu lesen. Sie schaltete ihr Telefon ein.

Nicht annähernd so übel, wie sie befürchtet hatte: nur ein paar Freunde, die auf ein Treffen nach ihrem Urlaub hofften. Jetzt hatte Wren ausreichend Zeit für Verabredungen zum Mittagessen oder zum Kaffee. Sie hatte nur kein Geld mehr dafür. Oder die Kraft, alles zu erklären. Die Beantwortung dieser Nachrichten würde also warten müssen.

Sie scrollte weiter nach unten und hoffte und hoffte. Aber nein. Keine Nachricht von Casey. Und warum auch? Sie würde sich nicht quälen, indem sie seinen Namen anklickte. Sie würde nicht noch einmal seine Abschiedsnachricht von vor einem Monat lesen, in der er geschrieben hatte, dass Brooke sich über ihre rege Kommunikation ärgere. Wren brauchte sie nicht zu lesen. Sie kannte sie auswendig. Es tue ihm leid, schrecklich leid, aber er müsse die Bitte seiner Frau respektieren und den Kontakt zu Wren vollständig abbrechen. Er hoffe auf ihr Verständnis. Vielleicht könnten sie eines Tages wieder in Kontakt treten. Aber nicht jetzt. Es tue ihm so leid. *Mach's gut, Wrinkle,* hatte er geschrieben.

Aber es war ihr nicht gut gegangen. Und Casey wäre tieftraurig darüber, wenn er das wüsste. Er trug keine Schuld. Brooke trug keine Schuld. Wrens Zusammenbruch hatte nichts mit seiner letzten SMS zu tun. Es war der Stress auf der Arbeit, der sie nicht schlafen ließ, ihr Mitgefühl für die Frauen und Kinder und deren Leid. Es war das Gefühl der Machtlosigkeit angesichts des Schmerzes und vielen Leides auf der Welt. Zu viele Mutter- und Babywale. Das alles wurde ihr einfach zu viel.

Sie hätte auf Caseys letzte SMS antworten sollen. Sie hätte schreiben sollen: *Das geht in Ordnung. Ich verstehe das und wünsche Dir alles Gute.*

Aber Wren hatte nicht geantwortet. Und vielleicht hatte er daraus geschlossen, dass sie böse war. Aber das war sie nicht. Und das hätte sie ihm sagen sollen.

Sie klickte auf seinen Namen. Sie könnte ihm jetzt immer noch eine kurze Nachricht schicken. Sie könnte schreiben, es tue ihr leid, dass sie nicht schon früher geantwortet habe, aber sie sei gerade erst aus Glenwood nach Hause gekommen – das würde er wissen wollen –, und Theo sei tot – auch das würde er wissen wollen –, und sie habe gerade ihren Job gekündigt – und das auch. Er würde sich für das alles interessieren und ihr schreiben: *Das tut mir so leid. Ich wünschte, ich könnte etwas für Dich tun.*

Aber dann würde er sie wieder daran erinnern, dass er Brooke versprochen hatte, den Kontakt zu ihr abzubrechen, und dass sie ihm doch bitte nicht mehr schreiben möge. Wie würde sie sich dann fühlen?

Oder er würde gar nicht antworten. Keine Reaktion auf das, was sie erlitten hatte, und auf ihren Schmerz zu bekommen, könnte noch viel schlimmer sein.

Wren schaltete ihr Telefon wieder aus. Es war besser, alles so zu lassen, wie es war. Er war ein Gefährte im Kampf, im Schmerz gewesen. Das konnte er nun nicht mehr sein.

Sie hörte, wie sich ihre Mutter und Kit unten eine Gute Nacht wünschten.

„Wir müssen uns entscheiden", hatte Kit gesagt. „Wir müssen uns für das Leben entscheiden."

Auch wenn es nicht das Leben war, das Wren freiwillig wählen würde.

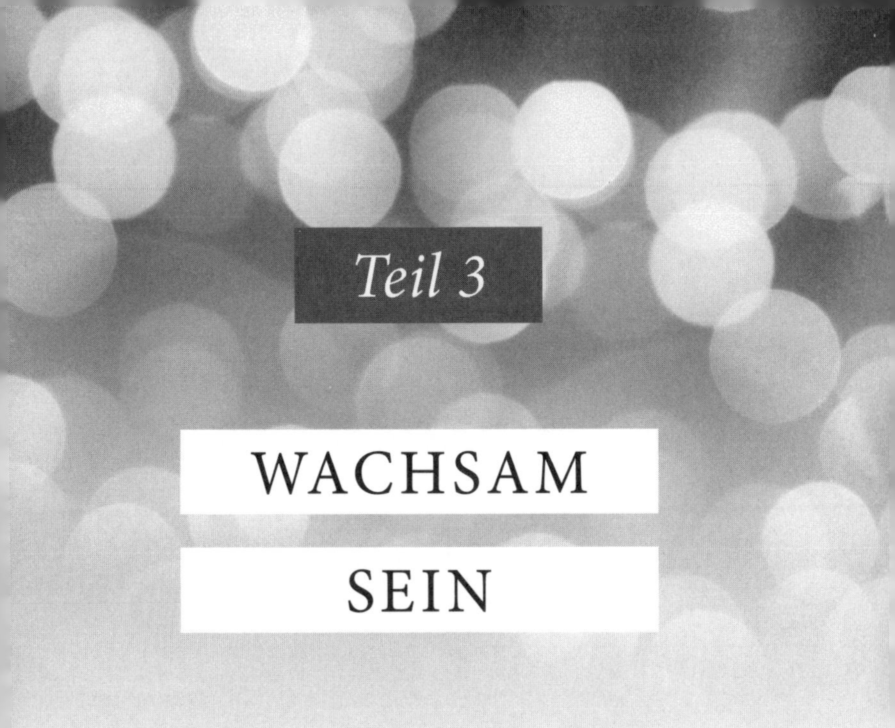

Teil 3

WACHSAM SEIN

Dann ging Jesus mit seinen Jüngern in einen Garten, der am Ölberg liegt und Gethsemane heißt. Dort bat er sie: „Setzt euch hier hin, und wartet auf mich, bis ich gebetet habe!" Petrus, Jakobus und Johannes nahm er mit. Angst und Entsetzen überfielen Jesus, und er sagte zu ihnen: „Ich zerbreche beinahe unter der Last, die ich zu tragen habe. Bleibt hier und wacht mit mir!"

Markus 14,32–34

Der Mond scheint jetzt immer noch, und die Sonne und der Abendstern, was gut ist, und sie erzählen von Gottes Liebe und rufen die Worte in Erinnerung: Ich bin immer bei euch, jeden Tag, bis das Ende dieser Welt gekommen ist.

Vincent van Gogh, Brief an Theo, Juli 1877

18

Wren schaute hinaus in den schneebedeckten Garten des New Hope-Zentrums und beobachtete die Meisen und Kardinalvögel, die von einem Futterhäuschen zum nächsten flatterten. Sie wollte keine Winterlandschaften mehr malen und hätte sich lieber in der Porträtmalerei geübt. Aber abgesehen von Kit, die ihr bereits für ein paar Zeichnungen Modell gesessen hatte, hatte sie keine anderen Modelle. Darum mühte sie sich mit den Tannenzapfen ab, die an einem Ast hingen. In ihrer Mittagspause hatte Kit Wren von den Banksia-Kiefern erzählt, deren dicke Zapfen den Samen umschlossen und ihn nur in der Hitze eines Feuers freigaben. Kit hatte eine Vorliebe dafür, in Metaphern zu reden.

Wren trat von ihrem Zeichenblock zurück, um ihre Arbeit zu begutachten. Sie hatte den Details genügend Beachtung geschenkt, aber ein Kunstwerk war das nicht.

Nun, wenn Vincent diese Tannenzapfen malen würde, dann würden sie in ihren unterschiedlichen Farbschattierungen von Rostrot, Burgunder und Braun lebendig werden. Er würde die Vielfalt der Formen einfangen, die unterschiedlichen Farben der Tannennadeln, die überlappenden Schuppen. Vincent war der Meinung, dass man sich als Künstler weiterentwickeln könne, wenn man die Gegenstände nur lange genug anschaute. Man bekomme dann ein tieferes Verständnis für und weitere Erkenntnisse über das Wesen dieser Gegenstände. Also würde Wren die Tannenzapfen länger anschauen und sich Mühe geben, sie wirklich zu sehen. Dann würde sie ihren Skizzenblock zur Seite legen und versuchen, sie auf Leinwand zu bringen.

Aber Farben und Leinwände waren teuer. Sie musste sparsam damit umgehen. Doch wenn sie nicht die Freiheit hatte, zu experimentieren und Fehler zu machen, dann würde sie sich als Künstlerin auch nicht weiterentwickeln.

Als Künstlerin. Sie war keine richtige Künstlerin. Sie tat nur so, vor allem jetzt, da Kit ihr einen Raum im Einkehrzentrum zur Verfügung gestellt hatte, einen leer stehenden Gruppenraum, der einem beinahe wie ein Atelier vorkam, mit großen Fenstern und Tageslicht und ihren mit Farbe bespritzten Abdeckplanen auf dem Boden. Sobald Wren die Tür aufschloss und eintrat, fühlte sie sich in Omas Atelier zurückversetzt, das immer nach Kreativität gerochen hatte. Und nach Lavendel und Eukalyptus.

Stimmen im Flur kündigten das Ende ihrer Kunstpause an. Die Nachmittagsstunde zum Thema „Kontemplatives Gebet" war zu Ende, und Wren hatte jetzt ein kurzes Zeitfenster zur Verfügung, um einige der Gruppenräume und die Kapelle zu saugen. Kit duldete keinen Lärm im Gebäude, wenn sich Gruppen zum Gebet trafen. Immer wieder musste sie die Hausmeistertruppe daran erinnern.

Sie waren zu dritt. Der pensionierte Elektriker, der Mann für alles. Der Gärtner, der im Winter in erster Linie dafür zu sorgen hatte, dass die Wege schneefrei waren. Und Wren, die Teilzeit-Putzfrau. Das war nicht die Art von Arbeit, mit der man sich brüstete. „Ich nehme eine Auszeit von meinem eigentlichen Beruf als Sozialarbeiterin", erklärte sie allen, die fragten. „Ich hatte einen Burn-out."

„Und was machst du stattdessen?", fragten sie dann weiter.

„Ich arbeite an meiner Kunst."

Dann zogen die meisten verblüfft oder bewundernd die Augenbrauen in die Höhe, und einige sagten, das sei interessant, wie gut für sie, und andere lamentierten, dass auch sie gern eine solche Pause von der Arbeit hätten, sie aber nun mal ihren Studienkredit zurückzahlen müssten, nicht wahr? Und sie nickte und antwortete: „Natürlich." Sie behielt lieber für sich, dass sie einen Aufschub ausgehandelt hatte, und sprach auch nicht über die Gründe, warum sie im Augenblick keinen Vollzeitjob ausüben konnte.

„Das ist doch nur vorübergehend", erinnerte ihre Mutter sie immer wieder. Wren wusste, dass dies die Art von Hoffnung war, mit der ihre Mutter auch sich selbst zu beruhigen versuchte. Ihre Tochter hatte schließlich am College studiert und würde nicht für den Rest ihres Lebens Böden fegen und Papierkörbe leeren.

Wren schloss ihre Ateliertür ab und holte den Staubsauger aus dem Putzmittelschrank. Kit hatte ihr von Bruder Lawrence erzählt, einem Laienbruder im siebzehnten Jahrhundert, der als bescheidener Koch in einem Kloster in Paris gedient und dabei gelernt hatte, sich der Gegenwart Gottes bewusst zu werden, während er die gewöhnlichen Aufgaben des Tages erledigte. Wenn er auf den Knien lag und die Böden schrubbte, erlebte er die Gegenwart Gottes genauso intensiv wie beim stillen Gebet in der Kapelle. Seine Arbeit sei ihm heilig gewesen, erzählte Kit. Für ihn war alles eine Gelegenheit, Gott anzubeten. Andere staunten über seine innige Gemeinschaft mit Gott und über seine Ansicht, dass seine Arbeit sein Gebet und sein Gebet seine Arbeit war und dass er in aller Einfachheit voller Leidenschaft und Dankbarkeit lebte.

Wren wusste nicht, wie sie zu einer solchen Haltung gelangen sollte. Sich unablässig der Gegenwart Gottes bewusst zu sein, war eine Herausforderung. An den meisten Tagen hatte sie nicht die Kraft für diese Art der Aufmerksamkeit.

Hannah versicherte Wren immer wieder, dass selbst die Sehnsucht nach Gott ein Gebet sei und dass sie in dem Bewusstsein ausruhen könne, in seiner Hand gehalten zu sein.

Trotzdem, manchmal fragte sich Wren, was dabei herauskäme, wenn sie ihrer Beziehung zu Gott die gleiche Intensität und Aufmerksamkeit schenken würde wie ihrer Kunst. Bruder Lawrence würde vielleicht sagen, Wren könnte Gott anbeten und lieben, indem sie in dankbarem Staunen einen Tannenzapfen betrachtete. Oder einen knorrigen Baum, der seine kahlen Äste in den wolkenverhangenen Himmel reckte. Oder ein Gesicht wie das von Monica. Oder Sylvia. Oder einer Fremden, die auf den Bus wartete und Wrens Blick auswich, indem sie auf ihr Telefon schaute.

Kit würde vermutlich sagen, Wren könnte Gott anbeten, indem sie dankbar das Leben annahm, das er ihr schenkte, während sie das Kabel des Staubsaugers aufwickelte, dessen Gewicht und Beschaffenheit in ihrer Hand spürte und darüber staunte, dass ihre Fingerspitzen in Sekundenschnelle Botschaften an ihr Gehirn senden konnten, die dort interpretiert und kategorisiert wurden: rau wie Sand, biegsam wie eine Schnur. Das würde Kit vielleicht sagen.

Sie würde vermutlich auch sagen, dass es eine Form von Anbetung wäre, wenn Wren einmal innehielt, um darüber nachzudenken, dass ihr Gehirn, ihr manchmal schwaches und benebeltes Gehirn, dazu in der Lage war, Tausende unbedeutender Details zu unterscheiden und Zehntausende Funktionen auszuführen, die sie alle für selbstverständlich hinnahm. Das war ein Wunder. Wenn Wren ihren Tag so aufmerksam durchlebte, dann käme sie vermutlich aus dem Staunen gar nicht mehr heraus. Oder ihre Tränen würden nicht mehr versiegen.

Auch ein Gebet, würde Hannah anmerken. *Unsere Tränen können auch eine Gabe sein, ein Gebet aus der Tiefe unseres Herzens.*

Wren hatte inzwischen die Flure und Gruppenräume gesaugt. Vor der Kapelle blieb sie stehen. Das war zu einem Ritual für sie geworden. Sie betrat die Kapelle zuerst ohne den Staubsauger und machte sich damit die Bedeutung dieses Raumes bewusst, der vorrangig für das Gebet und die Anbetung Gottes bestimmt war. Sie wollte nicht gedankenlos und ohne Ehrfurcht hier hineinplatzen.

Andächtig setzte sie sich in die letzte Reihe und schaute hinauf zu einem Gemälde von Jesus am Kreuz. Sein Kopf war zur Seite geneigt, und seine Rippen traten hervor, als würde er seinen letzten Atemzug tun. Kit hatte ihr erzählt, dass es von einem Maler aus Kingsbury stamme. In jedem Jahr würde er Szenen aus den letzten Stunden des Lebens Jesu malen für eine besondere Ausstellung, die in der Karwoche stattfinde. Eine Gebetsreise, hatte Kit erklärt, mit Bibelstellen und Kunstwerken, die den Leuten helfen solle, in die Erzählung einzutreten, ähnlich wie sie es erlebt hatte, als sie sich vorstellte, Lazarus zu sein.

Wren hatte das einmal mitgemacht, kurz nachdem sie mit ihren Eltern nach Kingsbury gezogen war. Sie erinnerte sich, dass sie geweint hatte, als sie Jesus so sah – verlassen, gequält und blutend. Sie konnte den Anblick nicht ertragen.

Aber als sie jetzt unter dem Gemälde saß, fühlte sie sich von seinem Schmerz getröstet. Er war ihr Gefährte im Leid, der Mann der Schmerzen, der Leid kannte, der eine, der seit seinem Tod am Kreuz stärker als jeder andere mit den Verachteten mitfühlte, mit den Zurückgewiesenen, den von Schmerz Gepeinigten, den Verlassenen. Und diesen Jesus lernte Wren immer besser kennen und mehr schätzen. Kunst wie dieses Gemälde an der Wand trug dazu bei, ihre Dankbarkeit für das, was Jesus aus Liebe erduldet hatte, zu vergrößern.

Sie wünschte nur, auch sie könnte das auf die Leinwand bringen.

Vincent hatte einmal eine große Leinwand zerstört, als er versucht hatte, Jesus und einen Engel im Garten Gethsemane zu malen. Er habe sie „rücksichtslos zerstört", schrieb er später einem Freund. Wren wünschte, er hätte es nicht getan. Denn Vincent hätte das Wesen des Leides Christi so treffend abgebildet wie kein anderer. Und es wäre wunderschön gewesen.

Sie wischte gerade die Spiegel in der Toilette trocken, als eine füllige, fröhlich gekleidete Frau den Raum betrat. Ihre Blicke trafen sich und die Frau grüßte sie. Wren trat zur Seite, damit sie sich im Spiegel anschauen konnte. „Igitt", sagte sie, „noch schlimmer, als ich dachte." Sie strich mit den Fingern durch ihr rötlich-braunes Haar, dessen Ansatz weiß schimmerte. Dann verschwand sie in einer Toilettenkabine.

Wren drehte einen Wasserhahn auf, um der Frau etwas Privatsphäre zu gönnen. Es war ihr unangenehm, sich im Waschraum aufzuhalten, während Fremde die Toilette benutzten. Die meisten sprachen Wren nicht an oder schienen sie nicht einmal zu bemerken, was sie nicht überraschen würde, wenn sie in einem Einkaufszentrum gearbeitet hätte. Aber dass sie in einem christlichen Einkehrzentrum übersehen wurde, fand sie schon etwas seltsam. Schließlich kamen die Menschen hierher, weil sie den Wunsch hatten, Gott näherzukommen.

Die Toilettenspülung rauschte und die Tür ging auf. „Arbeiten Sie hier?", fragte die Frau.

„Ja." Wren rechnete damit, dass sie sagte, das Toilettenpapier gehe zur Neige oder der Boden müsse dringend gewischt werden.

Doch stattdessen fuhr sie fort: „Ich habe Sie noch nie hier gesehen. Ich bin Mara. Mara Payne." Sie streckte die Hand aus und zog sie augenblicklich wieder zurück. „Ups! Ich sollte sie besser zuerst waschen. Einen Augenblick." Sie hielt beide Hände unter einen Wasserhahn und wusch sie wie ein Chirurg. „Also, Sie sind neu hier?"

„Relativ."

Mara warf ein Papierhandtuch in den Abfallkorb und rieb ihre Hände dann noch einmal an ihrer Jeans trocken. „Okay, zweiter Anlauf. Ich bin Mara."

Wren ergriff ihre ausgestreckte Hand. Alles an dieser Frau war weich: ihre Augen, ihre Hände, ihre Haut. Ihre Mutter würde sie um diesen Teint beneiden. „Ich bin Wren."

„Wren? Oh, dieser Name gefällt mir! Ist das ein Familienname?"

„In gewisser Weise schon." Diese Frau würde es vermutlich sofort glauben, wenn man ihr von dem Vogel erzählte, der auf dem Schoß einer schwangeren Frau gelandet war, um ihr eine Nachricht von Gott zu überbringen.

„Auf jeden Fall gefällt er mir", sagte Mara. „Studieren Sie hier oder …?"

„Nein, ich studiere nicht. Ich nehme sozusagen eine Auszeit von meinem Beruf. Ich bin Sozialarbeiterin und wollte eine Zeit lang etwas tun, was weniger anstrengend ist."

Mara nickte. „Das kann ich gut verstehen."

„Darum hat mir meine Tante Kit – Katherine – hier einen Teilzeitjob organisiert."

„Moment mal! Katherine Rhodes ist Ihre Tante?" Mara starrte sie an, als hätte Wren gerade offenbart, sie sei mit einer bekannten Persönlichkeit verwandt.

„Nun, keine richtige Tante, ich meine, mein Vater – mein Stiefvater, um genau zu sein – ist ihr Neffe, darum …"

„Oh, wow! Katherine ist eine tolle Frau. Ich mag sie sehr! Sie ist meine geistliche Mentorin."

„Cool."

„Ja. Sehr cool." Mara schob ihre limettengrünen Armbänder zurück, um auf ihre Uhr zu sehen. „Und ich muss jetzt los. Meine Stunde beginnt gleich."

Viel Spaß, hätte Wren beinahe gesagt, doch dann besann sie sich. „Ich hoffe, sie wird gut."

„Oh, ganz bestimmt. Das ist immer so. Es war nett, Sie kennenzulernen, Wren. Wir sehen uns bestimmt wieder."

„Ja. Okay. Danke." *Danke, dass Sie freundlich zu mir waren,* hätte Wren gern gesagt, aber das tat sie nicht. Summend verließ Mara den Waschraum.

„Ich habe gerade Ihre Niiiichte kennengelernt!", hörte Wren sie im Flur trällern, bevor eine Tür geschlossen wurde.

Sie putzte die restlichen Waschbecken und nahm ihren Wischmopp. Eines Tages würde sie Mara zeichnen. Sie war wunderschön. Und ihre Augen erzählten eine Geschichte.

Wren wollte gerade zu ihrer Therapiestunde aufbrechen, als ihre Mutter anrief. „Ich habe *Weemoed* verkauft", rief sie voller Begeisterung.

„Du hast was?"

„Nicht mein Exemplar. Ich würde mich nie von einem Bild trennen, das du für mich gezeichnet hast. Aber heute Morgen war eine Gruppe von Pastorenfrauen bei mir zu Hause, und eine von ihnen war unglaublich begeistert von dem Bild und seiner Bedeutung. Sie meinte, sie hätte gerne auch so eins. Und die anderen waren ebenfalls sehr angetan und wollen auch eins haben. Kann ich einfach so losgehen und Kopien davon machen oder –"

„Warte mal, Mama, langsam." Wren strich über ihre Stirn. Sie hatte noch nie eines ihrer Bilder verkauft, kein einziges Gemälde, keine Zeichnung. Und sie war nicht davon ausgegangen, dass ihre Zeichnung von der Hand Gottes und ihrer Mutter, die darin kniete, vervielfältigt werden würde. Dafür war sie einfach nicht gut genug. Aber Wren konnte sich lebhaft vorstellen, wie ihre Mutter sie stolz der Gruppe gezeigt und ihnen von der „aktiven Melancholie“ und ihrer Tochter, der Malerin, erzählt hatte.

Sie war keine Malerin. Jedenfalls keine richtige. „Sie wollen eine Kopie davon?“

„Ja. Mindestens zehn. Ich habe ihnen gesagt, ich wüsste nicht, wie viel es kosten wird, die Zeichnung professionell auf speziellem Papier vervielfältigen zu lassen, aber ich würde mich erkundigen und es ihnen dann mitteilen. Ich dachte an zehn oder fünfzehn Dollar pro Stück. Ist das in Ordnung? Ich meine, es sind ja nur Kopien, keine Originale.“

Zehn Kopien zu jeweils zehn oder fünfzehn Dollar? Von dem Geld konnte Wren Farben kaufen. Und noch mehr Leinwände.

„Oder ist das zu wenig? Habe ich etwas falsch gemacht?“

„Nein, das hast du toll gemacht! Ich kann es nur nicht glauben.“ Wren ließ sich auf einen Stuhl in der Eingangshalle sinken.

„Einige von ihnen waren der Meinung, dass auch in ihren Gemeinden Interesse daran bestehen könnte oder vielleicht bei einigen ihrer Verwandten. Natürlich wird es nicht jeden ansprechen, aber es spricht, Wren. Es spricht bereits.“

Die Melancholie sprach. Die Klage und die Hoffnung und die Sehnsucht, darauf zu vertrauen, dass Gott alles in seinen Händen hielt – die aktive Melancholie sprach. *Jesus.*

Erzähl es Vincent, hätte sie gern gesagt. Aber das war dumm. Darum murmelte sie leise: „Danke.“

„Ich freue mich, Sie zu sehen, Wren. Wie geht es Ihnen?“ Dawn, ihre neue Therapeutin, ließ sich ihr gegenüber nieder und faltete die Hände im Schoß.

„Ganz gut, würde ich sagen.“

Nach einigen Versuchen hatte Wren auf Hannahs Empfehlung hin endlich eine Therapeutin gefunden, die ihr zusagte. Wenigstens für den Augenblick. Es war der Druck von einem Gemälde von van Gogh an der Wand von Dawns Büro gewesen – Vincents *Der barmherzige Samariter* –, der Wrens Aufmerksamkeit bei ihrem ersten Besuch in der Praxis gefesselt hatte und für sie die Bestätigung gewesen war, dass Gott sie hierhergeführt hatte. Sie hoffte, dass sie miteinander klarkamen. Ihr Arzt war bereit, ihre Medikation zu reduzieren, aber nur, wenn sie sich auf eine regelmäßige Therapie einließ. Und sie hatte nicht die Kraft oder Geduld für weitere Fehlschläge. Dr. Emersons Nachfolgerin war eine halbe Stunde zu spät zu ihrem Termin gekommen und hatte, wenn sie nicht auf den Block auf ihrem Schoß starrte oder Wren über den Rand ihrer Brille hinweg anschaute, immer wieder auf die Wanduhr gesehen. In der Dreiviertelstunde, die Wren in ihrem Büro verbrachte, hatte sie kaum etwas anderes gesagt als: „Also, wenn ich Sie richtig verstehe …"

Nein. Kein Volltreffer.

Vor Wrens innerem Auge entstand ein Porträt von Dawn, deren schwarze Locken von einem Haarband mit afrikanischem Muster zurückgehalten wurden. Blaue Spiralen wanden sich auf einem limettengrünen Untergrund, durch den sich ein Hauch von Zitronengelb zog. Die Farbgebung erinnerte Wren an Vincents Sterne. *Dawn. Morgendämmerung.* Das war ein guter Name für eine Therapeutin. Sonnenaufgang. Licht. Hoffnung.

Dawn lächelte, und ihre braunen Augen blickten sie freundlich an. „Erzählen Sie mir mehr, Wren. Was bedeutet ‚ganz gut'?"

Wren dachte kurz über die vergangene Woche nach. „Ich habe relativ gut geschlafen, was eine große Sache für mich ist. Und ich denke, meine neuen Medikamente wirken. Mir passt nicht, dass ich sie nehmen muss, aber ich weiß, dass ich sie brauche. Und wenigstens fühle ich mich nicht vollkommen betäubt. Es macht mir immer Angst, wenn ich nichts mehr fühle. Ich wäre lieber traurig, als gar nichts zu fühlen, falls Sie verstehen, was ich meine."

Dawn nickte.

„Ich meine, es tut weh und fällt mir schwer, mich mit dem zu beschäftigen, worüber wir in der vergangenen Woche gesprochen haben, zum Beispiel der Verlust von Casey und Theo. Ich trauere immer noch um ihn. Auch wenn manch einer sagen würde: Das war doch nur eine Katze."

„Es war *Ihre* Katze", wandte Dawn ein. „Und zudem hat Theos Tod den Schmerz in Ihnen wieder wachgerufen, den der Umzug Ihres Freundes verursacht hat."

Wren biss sich auf die Lippe.

In der vergangenen Woche hatte Dawn ihr gesagt, sie müsse Geduld haben und ihre Trauer zulassen. Das stimmte natürlich. Sie durfte sich nicht davon beeinflussen lassen, was andere sagten oder was sie selbst von sich erwartete. Sie durfte sich nicht drängen oder sich Schuldgefühle einreden lassen, weil sie zu lange brauchte oder zu empfindsam war. Aber diese alten Muster waren schwer zu durchbrechen.

„Ich habe Ihren Vorschlag befolgt und wieder angefangen zu malen. Das hilft mir, meine Gefühle zu verarbeiten. Auf diese Weise kann ich sie ausdrücken, sie sehen und mit ihnen arbeiten. Aber in letzter Zeit habe ich eher gezeichnet, weil die Farben ziemlich teuer sind. Wenn ich kein bestimmtes Bild vor Augen habe, zeichne ich lieber. Aber wie ich kürzlich erfahren habe, hat meine Mutter doch tatsächlich einige Kopien einer Zeichnung verkauft, die ich von ihr gemacht habe. Deshalb kann ich mir jetzt ein paar Malutensilien kaufen."

Obwohl: Vielleicht sollte sie mit dem Geld lieber ihre Arztrechnungen bezahlen. Das wäre sinnvoller.

Die Kosten für ihren Klinikaufenthalt würde Wren in den nächsten fünf Jahren abstottern. Diesen Zeitraum hatte sie mit dem Krankenhaus vereinbart. Und bisher war sie ganz gut im Plan. Ihre Wohnung hatte sie gekündigt. Im Augenblick war es nicht gut für sie, allein zu leben. Kit ließ sie auf unbestimmte Zeit in ihrem Haus wohnen, und sie brauchte weder Miete zu zahlen noch für ihren Lebensunterhalt aufzukommen. Das war ein unglaublich großzügiges Geschenk, und Wren hatte ein schlechtes Gewissen dabei, es anzunehmen. Aber so war es ihr möglich, von ihren Ersparnissen und dem Geld, das sie im

New Hope-Zentrum verdiente, ihre Krankenversicherung und die Kosten für die Medikamente und Ärzte und die Therapie zu bezahlen. Etwa vier Monate würde sie sich so über Wasser halten können. Länger nicht. Aber das war mehr als das, was die meisten Menschen hatten. Und vielleicht konnte sie ja schon bald wieder Vollzeit arbeiten, falls sie einen Job fand, der nicht zu anstrengend für sie war. Das war das Schöne daran, einen Mopp oder einen Besen durch die Gänge zu schieben – es hatte etwas Beruhigendes an sich. Aber es war natürlich keine Lösung auf lange Sicht.

Überstürze nichts, hatte Hannah gesagt. Es war wichtig, dass sie sich die Zeit nahm, gesund zu werden. Und in ihrer Gemeinde gab es einen Fonds für Notfälle, über den die Pastoren verfügen konnten. Auch daraus könnte Wren einen Zuschuss bekommen, sollte das nötig werden.

Aber Wren wollte keine Almosen. Es gab so viele andere, die das Geld viel dringender brauchten als sie.

Sie bekam bereits Almosen, aber Kit ließ sie das nicht spüren.

Ihr Blick wanderte zu Vincents Gemälde an der Wand hinter Dawn, zu dem barmherzigen Samariter, der klaglos den leblosen, dem Tod überlassenen Mann auf sein Pferd lud. In diesem Augenblick der Rettung empfand der Verletzte bestimmt keine Schuldgefühle, weil er Hilfe in Anspruch nahm. Nur Dankbarkeit. Und trotzdem war es schwer, nur nehmen und nichts geben zu können.

„Erzählen Sie mir von Ihrer Zeichnung“, forderte Dawn sie auf.

„Meiner was?“

„Von der Zeichnung, die Sie für Ihre Mutter gemacht haben.“

„Ach so. Ja.“ Wren wechselte ihre Sitzposition und legte die Füße übereinander. „Es ist ein Bild von einer Frau, die in einer Hand kniet, wie in der Hand Gottes. Meine Mutter war das Modell.“

„Warum Ihre Mutter?“

„Weil nur sie da war. Ich brauchte ein Modell als Orientierung.“ In dieser Hinsicht war Wren wie Vincent. Sie konnte besser mit einem Modell arbeiten als nur aus der Vorstellung oder Erinnerung. „Darum bat ich sie, sich hinzuknien, den Kopf in die Hände zu legen und für mich Modell zu sitzen.“

„Wie war das für Sie, Ihre Mutter in dieser Haltung zu sehen?"

„Ich –" Wren hielt inne und versuchte, sich zu erinnern. In den ersten Tagen bei Kit war sie so benebelt gewesen, dass sie sich nicht mehr richtig daran erinnern konnte. Sie wusste nur noch, dass sie draußen in Kits Garten gewesen waren. „Tut mir leid. Das weiß ich nicht mehr."

„Kein Problem", erwiderte Dawn. „Und die Gefühle, die der Zeichnung zugrunde liegen?"

„Sie meinen, während ich es gezeichnet habe? Oder was das Bild im Allgemeinen für mich bedeutet?"

„Das eine wie das andere. Beides."

„Nun, ich habe das Bild *Weemoed* genannt, das ist ein niederländisches Wort, das van Gogh in seinen Briefen verwendete. Er sagte, es bedeutet ‚aktive Melancholie'."

Dawn zog die Augenbrauen in die Höhe. „Das ist ein interessanter Ausdruck. Was bedeutet das für Sie?"

„Vincent sagte, es sei ein zusammengesetztes Wort aus ‚Weh' und ‚Mut', also eine Verbindung von beidem. Melancholie kann man nicht ohne Mut aushalten. Weil es dann einfach nur Verzweiflung ist."

„Und Sie? Wie sehen Sie das?"

„Ich denke, das stimmt. Wir müssen uns entscheiden, sofern wir zu einer Entscheidung fähig sind. Manchmal ist es schwer, sich für die Hoffnung zu entscheiden, wenn man nichts als Traurigkeit empfindet." *Wir müssen uns entscheiden,* hatte Kit gesagt. Immer und immer wieder.

„Geht es Ihnen momentan so?", fragte Dawn, „Fällt es Ihnen schwer, sich für die Hoffnung zu entscheiden?"

„An manchen Tagen schon, ja."

„Was hilft Ihnen an solchen Tagen?"

Wren überlegte einen Augenblick, bevor sie antwortete: „Kunst. Schönheit. Draußen in der Natur zu sein, einen Spaziergang zu machen. Gebet, wenn ich beten kann. Aber manchmal fallen mir keine Worte ein, und manchmal habe ich nicht die Kraft, in der Bibel zu lesen, Stille Zeit zu halten oder so etwas. So bin ich auf das Bild mit der Hand gekommen. Meine Pastorin hat mich in der Klinik besucht, und wir sprachen darüber, dass ich zu müde bin, um mich an Gott festzuhalten. Während sie für mich betete, sah ich mich eine Felswand hinaufklettern, und ich verlor den Halt. Doch dann wurde aus der Klippe eine Hand und ich wurde gehalten. Sie meinte, das sei ein gutes Bild für mich. Wenn ich nicht die Kraft hätte, mich festzuhalten, dürfe ich darauf vertrauen, dass Gott mich hält."

„Dann sind eigentlich Sie das in dieser Hand?"

„Ja."

„Obwohl Sie Ihre Mutter gezeichnet haben."

„Ja."

„Ist sie denn auch in der Hand?"

Verblüfft über die Macht der Gefühle, die in ihr hochkamen, presste Wren ihre Lippen zusammen und nickte. Sie hatte ihre Mutter dorthin gestellt.

„Deine Mutter hat ihre eigene Reise zu bewältigen", bemerkte Kit, als sie am Abend zusammen im Wohnzimmer vor dem Kamin saßen.

„Ich weiß. Das hat meine Therapeutin auch gesagt."

Ja, ihre Mutter habe auch einen Trauerprozess zu durchlaufen, hatte Dawn gesagt, sie habe auch ihre Ängste zu bewältigen, aber Wren sei nicht verantwortlich für die Gefühle ihrer Mutter. Sie wisse das, hatte Wren erwidert. Trotzdem habe sie das Gefühl, dass ihre Mutter wegen ihr leide. All diese Emotionen waren in Dawns Büro wieder hochgekommen, die Erinnerung daran, wie ihre Mutter dort im Gras gekniet hatte, das Gesicht in den Händen, eine Verkörperung von Leid und Schmerz. Ihre Haltung war authentisch. Das hatte der Zeichnung Tiefe und Echtheit vermittelt. Alle Emotionen waren echt. Voll und ganz.

„Ich glaube, Mama ist enttäuscht, dass ich zu Thanksgiving nicht nach Hause komme."

Kit antwortete nicht.

„Hat sie mit dir darüber gesprochen?", fragte Wren.

„Sie macht sich Sorgen um dich. Aber ich habe sie an die Grenzen erinnert, die wir vereinbart haben."

„Danke." Bevor ihre Mutter im Oktober nach Hause zurückgekehrt war, hatten sie eine Vereinbarung getroffen: Ohne Wrens Wissen oder Billigung würde es keine Berichte über ihren Zustand geben, außer im Notfall. Kit wollte, dass ihr Heim ein sicherer Ort für Wren war, eine Zuflucht, in der sie bleiben konnte, solange sie wollte. „Das war sehr klug", hatte Dawn gesagt. „Eine gute Entscheidung für Sie alle."

„Aber wenn du deine Meinung doch noch änderst, Wren, dann kannst du mich auch gerne zu Sarah begleiten."

„Ich weiß. Vielen Dank. Aber ich schätze, es ist gut für mich, hierzubleiben und etwas für andere zu tun. In letzter Zeit hat sich alles nur um mich gedreht. Da ist es wichtig, dass ich mich endlich einmal um andere kümmere und mir vor Augen führe, wie gut es mir eigentlich geht."

Sie würde keinerlei Verantwortung tragen. Sie brauchte am Donnerstag nur zusammen mit den anderen ehrenamtlichen Helfern aus ihrer Gemeinde in dem Obdachlosenheim zu sein. Und hinterher war sie bei Hannah und ihrer Familie eingeladen.

Es sei eine Ehre, hatte sie ihrer Mutter gesagt, ein Privileg, dass sie zu Thanksgiving bei ihrer Pastorin eingeladen war. Und ihre Mutter hatte erwidert: „Das freut mich. Wir werden dich zwar vermissen, aber vielleicht kannst du ja zu Weihnachten herkommen."

Ja, hatte Wren geantwortet. Wenn sie sich eine Reise zutraue, dann vielleicht zu Weihnachten. Aber das sei kein Versprechen. Sie könne noch nicht so weit im Voraus denken. Und ihre Mutter hatte das akzeptiert.

Als sie an diesem Abend im Bett lag, setzte sie Kits Vorschlag um und stellte sich vor, sie wäre in Gottes Hand. Und dann stellte sie sich ihre Mutter in Gottes anderer Hand vor. Sie beide waren gehalten – in Sorge, in Schmerz, mit Liebe.

19

Thanksgiving begann mit einem klaren, sonnigen Morgen, ohne eine Spur von dem für West Michigan angekündigten Schnee, nicht einmal am Ufer des Sees. Bevor Kit sich auf den Weg nach Grand Rapids machte, um den Tag bei der Familie ihrer Tochter zu verbringen, setzte sie Wren im Crossroads-Haus ab. Hannah kam ihr im Eingang entgegen und schob sie in den großen Speisesaal, in dem die Tische bereits festlich eingedeckt waren. „In diesem Jahr erwarten wir so viele Gäste, dass wir ein Büfett aufbauen und nicht an den Tischen servieren werden", erklärte Hannah. „Was möchtest du tun? Hast du schon eine Idee?"

Wren schaute sich um und versuchte, sich in dem ihr fremden, übergroßen Raum nicht zu verlieren. „Ich weiß es nicht."

Durch die Glastüren beobachtete sie, wie langsam die Gäste eintrafen und in Dreier- und Viererreihen darauf warteten, hereingelassen zu werden. Ehrenamtliche Helfer, von denen Wren keinen kannte, trugen das Essen von der Küche zu den Büfetttischen, was gar nicht so einfach war. Gekonnt wichen sie einander aus. „Vorsicht, heiß und fettig! Achtung! Heiß!"

Wren wich zurück, um einen Zusammenstoß mit zwei Kindern zu vermeiden, die um die Tische herumliefen und Fangen spielten. Dem Mädchen gelang es, dem Jungen zu entwischen, obwohl es sich nur mithilfe zweier Krücken bewegen konnte. Wren kannte diesen Gang. Im Bethel-Haus hatte sie in einer ihrer Gruppen einen Jungen gehabt, der an einer zerebralen Lähmung litt. Nicholas war einer der klügsten Sechsjährigen, den sie kannte. Sie hoffte nur, dass es ihm gut ging.

„Hey, hey, mein Sohn!“ Der Vater packte den Jungen am Arm, als er gerade um einen der Tische herumlaufen wollte. „Jetzt komm mal runter, Collin. Hör auf, hier so herumzutoben, und lass deine Schwester in Ruhe.“ Als der Vater gerade nicht hinschaute, grinste das Mädchen den Jungen an und streckte ihm die Zunge raus. Dann ging das Spiel von vorn los.

Hier herrschte so viel Lärm und Unruhe. Wren hoffte nur, dass sie nicht wieder eine Panikattacke bekam. Vielleicht hatte sie ihre emotionalen und geistigen Fähigkeiten doch überschätzt.

„Wren?“

Sie wirbelte herum. „Mara!“

Mara nahm sie fest in ihre Arme wie eine lang vermisste Freundin. „Was machst du denn hier?“

„Ich möchte mithelfen. Das ist meine Pastorin Hannah Allen.“

Mara lachte. „Ich kenne Hannah schon einige Jahre.“

„Mara ist eine der Leiterinnen hier“, erklärte Hannah. „Sie kümmert sich um das Essen.“

„Ich versuche es zumindest. Heute herrscht hier das absolute Chaos.“

„Hey, Collin!“, rief der Vater erneut. „Ich habe doch gesagt, es ist genug! Brauchst du eine Auszeit?“

„Also, was sollen wir machen?“, fragte Hannah. „Wo werden wir gebraucht?“

„Aufpassen!“, rief jemand. „Heißer Topf!“

„Ihr könntet darauf achten, dass es immer genug Nachschub gibt. Es wäre schön, wenn du das übernehmen könntest, Wren. Und Hannah, kannst du Charissa bei den Getränken helfen?“

„Aber gern.“

Einer der Helfer stolperte, als er den beiden Kindern ausweichen wollte, und sein Topf mit Stampfkartoffeln landete mit einem lauten Poltern auf dem Boden. Wren drückte die Hände auf die Brust.

„Saubermachen in Gang sechs!“, rief Mara und kehrte in die Küche zurück.

Hannah berührte Wren sanft am Ellbogen. „Alles in Ordnung?“

Wren war sich nicht sicher.

„Was kann ich für dich tun?"

Sie wusste es nicht.

„Es gibt hier einen ruhigen Ort, an den wir uns zurückziehen können. Komm mit."

Sie hätten genügend Helfer, beteuerte Hannah. Wren brauche keine Schuldgefühle zu haben, dass sie nicht mitarbeitete. „Wenn du hier in Maras Büro bleiben möchtest, dann ist das in Ordnung. Wie du magst."

„Es tut mir so leid. Ich hätte nicht gedacht, dass ich –"

Ja, was denn? Dass sie beinahe hyperventilierte, als ihr bewusst wurde, wie viele Leute kommen würden? Dass sie das Bedürfnis verspürte, sich unter einem Tisch zu verstecken? Dass sie sich am liebsten in eines der Tischtücher gewickelt hätte und verschwunden wäre?

Wren atmete tief durch, um sich zu beruhigen. Sie brauchte eine andere Blickrichtung, etwas, was sie von ihren obsessiven, durcheinanderwirbelnden Gedanken ablenkte. Ihr Blick wanderte über Maras Schreibtisch: ein angeschlagener Kaffeebecher mit Stiften, eine halb volle Kaffeetasse mit der Aufschrift „Die beste Oma der Welt", drei blaue Heftmappen, Haftnotizzettel in grellen Neonfarben, die an einem Lampenschirm klebten, ein Stapel Kochbücher, Bilder in pink getupften Rahmen.

Wren lenkte ihre Aufmerksamkeit auf die Fotos: ein großer, schlanker junger Mann in Tarnkleidung, die roten Haare kurz geschnitten und den Namen Garrison auf der Brust. Ein stämmiger junger Mann um die zwanzig, auch mit roten Haaren, der ein Baby im Arm hielt, und drei dunkelhaarige Kinder, die auf der Veranda eines kleinen Hauses ihr Eis verspeisten.

Sie schloss die Augen und stellte sich vor, wie sie mit Oma und Opa auf deren Veranda Eis aß. Tangara hatte den Kopf in ihren Schoß gelegt und hoffte auf einen Leckerbissen. Natürlich würde er etwas abbekommen. Aber erst nachdem sie selbst genug gegessen hatte. Er würde das Hörnchen bekommen. Sie gab ihm immer das Hörnchen.

Sie vermisste Tangara. Sie vermisste Theo. Sie vermisste Oma und Opa und Casey. Vielleicht hätte sie doch nach North Carolina fliegen sollen. Gleich würde sich ihre Familie an den Tisch setzen. Papa würde mit den Fingern knacken und dann den Truthahn anschneiden. Sie erinnerte sich noch, wie er nach ihrem Umzug nach Amerika das erste Mal den Truthahn angeschnitten hatte.

Sie würde nicht weinen.

„Hör mal", erklärte Hannah. „Wie wäre es, wenn wir beide jetzt gleich zu mir nach Hause fahren? Dort ist es viel ruhiger. Nur eine langjährige Freundin der Familie, die über das Wochenende in der Stadt ist, und unser Sohn mit seiner Verlobten werden da sein."

Wren war nicht sicher, ob sie genug Kraft für Gesellschaft hatte. „Ich glaube, ich fahre lieber nach Hause. Mir geht es nicht so gut."

„Bist du sicher? Mir gefällt die Vorstellung nicht, dass du allein bist."

„Ich komme schon klar. Alles gut."

„Ich kann dich auch nach Grand Rapids zu Katherine bringen. Wie wäre das?"

Nein, das war viel zu viel Aufwand. Und außerdem kannte Wren Sarah und ihre Familie nicht so gut, und sie hatte auch keine Kraft, sich mit ihnen zu unterhalten. Aber das sagte sie Hannah nicht.

„Bist du sicher, dass du nicht mit zu uns kommen und dich dort ausruhen möchtest? Du brauchst uns auch nicht beim Abendessen Gesellschaft zu leisten. Du kannst dich in unser Gästezimmer zurückziehen, dich hinlegen oder lesen …"

Das war ein sehr freundliches Angebot. Aber nein. Wren schüttelte den Kopf.

Hannah schien nicht so recht zu wissen, was sie tun sollte. Sie beugte sich auf ihrem Stuhl nach vorn. „Ich muss dich das jetzt fragen, Wren. Hast du das Gefühl, dass du im Augenblick in Gefahr bist? Dass du dir etwas antun könntest?"

„Nein. Nichts dergleichen. Es ist nur so, dass ich Angstgefühle habe, als würde ich kurz vor einer Panikattacke stehen. Ich möchte jetzt einfach nur nach Hause. Es tut mir leid." Darüber zu reden, würde alles nur noch schlimmer machen.

Hannah nickte. „Also gut. Ich fahre dich nach Hause."

Die Kartoffelesser. Das kam Wren in den Sinn, als sie Hannah durch den Flur folgte. Eines von Vincents frühen Gemälden von Bauern, die in einem dunklen, spartanisch eingerichteten und trostlosen Raum ein bescheidenes Mahl aus Kartoffeln und Kaffee einnahmen. Das Bild war in düsteren Farben gehalten, Grau, Braun und Grün – ganz anders als Vincents spätere Werke mit ihren lebendigen Farben und kühnen Pinselstrichen. Er schrieb Theo, dass er ganz bewusst diese einfachen, ungeschliffenen Modelle ausgesucht habe, um die Einfachheit und Schönheit und Würde ihres Lebens zu verdeutlichen, um zu zeigen, dass sie mit denselben Händen aßen, die das Essen aus dem Boden ausgegraben hatten.

Aus dem großen Speisesaal drangen Gespräche, Lachen und Musik zu Wren und Hannah herüber. An den Tischen saßen die Geknechteten und Übersehenen; Menschen, die Vincent häufig als Modelle engagiert hatte, um ihnen etwas zu essen und einen warmen Ort zu bieten, während er sie zeichnete; Menschen mit Gesichtern, in die sich Sorgenfalten gegraben hatten, in denen von Leid und Schönheit zu lesen war. *Gefährten im Unglück.*

Vielleicht sollte Wren, anstatt in ein leeres Haus zurückzukehren und darüber zu grübeln, was sie nicht hatte, doch lieber zum Essen bleiben und versuchen, festzuhalten und mit ihnen zu teilen, was sie sah. Wenn sie einen Stift und Papier bekam.

„Mal sehen, was Mara dazu meint", erwiderte Hannah, nachdem Wren ihr von ihrer Idee erzählt hatte, und gemeinsam machten sie sich auf die Suche nach ihr.

In der hintersten Ecke des Speisesaals saß Wren mit einem Stapel Kopierpapier und wartete. Mara hätte sich keine Sorgen zu machen brauchen, dass die Leute Schlange standen, um sich zeichnen zu lassen. Ein paar Kinder kamen, wurden aber schnell ungeduldig, als sie still sitzen sollten. „Wir haben eine Malerin unter uns“, rief Mara erneut. „Jeder, der eine Zeichnung mit nach Hause nehmen möchte, kann herkommen!“ Aber niemand reagierte. „Ich wünschte nur, meine Enkelkinder wären da. Meine älteste Enkelin liebt Kunst. Wenn Maddie hier wäre, würde sie bestimmt mit dir zeichnen.“

„Sind das die Kinder auf dem Foto auf deinem Schreibtisch?“

„Ja, sie leben in Texas. Madeleine ist fast neun, Hillary ist sechs und Ben fünf. Und meine Schwiegertochter ist wieder schwanger – mit Zwillingen!“ Mara packte den Ärmel des kleinen Jungen, der eben mit seiner Schwester Fangen gespielt hatte. „Hey, Master Collin! Wie wäre es, wenn du für ein Bild Modell sitzt?“ Er schüttelte den Kopf und rannte davon. Mara zuckte die Schultern. „Schade. Ich hätte dir gern ein Modell beschafft.“

„Das ist doch nicht schlimm. Alle sind beschäftigt und amüsieren sich.“

„Ja. Sieht ganz so aus.“ Mara zog sich einen Stuhl heran. „Zeit für eine Pause. Hast du eigentlich schon was gegessen?“

„Nein. Ich fahre später mit zu Hannah.“ Falls ihr danach war. Das wusste Wren noch nicht so genau. „Was ist mit dir? Habt ihr im Anschluss ein Familienessen?“

„Nein, nicht heute. Meine Söhne sind erwachsen und beide weggezogen. Und Jeremy wohnt in Texas. Ich fliege morgen früh hin und bleibe ein paar Tage bei ihnen. Am Samstag wird es ein großes Familienessen geben. Brian, mein Jüngster, leistet gerade seinen Militärdienst in Afghanistan. Er kommt im Frühling wieder heim, hoffe ich. Und Kevin, mein mittlerer Sohn, lebt in Colorado. Er hat ein kleines Mädchen namens Zoe.“

„Zoe? So heißt auch meine kleine Schwester.“ Während sie über ihre Familien plauderten und darüber, wie sehr sie ihre Familientraditionen vermissten, zeichnete Wren Maras Gesicht: Wangen mit

Grübchen und Lachfältchen an den Augen. Als kleines Mädchen hatte Mara vermutlich wie ein Engel ausgesehen. Bei ihrem weichen Gesicht würden ihr graue Haare gut stehen. Aber das Kastanienbraun zeigte, dass sie verspielt war. Ein weiteres Indiz dafür waren auch die langen Ohrringe mit den Kürbisanhängern. Wren zeichnete sie ebenfalls.

„Oh, du bist viel zu nett", sagte Mara, als Wren ihr die fertige Zeichnung reichte. Sie hielt das Blatt an ihr Gesicht und rief dem kleinen Mädchen mit den Gehhilfen zu: „Bethany! Was meinst du? Sieht mir das ähnlich?"

Bethany kam näher, um sich die Zeichnung anzusehen. Sie drückte ihre Hände auf Maras Knie und kniff die Augen zusammen. Zuerst betrachtete sie ausgiebig das Bild, dann Maras Gesicht und schließlich wieder das Bild. „Ja. Das sieht aus wie Nana."

Mara nahm sie auf den Schoß, legte ihre Arme um sie und küsste sie. Bethany lehnte ihren Kopf an Maras breite Brust. Es war ein wunderschönes Bild, das kleine Mädchen mit den dünnen Armen und den Beinschienen, zusammengekuschelt wie in einem weichen Nest. „Darf ich dich malen, wie du auf dem Schoß deiner Oma sitzt?", fragte Wren.

Bethany lachte. „Sie ist nicht meine richtige Oma."

„Aber fast, Bethie." Mara kitzelte sie, und sie lachte erneut. „Was meinst du? Darf Wren dich zeichnen?"

„Okay."

„Du musst aber still halten", ermahnte Mara. „Nur für eine kleine Weile."

Ganz anders als die anderen Kinder, die nicht still sitzen konnten, rührte Bethany nicht einen Muskel. Sie saß reglos da wie eine Statue. Wren zeichnete ihr eckiges Gesicht, ihre weit auseinanderstehenden Augen, die dichten Augenbrauen und Wimpern, ihre langen braunen Haare, die mit einer Eulen-Haarspange aus rosa und grünem Filz zurückgesteckt waren. Auch auf ihrem Kleid fanden sich rosa und grüne Eulen. Sie war kaum größer als Zoe, aber älter. Wren sah das an ihren fehlenden Schneidezähnen.

Mara winkte einer Frau zu. „Charissa, komm doch mal zu uns."

Wren erblickte eine große, schlanke Frau mit grauen Strähnen in ihren langen dunklen Haaren.

„Hallo, Mama“, sagte Bethany, ohne sich zu rühren.

„Hallo, Süße. Was machst du?“

„Ich sitze Modell für ein Porträt.“

„Oh. Okay. Das sieht wirklich hübsch aus.“

„Willst du auch eins?“, fragte Bethany.

„Nein. Nicht heute. Wir müssen los. Dein Bruder hat einen Heulanfall.“ Sie und Mara tauschten mitfühlende Blicke.

Mara stellte die beiden Frauen einander vor. „Wren, das ist Charissa, Charissa, das ist Wren.“

„Hallo“, grüßten beide.

Bethany erklärte: „Sie ist Malerin.“

„Das sehe ich. Danke, Wren. Das Bild ist sehr schön.“

„Und sie ist Katherine Rhodes Nichte. Großnichte“, fügte Mara hinzu.

„Ach, wirklich?“, fragte Charissa. „Wie schön.“ Aber ihre Stimme war ausdruckslos, und Wren bemerkte ihren leeren Gesichtsausdruck. Erschöpfung, aber vielleicht auch noch etwas anderes. „Kommst du dann heute Abend zu uns?“, fragte Charissa Mara.

„Ja, ich muss nur noch den Hund ausführen, dann komme ich.“

„Bring Spiele mit“, bat Bethany. „Und Kuchen. Vergiss das nicht.“ Sie rutschte von Maras Schoß. Charissa hielt sie am Arm fest, um sie zu stützen.

„Ich vergesse es bestimmt nicht“, erwiderte Mara.

Wren reichte Bethany ihre Skizze. Charissa legte die Hand auf den Kopf ihrer Tochter. „Was sagt man?“

„Danke, Miss Wren.“

„Gern geschehen. Danke, dass du für mich Modell gesessen hast. Du warst toll.“

Eine Gefährtin im Unglück, dachte Wren, während sie zusah, wie Charissa ihre Tochter durch die Menschenmenge und um die Tische herum zum Ausgang führte. Wenn man genau hinschaute, konnte man sie überall entdecken.

20

Als Kind war Wren einmal zusammen mit ihren Großeltern beim Pastor zum Tee eingeladen gewesen. Sie saß mit den Erwachsenen in einem Raum mit Paisley-Tapeten, ganz züchtig mit übereinandergeschlagenen Knöcheln, und hörte zu, wie Opa mit dem jungen Pastor, der neu in ihrer Gemeinde war, über die Lehre des freien Willens diskutierte. Obwohl sie nichts von dem verstand, was Opa oder der Pastor sagte, merkte Wren, dass der Pastor ihrem Opa nicht gewachsen war. Immerzu zupfte er an seinem Kragen, wischte sich mit dem Ärmel die kleinen Schweißperlen von der Stirn und sagte Dinge wie: „Nun, Joe, ich weiß nicht so recht, was ich dazu sagen soll" oder: „Ein anderer Blickwinkel wäre …" Wren war fasziniert von seinem Adamsapfel, der beim Sprechen immerzu auf und ab hüpfte.

Nachdem sie sich an diesem Tag verabschiedet hatten, zog Oma ihre Handschuhe aus und schlug damit nach Opa. Sie sagte, der Pastor würde sie bestimmt niemals wieder einladen. Das stimmte auch. Eigentlich war das schade, weil die Frau des Pastors den leckersten Schokokuchen backte, den Wren je gegessen hatte. Sogar noch besser als der von Oma. Aber das hatte sie Oma nicht gesagt.

„Wie war dein Abend?", fragte ihre Mutter, als sie später telefonierten.

Wren erzählte von Hannah und ihrem Mann Nathan. Sie wohnten in einem wunderschön restaurierten viktorianischen Haus mit Mahagoniböden, hohen Decken und Bleiglasfenstern. Ihre Gästezimmer stellten sie Missionaren auf Heimaturlaub und Pastoren zur Verfügung, die eine Sabbatzeit brauchten. „Jedem, der Ruhe braucht", hatte Hannah erklärt. Die Missionarsfamilie, die momentan bei ihnen wohnte, war über Thanksgiving verreist. Aber Nathans Sohn Jake und seine Verlobte Erica waren zum Abendessen da gewesen, zusammen mit einer Freundin der Familie, Becca, die nur wenig älter war als Wren. Sie war für die Allens wie eine Tochter. Es war ungezwungen zugegangen, ruhig und entspannt. Und Nathan backte den besten Pekannusskuchen, den Wren je gegessen hatte. Aber das verriet sie ihrer Mutter nicht.

„Wir haben dich vermisst", sagte ihre Mutter, „aber ich freue mich, dass du einen schönen Abend hattest."

So schön es momentan für sie sein konnte. Aber auch das verriet Wren ihrer Mutter nicht. Sie wollte nicht, dass sie sich Sorgen machte. Und sie erzählte auch nichts davon, dass sie im Crossroads-Haus beinahe eine Panikattacke gehabt hatte und fast ihre Meinung in Bezug auf die Einladung bei Hannah geändert hätte und dass sie beinahe in Tränen ausgebrochen war, als Becca beim Essen von den Flüchtlingskindern erzählte, die sie an ihrer staatlichen Schule in Detroit unterrichtete. Oder welche Eifersucht sie überfallen hatte, als Jake und Erica von ihren Plänen erzählten, ein Haus in der Innenstadt zu kaufen, um Menschen vor Ort zu helfen. Zu dieser Aufgabe fühlten sie sich berufen. Die Gentrifizierung dort mache ihnen Sorgen, sagten sie, die Armen würden verdrängt. Sie wollten Geld auftreiben und ein paar verfallene Häuser aufkaufen. Diese sollten dann renoviert und für kleines Geld an bedürftige Familien vermietet werden. Oder verkauft. Einen Gemeinschaftsgarten hatten sie bereits angelegt. Und sie arbeiteten mit Kindern. Und das alles ehrenamtlich neben ihrer eigentlichen Arbeit.

„Und was machst du?", hatte Erica gefragt.

Wren erklärte ihr, dass sie sich in einer Übergangsphase befinde und noch nicht wisse, wie es für sie weitergehe. Becca, Erica und Jake lächelten und nickten. Zum Glück wechselte Hannah schnell das Thema. Gemeinsam überlegten sie, welche Spiele sie nach dem Abendessen spielen wollten. Doch unmittelbar nach dem Dessert hatte Wren Hannah gebeten, sie nach Hause zu bringen.

Es war ein Gedankenspiel, das sie spielte, dachte Wren, als sie um kurz nach sieben ins Bett kroch, und sie konnte sich nicht erinnern, wann sie zum ersten Mal überlegt hatte, wie alt jemand gewesen war, als er anfing, große Dinge zu tun. Wie alt war der Maler, als er sein erstes großes Werk malte? Wie alt war dieser oder jener Komponist, als er seine erste Sinfonie komponierte? Wie alt war jene Autorin, als sie ihren ersten großen Erfolgsroman verfasste? Aber das überlegte sie nicht nur bei berühmten Künstlern, sondern auch bei Altersgenossen und Kollegen. Wie alt war sie, als sie ihr erstes Haus kaufte? Wie alt waren sie, als sie heirateten? Kinder bekamen? Eine Weltreise machten? Etwas Großes für Gott bewirkten? Wenn sie älter waren als sie, dann fühlte sich Wren getröstet. Sie hatte ja noch Zeit. Wenn sie jünger waren, dann kroch das Gefühl der Unzulänglichkeit in ihr hoch. Sie hinkte hinterher. Zeit mit Menschen zu verbringen, die leidenschaftlich ihre Ziele verfolgten, Menschen wie Jake, Erica und Becca, sollte sie eigentlich inspirieren. Stattdessen verstärkte es nur ihr Gefühl des Versagens und der Unzulänglichkeit.

Missionare auf Heimaturlaub und Pastoren in Sabbatzeit hatten keinen Grund, sich zu schämen, dass sie kostenlos im Haus eines anderen wohnten. Aber wie lange konnte Wren Kits Gastfreundschaft noch in Anspruch nehmen? Sie musste einen richtigen Job finden. Sie musste eine Wohnung für sich finden. Sie hatte behauptet, sie würde „beten, um die nächsten Schritte zu erkennen". Aber das stimmte nicht. Darüber nachzudenken, tat ihr weh.

Die Haustür ging auf. Kit war zu Hause. Wren gab vor zu schlafen. Kit sollte nicht merken, dass sie noch wach war. Sie wollte nicht noch einmal erzählen, wie ihr Tag gewesen war. Sie hörte das Klirren der Schlüssel, das Rascheln eines Mantels, leichte Schritte auf der Treppe, ein leises Klopfen und das Knarren ihrer Schlafzimmertür, als diese geöffnet wurde. Wren stellte sich vor, wie Kit in der Tür stand und vorsichtig in die Dunkelheit spähte. Ja, sie war zu Hause. Sie lag im Bett. Sie war in Sicherheit. Die Tür wurde ins Schloss gezogen.

Wren starrte zur Decke hoch. Sie fragte sich, wo Casey und Brooke wohl ihr erstes gemeinsames Thanksgiving verbracht hatten. Sie hoffte nur, dass sie nicht bei seinen Eltern waren. Der Gedanke, dass Casey vielleicht nur zwanzig Minuten von ihr entfernt war, schmerzte. Aber auf der anderen Seite: Was, wenn er tatsächlich nur zwanzig Minuten entfernt war? Wenn er für ein paar Tage in die Stadt gekommen war? Was, wenn er sie gern angerufen oder ihr eine SMS geschickt hätte, aber glaubte, sie wäre böse auf ihn? Was, wenn es vielleicht die Möglichkeit gab, sich auf einen Kaffee zu treffen und sich alles persönlich zu erzählen? Was, wenn?

Seit drei Monaten hatten sie nun schon nichts mehr voneinander gehört, Zeit genug, um Brooke zu beweisen, dass sie emotional nicht voneinander abhängig waren und dass man ihnen vertrauen konnte, dass sie ihre Freundschaft fortsetzen konnten, und zwar auf eine gesunde Art, die sowohl der neuen Ehe als auch ihrer langjährigen platonischen Freundschaft gerecht wurde.

Dass sie jetzt daran denken musste, konnte ja auch ein Stupser von Gott sein. In den vergangenen Jahren hatte Wren immer wieder über das Drängen des Geistes gestaunt, wenn einer von ihnen in einer Krise steckte und der andere darauf reagierte. *Wie Zwillinge*, hatten sie oft gescherzt.

Vielleicht brauchte Casey ihre Hilfe? Wren setzte sich im Bett auf und schaltete das Licht an.

Kurz nachdem sie ihre Stelle im Bethel-Haus angetreten hatte, wurde sie mitten in der Nacht von einem drängenden Gefühl aufgeweckt. Sie musste sofort für ihn beten. Sie musste für seine Bewahrung beten. Sie tat es und wählte anschließend seine Nummer. Er meldete sich nicht. Sie betete weiter und versuchte erneut, ihn zu erreichen. Immer noch keine Antwort. Deshalb sprang sie schnell in ihre Kleidung und raste zu seiner Wohnung. Sie fand ihn mit einigen Tablettendöschen und einem Kasten Bier vor. Dunkle Gedanken quälten ihn, ließen ihn nicht zur Ruhe kommen.

Wren hatte das Bier entsorgt, ihm die Tabletten abgenommen und Wache auf dem Boden neben seinem Bett gehalten, bis die Morgendämmerung angebrochen war und er seinen Therapeuten hatte aufsuchen können.

Vielleicht wusste Brooke nichts von Caseys dunklen Gedanken. Vielleicht hatte er ihr verschwiegen, dass er an einer bipolaren Störung litt und schon einige Male in einer Klinik gewesen war, dass die Narben an seinen Armen keine zufälligen Schnitte aus dem Werkunterricht in der Schule waren. Vielleicht wusste Brooke nicht, dass sie aufpassen musste, dass sie auf Anzeichen dafür achten musste, dass er in Gefahr stand abzurutschen oder dass eine manische Phase bevorstand. Vielleicht wusste sie es nicht.

Wrens Herz begann zu rasen. Casey steckte in Schwierigkeiten. Sie spürte es. Er brauchte Hilfe. Sie nahm ihr Telefon zur Hand. Sie würde ihm eine Nachricht schicken, etwa: „Ich habe gerade an dich gedacht" oder: „Ich hoffe, es geht dir gut." Auf keinen Fall: „Ich vermisse dich" oder: „Ich möchte deine Stimme hören." Nur: „Ich denke an dich." Aber nicht: „Ich bete für dich." Wenn es ihm nicht gut ging, dann wollte Casey nichts wissen von Gott und Gebet. Manchmal konnte er richtig zornig werden. Wren wollte ihn nicht zornig machen.

Ihre Hände zitterten, als sie den Text eingab. Sie betete. Und schickte die Nachricht ab.

Irgendetwas stimmte nicht, dachte Jamie, als sie und Olivia das Geschirr wegräumten. Da gab es etwas, was Wren ihr verschwieg. Es war nicht die Eintönigkeit in ihrer Stimme gewesen. Daran hatte sich Jamie gewöhnt. Eintönigkeit war normal, gehörte zu Wrens fortdauerndem Kampf gegen Erschöpfung, Entmutigung und Traurigkeit. Mit Eintönigkeit konnte Jamie umgehen. Aber heute hatte etwas Künstliches und betont Fröhliches in ihrem Tonfall gelegen, als wollte sie sich selbst – oder ihre Mutter – davon überzeugen, dass alles in Ordnung war, obwohl das nicht stimmte.

Und es war wirklich nicht so. Jamie spürte das. Ihr Mutterinstinkt hatte nicht immer recht, aber meistens eben schon. Und das bedeutete, dass die Alarmglocken in ihrem Kopf zu schrillen begannen. „Danke für deine Hilfe, Liv. Ich kümmere mich um den Rest."

Olivia stellte den letzten Teller in den Schrank und nahm ihr Telefon zur Hand. „Jess hat ein paar Leute eingeladen. Wir wollen einen Film anschauen. Hättest du etwas dagegen, wenn ich hingehe?"

„Jetzt noch? Zoe möchte sich doch so gern ‚Fröhliche Weihnachten' ansehen." Diesen Film an Thanksgiving anzuschauen, war Tradition, seit Dylan ihn der Familie an ihrem ersten Thanksgiving in Amerika vorgespielt hatte. Zoe war aufgeregt, weil sie, wie im vergangenen Jahr, länger aufbleiben und ihn im Schlafanzug anschauen durfte. Den ganzen Tag hatte sie von nichts anderem gesprochen. Sogar Joel, der so tat, als würde es ihn nicht besonders interessieren, hatte angeboten, Popcorn zu machen.

Das Popcorn war immer Wrens Aufgabe gewesen. Sie hatte auf dem Herd Popcorn mit Käse oder Zucker und Zimt gemacht. Dann hatten sich Olivia, Joel und Wren auf die Couch gehockt und lachend die lustigsten Stellen mitgesprochen. Im vergangenen Jahr hatte Zoe auf Wrens Schoß gesessen.

„Muss das unbedingt heute sein? Kannst du nicht ein anderes Mal zu Jess gehen?"

Olivia antwortete mit einem Seufzen.

„Na gut, geh ruhig. Von mir aus." Die Familie war sowieso zum ersten Mal am Thanksgiving Day nicht zusammen. Was machte es schon, wenn noch mehr Traditionen gebrochen wurden?

Olivia zögerte.

„Es ist in Ordnung, Liv."

„Nicht, wenn du böse bist."

„Ich bin nicht böse. Geh nur, Liebes. Hab viel Spaß." Sie deutete auf die Arbeitsplatte. „Nimm doch etwas von den Kuchenresten mit. Die könnt ihr miteinander aufessen." Sie hatten reichlich davon, und nicht einmal Joel und Dylan würden etwas dagegen haben.

„Nein, schon okay, ich bleibe."

„Du brauchst nicht hierzubleiben."

„Es ist in Ordnung. Ich bleibe hier."

„Na gut. Wie du willst. Es ist deine Entscheidung."

„Ich sage Jess, dass ich etwas später nachkomme."

„Klingt gut." Jamie räumte die letzten Küchenutensilien fort. „Sag Joel, dass er mit dem Popcorn anfangen kann, ja? Ich bin gleich bei euch. Ich muss nur noch kurz telefonieren."

„Sie ist hier und liegt bereits im Bett", sagte Kit. „Ich habe nach ihr gesehen, als ich nach Hause gekommen bin."

Es war viel zu früh, um ins Bett zu gehen. Das bestätigte Jamie nur, dass etwas nicht stimmte. Zu viel Schlaf war bei Wren ein Warnzeichen. „Entschuldige bitte, dass ich dich damit behellige, Kit, aber das ist nun mal mein Mutterinstinkt."

„Ich weiß. Als Mutter ist es so schwer, sich keine Sorgen zu machen. Ich befürchte, wir werden niemals damit aufhören, uns um unsere Kinder Sorgen zu machen, egal, wie alt sie sind."

„Das stimmt." Je älter sie wurden, desto komplizierter wurden die Sorgen. Jamie überlegte, wie sie ihre Frage formulieren sollte. Sie wollte die vereinbarten Grenzen nicht verletzen. Diese Grenzen waren gut, das wusste sie. Aber es fiel ihr unglaublich schwer, sich an die Vereinbarung zu halten. „Aber du lässt mich doch wissen, wenn …"

„Ich verspreche es, Jamie. Wenn ich spüre, dass es schwierig wird, wenn ich denke, dass Wren in Gefahr schwebt, dann sage ich dir sofort Bescheid."

Jamie seufzte. „Okay. Danke." Kit würde aufpassen. Das sollte sie doch eigentlich beruhigen. „Aber dass sie so viel schläft – das ist ein Warnzeichen. Oder wenn sie nicht mehr duscht oder sich anzieht. Das macht sie doch, oder? Sie meistert die grundlegenden Dinge des Alltags?"

„Sie erledigt ihre Arbeit im Einkehrzentrum und macht ihre Sache sehr gut. Ich bin dankbar fur ihre Hilfe, fur ihr Auge furs Detail."

„Das ist gut." Das bedeutete, dass Wren stabil war, und Stabilität war ein Geschenk. Die Anpassungen in der Dosierung ihrer Medikamente, die der Arzt vorgenommen hatte, schienen zu greifen. Kurz nach Wrens Entlassung aus der Klinik hatte sie mit Nebenwirkungen zu kämpfen gehabt, und sie hatte Jamie gegenüber erwähnt, man werde die Dosierung vermutlich noch mal ändern, aber Jamie hatte sie nicht mehr danach gefragt, zumindest nicht direkt. Sie wollte nicht aufdringlich sein. „Und das Malen? Es hört sich so an, als hätte sie wieder damit angefangen?“

„Sie hält sich ab und zu in ihrem Atelier auf. Ich habe sie nicht gefragt, woran sie gerade arbeitet, aber ich denke, die Malerei tut ihr gut.“

Auch ein sehr gutes Zeichen. „Und die Termine bei ihrer Therapeutin? Ich meine, ich will ja gar keine Einzelheiten wissen. Sie hat mir erzählt, dass sie eine Frau gefunden hat, die sie zu mögen scheint, die ihr offenbar weiterhilft, also …“

Jamie wusste, dass sie mit ihren Fragen auf die unsichtbare Linie zumarschiert war. Jetzt hatte sie sie überschritten. „Also machen wir einfach weiter“, sagte sie in die unbehagliche Stille hinein.

„Mami?“ Zoe stand ungeduldig in der Schlafzimmertür. „Das Popcorn ist fertig.“

„Okay, Schätzchen. Ich bin gleich da.“

Zoe hüpfte davon und rief: „Sie kommt gleich!“

„Ich schätze, du musst Schluss machen“, sagte Kit.

„Ja. Filmabend. Alle sitzen schon unten.“ Nur Wren nicht. Aber Wren war in Sicherheit und arbeitete daran, gesund zu werden. Sie hatte ihre eigenen Wünsche und Bedürfnisse formuliert, und das war gesund. Jamie wollte, dass sie das tat. Sie war erleichtert darüber und dankbar dafür.

„Genieße es“, sagte Kit. „Und wenn du Angst bekommst, schau dir Wrens Zeichnung an, und mach dir bewusst, dass sie in Gottes Hand ist. Und dass auch du in Gottes Hand bist.“

Nachdem sie den Anruf beendet hatte, ruhte Jamies Blick auf der gerahmten Zeichnung auf ihrem Nachttisch. Es fiel ihr nicht schwer, ihre Tochter den Händen Gottes anzubefehlen; es fiel ihr schwer, sie dort zu lassen. Es fiel ihr schwer, darauf zu vertrauen, dass sie sie ganz beruhigt dort lassen konnte.

Herr, ich glaube. Hilf meinem Unglauben.

Ihre Finger verharrten über der Tastatur. Sie würde die Nummer nicht wählen. Sie würde nicht riskieren, Wren aufzuwecken. Aber sie konnte ihr eine Nachricht schicken. „Gute Nacht. Ich hab dich lieb." Und wenn sie schon schlief, würde sie sie am Morgen lesen.

„Kommst du, Schatz?", rief Dylan unten an der Treppe.

Aber vielleicht sollte sie auch das lieber sein lassen.

„Schatz?"

Sie würde es sein lassen.

Sie würde Wren Raum geben, um zu verarbeiten, was immer sie zu verarbeiten hatte, und darauf vertrauen, dass sie sich meldete, wenn sie ihre Hilfe brauchte.

Sie legte ihr Telefon auf den Nachttisch. „Schon unterwegs", rief sie und ging nach unten zu ihrer Familie.

Wren zog ihren Schlafanzug aus, stieg in ihre Jeans und streifte sich ein Sweatshirt über. Sie wollte angezogen sein für den Fall, dass Casey tatsächlich in der Stadt war und sie brauchte. Sie wollte sofort aufbrechen können. Vorsorglich stellte sie ihre Turnschuhe neben das Bett und legte sich wieder hin, um zu warten.

Sie hoffte, er würde Brooke von ihrer Nachricht erzählen. Heimlichkeiten waren nicht gut. Und wenn es ihm so schlecht ging, dass er nicht antworten konnte, dann würde Brooke ihr vielleicht antworten und schreiben: „Sag mir, was er braucht, wenn er so ist. Wie kann ich ihm helfen?"

Wren würde ihr raten, sie solle ihm in Erinnerung rufen, dass er auch früher schon viel Dunkelheit erlebt und überstanden hatte, dass er mutige Entscheidungen getroffen hatte und dass die Verzweiflung nicht andauern würde. Wren würde ihr sagen, wie wichtig es war, ihm nicht aus dem Weg zu gehen oder ihn zu ignorieren, dass man ihm zuhören musste, auch wenn er zornig war und unlogische Dinge sagte. Es hatte keinen Zweck, ihm zu widersprechen. Das zu wissen, war wichtig. Und es war wichtig, die Last seiner Schuldgefühle oder Scham nicht noch zu verstärken, indem man ihm sagte, dass es einem Angst machte, ihn so zu sehen, oder dass er doch mal darüber nachdenken sollte, welchen Einfluss seine Krankheit auf die Menschen in seiner Umgebung hatte. Menschen, die ihn liebten. Daran konnte er in solchen Augenblicken nicht denken. Das machte alles nur noch schlimmer.

Sie schaute wieder auf die Uhr. Fünfundvierzig Minuten, seit sie die SMS abgeschickt hatte.

Wenn Casey tatsächlich bei seinen Eltern war, dann hatte ihm das vielleicht den Rest gegeben. Ihre Beziehung war in den letzten Jahren nicht besonders gut gewesen. Seine Eltern hatten seine Krankheit nie verstanden. Sie hatten sich nicht genug bemüht, sich darauf einzustellen, und keine Geduld mit ihm gehabt. Wren wollte gar nicht nachrechnen, wie oft sie ihn rausgeschmissen oder ihn angeschrien hatten, er solle sich gefälligst zusammenreißen. Wren hatte sich um ein gutes Verhältnis zu ihnen bemüht, aber das war schwierig, weil sie sich Casey so verbunden fühlte und immer den Drang verspürte, ihn zu verteidigen. Und manchmal ärgerten sich seine Eltern auch darüber, dass Wren ihrem Sohn so nahestand. „Du bist mir mehr eine Mutter, als sie es je gewesen ist", hatte Casey einmal zu Wren gesagt.

Vielleicht hatten sie sich wieder gestritten. Seine Mutter konnte so böse werden, so unvernünftig. Und Casey gelang es nie, den Mund zu halten. Er schlug immer zurück.

Sie würde ihm noch eine SMS schicken. „Entschuldige bitte, dass ich dich störe", würde sie schreiben, „aber ich mache mir Sorgen um dich und möchte wissen, ob alles in Ordnung ist. Bitte schreib mir, dass alles gut ist."

Einen hochgereckten Daumen. Mehr brauchte sie nicht. Nur einen hochgereckten Daumen. Sie schickte die zweite Nachricht ab und wartete.

Auch wenn es eher unwahrscheinlich war, aber vielleicht hatte Brooke ihn noch nie erlebt, wenn es ihm schlecht ging. Als Casey zu seiner Pilgerreise durch Spanien aufgebrochen war, war es ihm gut gegangen. Wren hatte es gut gefunden, dass er diese Reise machen wollte, dass er sich wieder für Selbstreflexion und die Suche nach Gott öffnete.

Und auch nach seiner Rückkehr war es ihm gut gegangen. Er war in Hochstimmung und voller Hoffnung gewesen. Vielleicht hatte Brooke nur seine guten Augenblicke erlebt. Ihre kurze Verlobungszeit, in der sie sich nur selten gesehen hatten, war vielleicht nicht lange genug gewesen, um Caseys dunkle Seite kennenzulernen.

Selbst wenn er mit Brooke über seine Krankheit gesprochen hatte, wenn sie wusste, wie schwierig die vergangenen Jahre für ihn gewesen waren, hatte sie das vielleicht für übertrieben gehalten. Oder sie hatte gehofft, das alles wäre jetzt überstanden. Weil ein neues und wundervolles Leben vor ihnen lag und weil sie ihn glücklich machen würde. Wren war so dankbar, dass er glücklich war. Das war genau das, was sie sich für ihn gewünscht hatte, wofür sie viele Jahre lang gebetet hatte, dass er wieder glücklich war und voller Hoffnung. Das war auch sein Gebet für sie, wenn es ihm gut ging.

Sie griff nach seiner grauen Mütze auf ihrem Nachttisch und betete weiter.

Kurz nach Mitternacht brummte Wrens Telefon und zeigte an, dass sie eine SMS bekommen hatte. Ein hochgereckter Daumen.

Er war am Leben. Ihre zitternden Hände waren ein Beweis dafür, dass sie den Atem angehalten und das Schlimmste befürchtet hatte.

Es ging ihm gut. Oder doch nicht? Denn der hochgereckte Daumen konnte vieles bedeuten: „Ja, ich habe deine Nachricht bekommen", oder: „Mir geht es prima, kein Grund zur Sorge" oder: „Ich bin so froh, dass du an mich denkst, weil es mir im Augenblick nicht gut geht." Also, was denn nun?

Das war schwer zu sagen.

Der hochgereckte Daumen konnte nämlich auch bedeuten: „Ich bin sehr froh, dass du dich gemeldet hat, und es ist in Ordnung, wenn du dich wieder meldest." Oder: „Ich wünschte, du hättest dich nicht gemeldet, aber da du es getan hast, ist dies die kürzeste Antwort, die ich dir geben kann, um dir mitzuteilen, dass es mir gut geht."

Wren konnte es nicht deuten. Konzentriert schaute sie auf ihr Telefon. Nachdem sie jetzt wusste, dass er am Leben war, wollte sie, dass er ihre Vermutung entweder bestätigte oder ihr widersprach. Sie musste wissen, ob ihr Gefühl richtig gewesen war. Denn vielleicht konnte sie auch das nicht mehr richtig unterscheiden. Und wenn sie ihrer Intuition bei so unbedeutenden Dingen wie dem Drang zu beten nicht mehr trauen konnte, wie sollte sie ihr dann bei größeren Dingen vertrauen, wie zum Beispiel der Frage, wie es in ihrem Leben weitergehen sollte?

Nein, das war wichtig. Sie musste wissen, ob es ihm wirklich richtig gut ging. Sie schickte eine weitere Nachricht und wartete.

Er hatte sein Telefon bei sich. Er würde sehen, dass sie geantwortet hatte. Wenn er nicht sofort antwortete, bedeutete das, dass er böse war? Dass Brooke böse war? Vielleicht redeten sie gerade in diesem Augenblick darüber. Vielleicht sagte er ihr, er werde eine letzte Nachricht schicken und Wren noch einmal klarmachen, dass sie sich nicht mehr bei ihm melden solle. Vielleicht sagte Brooke: „Du musst deine Nummer ändern. Ich möchte, dass du deine Nummer änderst."

Und was dann? Was konnte Wren tun, wenn sie keine Möglichkeit mehr hatte, Casey telefonisch zu erreichen? Was dann? Sollte sie Brooke im Internet stalken? Casey war nicht in den sozialen Netzwerken aktiv. Er fand das lächerlich narzisstisch. Und Wren wollte nicht in die sozialen Netzwerke zurückkehren, obwohl sie dadurch Brooke ausfindig machen könnte. Auf Dr. Emersons Drängen hin hatte sie vor Monaten alle ihre Konten gelöscht. Es tat ihr nicht gut, permanent mit den Erfolgsgeschichten anderer konfrontiert zu werden oder mit deren Verbitterung oder den endlosen schlechten Nachrichten aus aller Welt. Um ihrer geistigen Gesundheit willen sollten diese Wege für sie geschlossen bleiben. Auf Dauer.

Sie starrte auf den Bildschirm.

Sie war keine Stalkerin. Und sie würde ihm keine weiteren SMS schicken. Vermutlich hätte sie das in ihrer ersten Nachricht deutlicher ausdrücken sollen. Sie hätte schreiben sollen, dass sie die Grenzen kannte und sie nur verletzte, weil sie sich Sorgen machte. Sie hatte ihm nur geschrieben, weil sie den Eindruck gehabt hatte, sie sollte für ihn beten.

Stimmte das? War das Führung gewesen, dieser Drang, für ihn zu beten?

Jetzt war sie nicht mehr sicher. Vielleicht war das alles auch nur Einbildung gewesen. Das musste sie jetzt wissen.

Ihr Telefon summte erneut. *Alles in Ordnung. Kein Grund zur Sorge. Fröhliches Thanksgiving. Pass auf dich auf!*

Es ging ihm gut! Daumen hoch bedeutete, dass es ihm wirklich gut ging. Wie schön, dass es ihm gut ging!

Alles in Ordnung. Es passte nicht zu ihm, dass alles in Ordnung war. *Alles* in Ordnung. Alles mit ihm, mit Brooke, mit dem Leben. Alles war prima.

Kein Grund zur Sorge. Ihr Instinkt hatte sie getäuscht. Sie beide verband nicht länger eine tiefe Intuition. Ihr Gefühl der Dringlichkeit, ihr Bauchgefühl, dass er in Gefahr war, alles war falsch gewesen. Sie brauchte sich keine Sorgen zu machen, weil alles in Ordnung war.

Fröhliches Thanksgiving. Das war ein höflicher Gruß an einem Feiertag. Selbst Fremde sagten das zu Thanksgiving. Freunde würden vielleicht sagen: „Ich hoffe, du hattest ein schönes Thanksgiving.“ Und Freunde, die an einem Gespräch interessiert waren, würden fragen: „Wie war dein Thanksgiving?“

Es ging ihm gut. Er brauchte ihre Unterstützung nicht. Er lebte sein Leben.

Pass auf dich auf! Und er hoffte, dass sie ihres leben würde.

21

Die vor uns liegende Zeit ist eine ganz besondere", erinnerte Hannah die Gemeinde. Weihnachten sei die Zeit des Jahres, in der man alles besonders intensiv erlebe, die Freude und das Leid, das Feiern und die Trauer, das Geschenk der Gemeinschaft und den Schmerz des Alleinseins, sagte sie. Darum sei es so wichtig, im Advent mit offenen Augen durch die Welt zu gehen. Der Advent sei die Zeit, um im Dunkeln Wache zu halten, die Pein des Wartens zu benennen und voller Hoffnung weiterzugehen, auch wenn alles trostlos und leer erscheine. Darum sollten sie neben Liedern des Lobes, die zu Recht angestimmt würden, auch Klagelieder singen. Und sie sollten im Gebet an diejenigen denken, für die diese Zeit des Jahres besonders schmerzlich war, die Verluste betrauerten, keine Arbeit hatten, an chronischen Erkrankungen litten, ob nun körperliche oder psychische, an die, die –

Wren klickte auf Pause und streifte ihre Kopfhörer ab. Den Rest der Predigt würde sie später anhören.

Sie rückte die Flaschen auf dem Reinigungswagen zurecht und schob ihn durch einen der leeren Flure im New Hope-Zentrum. Obwohl sie mehr als die Hälfte der Weihnachtsfeste in ihrem Leben in der nördlichen Hemisphäre verlebt hatte und die Symbolkraft und poetische Synergie von Winter und Advent zu schätzen wusste, sehnte sie sich nach dem Weihnachten ihrer Kindheit, als dieses den Beginn des Sommers einläutete und Opa und Oma und Mama und viele Freunde zusammenkamen, um am Weihnachtstag ein Picknick mit Lagerfeuer am Strand in der Nähe von Thirroul zu machen.

Damals hatte sie das nicht zu schätzen gewusst. Als Kind hatte sie sich nach der Art von Weihnachten gesehnt, die in ihren Büchern und den Filmen, die sie sich so gern anschauten, beschrieben war: Weihnachten im Winter mit schneebedeckter Erde und funkelnden Lichtern, die die Dunkelheit vertrieben. Während Wren am Weihnachtstag ihre Zehen in den heißen Sand grub, stellte sie sich vor, wie Kinder auf der ganzen Welt sich dick einmummelten, um Schneemänner zu bauen oder mit dem Schlitten die Hänge hinunterzusausen. So sollte Weihnachten sein.

„Das hast du jetzt", hatte ihre Mutter gesagt, als sie nach Michigan gezogen waren. Und Wren war begeistert gewesen. Doch sie musste feststellen, dass die kurzen und meist grauen Wintertage ihr Heimweh und das Gefühl, aus dem Gleichgewicht geraten zu sein, verstärkten. Ihr neuer Vater besorgte ihr eine spezielle Lampe, die Sonnenlicht simulierte. Das sollte ihr helfen, aber meistens tat es das nicht. Natürlich hatte sie ihm das nicht gesagt, denn sie wollte seine Gefühle nicht verletzen. Er gab sich solche Mühe.

An der Tür zur Kapelle hielt Wren kurz inne, bevor sie ihren Wagen hineinschob. Kit war gerade dabei, die immergrünen Zweige und Beeren am Adventskranz neu zu arrangieren. „Ah, da ist ja die Künstlerin", sagte sie. „Ich habe das Gefühl, ich mache alles nur noch schlimmer." Sie trat zurück und bedeutete Wren, es einmal zu versuchen.

„Ist es in Ordnung, wenn ich noch mal neu anfange?"

Kit lachte. „Natürlich! Nur zu."

Wren nahm eine Plastiktüte von ihrem Wagen und breitete sie auf dem Boden aus. Dort legte sie die Zweige ab. Dann begann sie, sie neu zu stecken.

„Ich möchte dich etwas fragen", sagte Kit. „Und bitte fühl dich frei, Nein zu sagen."

„Okay", erwiderte Wren. Aber Kit war ihr gegenüber so großzügig, da fiel es schwer, sich vorzustellen, dass sie eine ihrer Bitten ablehnen würde.

„Neulich bekam ich einen Anruf von dem Maler, der einige der Kreuzwegstationen für mich gemalt hat. Er hat gesundheitliche

Probleme und wird dieses Jahr keine neuen Bilder malen können. Aus den vergangenen Jahren haben wir zwar noch jede Menge Bilder, die ich noch einmal verwenden könnte. Aber ich habe mich gefragt, ob du bereit wärst, neue für mich zu malen. Du hast so viel Talent."

Wren war so verblüfft, dass sie sich aus Versehen mit dem spitzen Ende eines Zweiges in den Finger stach. Er begann zu bluten.

Kit nahm eine Schachtel mit Papiertüchern vom Wagen und reichte ihr eines. „Ich würde dir auch gern einen Lohn zahlen, von dem du deinen Lebensunterhalt bestreiten kannst", sagte sie. „Ich bin sehr dafür, junge Künstler zu fördern. Und hier im Einkehrzentrum gibt es einen gewissen Betrag, den wir für solche Dinge ausgeben können. Es ist nicht viel, aber ich würde zusätzlich noch das Material bezahlen – Farben, Pinsel, Leinwände, alles, was du brauchst. Und dann könntest du deine Bilder nach der Ausstellung verkaufen."

Wren drückte das Papiertuch fester auf ihren Finger. Sie war nicht wirklich eine Malerin, nicht wie der Mann, der Jesus am Kreuz gemalt hatte. Sie konnte das Gemälde von der Stelle aus sehen, an der sie gerade stand. So konnte sie nicht malen. Auf keinen Fall würden sich ihre Bilder mit seinen Werken messen können. Und wie konnte sie Geld dafür annehmen, wo sie nicht einmal sicher war, ob sie am Ende etwas abliefern würde? Nein. Das ging nicht. Es war ein unglaublich freundliches und großzügiges Angebot, aber sie konnte es nicht annehmen.

Kit lächelte Wren an, als könnte sie ihre Gedanken lesen. „Denk darüber nach. Und wenn du jemanden brauchst, mit dem du über den Widerstand reden möchtest, den du vielleicht empfindest, dann steht dir deine liebe Pastorin bestimmt zur Verfügung."

Am Nachmittag betrachtete Wren kritisch ihr misslungenes Gemälde. Eigentlich hatte sie eine Ecke des Gartens zeichnen wollen, in der eine Erinnerungsbank zu einem beliebten Treffpunkt für die Vögel geworden war. Sie wollte das Rot der Kardinäle einfangen vor dem Weiß des frisch gefallenen Schnees. Ihr gefiel die schlichte Holzbank in der von Weinranken umschlossenen Gartenlaube. Die Szene hatte einen stimmigen Aufbau, eine gute Ausgewogenheit. Aber wenn sie nicht einmal eine mit Schnee bedeckte Bank und ein paar Vögel malen konnte, wie sollte sie dann das Leiden Christi auf die Leinwand bringen?

Sie tauchte einen breiten Pinsel in weiße Farbe und übermalte ihren Versuch.

Es war eine Sache, Zeichnungen für Menschen in einer psychiatrischen Klinik oder einem Obdachlosenheim anzufertigen. Etwas vollkommen anderes war es, meditative Kunst zu schaffen, die Menschen näher zu Gott bringen sollte.

Sie konnte das nicht. So talentiert war sie nicht.

Kit war anderer Meinung. Aber vielleicht hatte sie auch einfach nur Mitleid mit ihr.

Sie hätten noch genügend Bilder aus den vergangenen Jahren, hatte Kit gesagt. Sie könnten auf einige davon zurückgreifen. Also war es doch eigentlich kein großes Risiko, oder? Wenn sie versagte, konnte die Ausstellung trotzdem stattfinden. Diese Last musste sie sich also nicht aufhalsen.

Das war gut. Denn mit der Last der Verantwortung konnte sie momentan nicht umgehen. Sie konnte den Gedanken nicht ertragen, dass Menschen auf sie zählten und dann von ihr enttäuscht waren, entweder weil sie erst gar nicht in der Lage war zu malen oder weil sie nur mittelmäßige, nichtssagende Bilder fabrizierte. Und wie würde sie sich dann fühlen?

Aber es ist doch eine Auftragsarbeit, würde Casey einwenden. *Wie kannst du da Nein sagen? Jeder Künstler träumt von einer solchen Gelegenheit. Du musst dich überwinden und es angehen, Wrinkle.*

Wie gern würde sie jetzt von Angesicht zu Angesicht mit Casey reden. Wenn es ihm gut ging, gab es niemanden, der ihr besser Mut machen konnte.

Erneut schaute Wren zum Fenster hinaus. Vielleicht war das der Grund, warum diese Erinnerungsbank ihre Aufmerksamkeit gefesselt hatte. Es war ein Denkmal, eine Möglichkeit, eines Menschen zu gedenken, der geliebt worden war. Aber was für ein Denkmal konnte man jemandem setzen, der zwar fortgegangen, aber nicht gestorben war?

Casey zum zweiten Mal zu verlieren, die Hoffnung zu verlieren, jemals wieder mit ihm in Verbindung zu treten, kam ihr allerdings vor wie ein Tod.

Wie eine Scheidung. Sie hatte diese Parallele bisher noch nicht gesehen, aber vermutlich war der Schmerz ähnlich. Man verlor einen Menschen, den man liebte, nicht durch Tod, sondern weil ihn sein Weg weiterführte und man selbst zurückblieb.

Aber das war nicht Caseys Schuld. Er hatte ihre Freundschaft nicht bereitwillig aufgegeben. Zwischen ihnen gab es kein Absterben der Liebe. Zumindest glaubte Wren das nicht. Sie hatten den Kontakt abbrechen müssen, weil es Brooke und ihrer Ehe gegenüber nicht fair war. Vom Kopf her wusste sie das. Aber, oh, ihr Herz litt schwer unter der Last des neuen Schmerzes auf der noch offenen Wunde!

Sie hätte sich nicht bei ihm melden sollen. Das hatte alles nur noch schlimmer gemacht. Vielleicht nicht für ihn, aber für sie.

Sie musste das hinter sich lassen. Und vielleicht kam Kits Bitte genau zum richtigen Zeitpunkt. Es würde ihr helfen, sich auf ein Ziel auszurichten, damit der Verlust sie nicht aus der Bahn warf. Aber war das der richtige Grund, die Bilder für die Gebetsstationen zu malen?

Wren griff in ihre Tasche und holte Caseys Mütze heraus. Es war nur ein kleiner Teil von ihm. Aber wenigstens war es etwas Greifbares, das sie mitnehmen konnte, wenn sie nun erneut versuchte, ohne ihn weiterzugehen. Tief seufzend setzte sie sich die Mütze auf den Kopf und nahm ihr Telefon zur Hand.

Sie störe nicht, sagte Hannah, und sie freue sich, dass Wren anrufe. Eigentlich habe sie sich auch gerade bei ihr melden wollen. „Mir ist aufgefallen, dass du gestern nicht im Gottesdienst warst. Alles in Ordnung?“

Es war schön, vermisst zu werden. „In dieser Jahreszeit geht es mir oft nicht so gut, darum ist es manchmal leichter, einfach zu Hause zu bleiben." Das war die kurze Antwort. Das Gespräch über Casey würde sich Wren für ihren Termin bei Dawn aufheben.

„Ich verstehe", erwiderte Hannah. „Diese Jahreszeit ist für manche sehr schwierig."

Wren wartete auf eine Belehrung, die Ermahnung, dass es wichtig sei, sich in einer Depression nicht zu isolieren, dass die geistlichen Übungen praktiziert werden müssten, ob man sich nun danach fühlte oder nicht, dass die regelmäßige Zusammenkunft zur Anbetung die oberste Priorität haben müsse. Aber das kam nicht.

„Ich wollte dich fragen", sagte Wren schließlich, „ob du diese Woche mal Zeit für ein Gespräch hättest. Kit meinte, es wäre vielleicht gut für mich, wenn ich mit dir einmal über eine bestimmte Sache rede."

Zufälligerweise, erwiderte Hannah, sei ihr nächster Termin gerade geplatzt, sodass sie den Rest des Nachmittags freihabe. Sie könne gern zu Wren ins Einkehrzentrum kommen.

Eine Stunde später saßen sie in der Kapelle unter dem Gemälde von der Kreuzigung. „Ich könnte nie ein so tiefgehendes Werk wie dieses schaffen", gestand Wren. „Ich könnte es nur kopieren. Aber das käme mir wie eine Fälschung vor, es käme nicht aus meinem Inneren. Wenn ich Gemälde für einen Kreuzweg male, dann sollte das schon von Herzen kommen und eine Form von Anbetung sein, denke ich."

„Meinst du, das ist der Grund für deinen inneren Widerstand? Dass du dein Talent mit dem eines anderen vergleichst?"

„Vielleicht." Wren wusste doch eigentlich, dass es nicht gut war, sich mit anderen zu vergleichen. Trotzdem tat sie es immer wieder. „Aber ich glaube, da ist noch mehr. Ich bin nicht sicher, ob mich ein solches Projekt nicht überfordern würde. An den meisten Tagen habe ich schon genug damit zu tun, mich über Wasser zu halten. Wie soll ich dann noch in das Leiden Jesu eintauchen? Ich habe Angst, dass mich das noch weiter runterzieht." Der Verrat, das Verlassenwerden, die Folter, die Vergebung – sollte sie sich wirklich über einen längeren Zeitraum hinweg immer tiefer in ein derartiges Leiden hineinversetzen?

„Du tust gut daran, dir das genau zu überlegen", erwiderte Hannah. „Über das Kreuz nachzudenken, erfordert Mut. Die meisten Menschen – und sogar viele Gemeinden – gehen am liebsten gleich zu Ostern über. Wir bevorzugen ein zensiertes Kreuz. Ein leeres Kreuz, das wir als Schmuck um den Hals tragen können."

Genau, dachte Wren.

Sie erinnerte sich, dass Mrs Hoffman sie eines Tages nach der Kunstgeschichtsstunde beiseitegenommen und gefragt hatte, ob es ihr nicht gut gehe. „Mir ist aufgefallen, dass du dir die Dias nicht angeschaut hast", sagte sie. Wren entschuldigte sich damit, dass die Gemälde von der Kreuzigung zu blutrünstig seien und dass ihr das zu sehr zugesetzt habe. Aber eigentlich hatte sie sich die Dias nicht angeschaut, weil sie befürchtete, vor der ganzen Klasse in Tränen auszubrechen. Sie wollte nicht verspottet werden, sie sei zu sensibel, sie würde sich alles zu sehr zu Herzen nehmen. Ein leeres Kreuz war leichter anzuschauen. Und zu übersehen.

Erneut wanderte Wrens Blick zu dem Gemälde an der Wand. Dieses Gemälde war für sie nicht verstörend oder deprimierend. Dieses Gemälde tröstete und bereicherte sie. Es lockte sie und forderte eine Reaktion von ihr.

Vielleicht wäre es ihrer Heilung zuträglich, ein paar Monate lang über Jesu Opfer am Kreuz nachzudenken. Vielleicht wusste Kit das. Vielleicht hatte sie sie deshalb gebeten, diese Szenen aus der Bibel zu malen.

„Was denkst du?", fragte Hannah.

Wren schloss die Augen. Selbst wenn die Gemälde niemals ausgestellt werden würden, musste sie sie vielleicht trotzdem malen, als eine Form von Anbetung.

Vielleicht musste sie ihren Widerstand überwinden und Gott vertrauen, dass etwas Gutes dabei herauskommen würde. „Ich denke, ich muss Gott um Mut bitten und Ja sagen."

Es sei sehr wichtig für das Projekt, mahnte Kit sie auf der gemeinsamen Heimfahrt vom Einkehrzentrum, dass sie ihre Grenzen respektiere und sich nicht überfordere. Da der Vorschlag von ihr gekommen sei, fühle sie sich in gewisser Weise auch für Wrens Wohlergehen verantwortlich. „Ich möchte mich nicht einmischen, aber ich werde aufpassen, dass es dir nicht zu viel wird. Und ich möchte, dass du immer ehrlich zu mir bist. Denn du weißt ja, dass es noch andere Optionen gibt. Ich will auf keinen Fall, dass die Sache zu einer Belastung für dich wird, sondern vielmehr zu einer Gelegenheit, dein Talent mit anderen zu teilen und gleichzeitig etwas Neues und Schönes an Jesus und seiner Liebe zu dir zu entdecken."

Wren wandte sich ihr zu. „Ist das der Grund, warum du den Kreuzweg jedes Jahr anbietest? Weil er dir damals geholfen hat?"

Kit nickte. „In der psychiatrischen Klinik, in der ich einige Zeit verbracht habe, gab es Gebetsstationen. An den Wänden in der Kapelle standen Steinskulpturen von Jesus in seinen letzten Stunden, zusammen mit den entsprechenden Bibeltexten. Jeden Tag habe ich mich dort aufgehalten, selbst an den Tagen, an denen ich kaum einen Fuß vor den anderen setzen konnte, und bin die Stationen abgelaufen. Und habe geweint. Ich konnte die Texte nicht lesen. Das war mir zu viel. Mein Gehirn konnte sie nicht aufnehmen. Aber ich schaute mir die Skulpturen an. Und sie sprachen zu mir. An meinem tiefsten Tiefpunkt und in meiner größten Leere sprachen sie zu mir, und meine Heilung begann. Ganz langsam. Wie ich dir und deiner Mutter bereits gesagt habe: Ich begann, das Kreuz als den größten Beweis für Gottes Liebe zu sehen. Mit ganz neuen Augen habe ich gesehen, dass Gott selbst unseren Schmerz durchlebt hat, unser Leiden. Und das gab mir die Kraft, voller Hoffnung weiterzugehen. Ganz langsam."

Wren schaute nach vorn. „Erzählst du deine Geschichte eigentlich auch in den Seminaren, die du anbietest?"

Kit schwieg einen Augenblick, bevor sie antwortete: „Nein. Ich möchte nicht im Mittelpunkt stehen. Meine Geschichte soll niemanden davon ablenken, betend auf sein eigenes Leben zu schauen, auf seine eigene Geschichte mit Gott."

„Aber würdest du sie denn erzählen? Ich meine, wenn dich jemand danach fragt?“

„Wenn ich der Meinung wäre, dass es hilfreich ist, dann ja. Unter den richtigen Umständen würde ich sie erzählen. Ein paar Freunde haben mir sogar Mut gemacht, meine Geschichte aufzuschreiben. Aber es gibt bereits so viele gute Bücher darüber, wie man Leid durchstehen und Jesus darin begegnen kann, dass ich nicht weiß, ob ich wirklich noch eines hinzufügen sollte.“

„Ich würde es lesen.“

„Danke. Das weiß ich zu schätzen.“

Wren grinste sie an. „Und wenn du mal mit jemandem über deinen Widerstand, es zu schreiben, reden möchtest, ich kenne da eine Pastorin …“

Kit lachte und stieß sie mit dem Ellbogen an. „Na gut. Vielleicht sollte ich wirklich mal darüber nachdenken und beten.“

22

Jamie warf Zoe an der Bushaltestelle noch eine Kusshand zu und kehrte zu ihrem Wagen zurück. Wenn Kit der Meinung war, Wren könnte ein solches Projekt stemmen, dann sollte sie ihrem Urteilsvermögen vertrauen. Und es gebe ihr eine Richtung, hatte Wren gesagt, etwas, auf das sie sich in dieser für sie so schwierigen Zeit des Jahres konzentrieren könne.

Aber wäre es nicht besser, sich auf etwas Fröhlicheres zu konzentrieren? Wäre es nicht besser, die wenige Kraft, die sich Wren zurückerobert hatte, in etwas zu investieren, was ihr half, weiter aus der Isolation herauszukommen? Zum Beispiel, den Kontakt zu ihren Freundinnen wieder aufzunehmen? Wren brauchte den Austausch mit Gleichaltrigen. Es war nicht gut für sie, so zurückgezogen zu leben.

Aber auf der anderen Seite besaß Wren keinen großen Freundeskreis. Ein paar wenige enge Beziehungen, das reichte ihr. Eigentlich hatte ihr schon die Freundschaft mit Casey gereicht.

Jamie beobachtete, wie der Bus an der Straßenecke abbog. Wenn sie sich im Februar die Zeit genommen hätte, eingehender über die Auswirkungen von Caseys Wegzug auf ihre Tochter nachzudenken, und wenn sie nicht so gefangen gewesen wäre in ihrer Einschätzung dessen, was Wren ihrer Meinung nach guttun würde, dann hätte sie ihren Absturz vielleicht vorhersehen können. Und wenn sie es im Vorfeld gesehen hätte, dann wäre sie vielleicht in der Lage gewesen zu –

Stopp.

Sie hätte es nicht verhindern können.

Sie musste diesen Gedanken aufgeben.

Und sie musste außerdem die Hoffnung aufgeben, dass Wren Weihnachten bei ihnen sein würde. Wann immer Jamie sie nach ihren Plänen gefragt hatte, hatte Wren eine ausweichende Antwort gegeben. Jamie wollte sie nicht unter Druck setzen, aber allmählich mussten sie einen Flug buchen.

Vielleicht kam Casey ja über Weihnachten nach Kingsbury. Über Thanksgiving hatten er und seine Frau seine Eltern vermutlich nicht besucht. Wren hätte bestimmt erwähnt, wenn er in der Stadt gewesen wäre. Aber eigentlich hatte Wren seit Wochen nicht mehr von ihm gesprochen, wie ihr gerade auffiel. Nein, seit Monaten nicht mehr.

Auf der Heimfahrt versuchte Jamie, sich an ihr letztes ausführlicheres Gespräch über Casey zu erinnern. Das war vermutlich im Frühling gewesen, als Wren nicht an seiner Hochzeit hatte teilnehmen können, weil sie sich eine Reise in die Karibik nicht leisten konnte. Das sei nicht schlimm, hatte Wren gesagt. Es würde ohnehin nur eine kleine Hochzeit werden, und sie kenne Brooke nicht, darum habe sie Verständnis, dass sie nicht zu der Hochzeit eingeladen worden sei. Nach dieser Enttäuschung hatte Jamie bewusst nicht mehr nach ihm gefragt, weil sie Wren nicht aufregen wollte.

Einmal jedoch hatte Jamie ihrer Tochter einen ungebetenen Rat gegeben. Als Wren von ihren häufigen SMS und Videochats erzählte, hatte Jamie sie vorsichtig darauf hingewiesen, dass sie den Neuvermählten doch Raum geben solle, sich ein gemeinsames Leben aufzubauen.

Sie sei doch nicht blöd, hatte Wren sie daraufhin angefahren. Und außerdem seien sie doch nur Freunde, und Freunde könnten sich doch trotzdem weiterhin gegenseitig unterstützen und ermutigen.

Aber vielleicht gab es ein Zerwürfnis, über das Wren nicht reden wollte. Oder sie hatten sich einfach auseinandergelebt. Was gar nicht schlecht wäre. Menschen entwickelten sich, veränderten sich und zogen weiter. Jetzt, wo Wren wieder etwas stabiler zu sein schien, war es nicht mehr unmöglich, dass sie sich entwickelte, veränderte und weiterzog, nicht nur im Hinblick auf neue Freundschaften, sondern auch in Bezug auf andere feste Bindungen.

Das war ein Gedanke, den Jamie bisher noch nicht zugelassen hatte: Da Wren nun keinen anstrengenden Job mehr hatte, der sie forderte, hatte sie mehr Zeit und Energie, um einen Mann kennenzulernen. In der Vergangenheit hatte sie sich immer damit herausgeredet, dass sie keine Zeit hätte für einen Freund. Aber jetzt ... wenn es weiter bergauf mit ihr ging ...

„Versuch es gar nicht erst", sagte Dylan, als Jamie nach Hause kam und ihre Gedanken mit ihm teilte. „Das ist das Letzte, was sie jetzt braucht, dass ihre Mutter sich in ihr Liebesleben einmischt. Oder in ihr nicht vorhandenes Liebesleben."

Jamie verschränkte die Arme und lehnte sich an die Arbeitsplatte in der Küche. „Das meine ich doch gar nicht. Ich bin doch nicht blöd."

„Das habe ich auch nicht gesagt."

„Irgendwie schon."

„Ich sage nur, gib ihr Zeit und Raum, sich über ihr Leben klar zu werden."

Was hatte sie denn seiner Meinung nach in den vergangenen Monaten getan? „Ich sage doch nur, dass ich nicht sicher bin, ob es wirklich so gut ist, dass sie all ihre Kraft in das Malen dieser Gebetsstationen investiert. Nicht wo sie gerade anfängt, wieder ein normales Leben zu führen. Oder es zumindest versucht. Ich habe die Befürchtung, dass es sie wieder herunterzieht, wenn sie sich mit dem Leiden Jesu beschäftigt."

Wren war bei allem, was sie tat, mit dem Herzen dabei. Sie würde Jesu Leiden bis in die tiefsten Tiefen erforschen. Sie würde seine Pein spüren und mit ihm leiden. Jamie hatte das erlebt. Sie hatte sie damals in einer dunklen Ecke im New Hope-Zentrum in den Armen gehalten, als Wren wegen der Grausamkeit dessen, was die Soldaten Jesus antaten, geweint und hyperventiliert hatte. Sie war damals nicht zu beruhigen gewesen, nicht einmal durch den Hinweis darauf, dass die Geschichte doch ein gutes Ende genommen hatte. Sie konnte den Schmerz nicht ertragen.

Jamie erinnerte Dylan daran.

Er goss sich noch eine Tasse Kaffee ein. „Damals war sie zwölf."

„Das weiß ich."

„Und Malen ist gut für sie."

„Ich weiß. Ich wünschte nur, sie würde mit etwas Leichterem anfangen."

„Und womit?"

Jamie seufzte. „Ich weiß auch nicht. Vielleicht mit der Weihnachtsgeschichte?"

Er grunzte. „Hast du diese Geschichte wirklich gelesen? Unverheiratete Mutter? Das Abschlachten von unschuldigen Kindern? Flüchtlinge?"

„Du weißt doch, was ich meine. Eine Krippenszene. Engel, die den Nachthimmel erleuchten. Freude. Feiern. Ich wünschte, sie würde sich Zeit nehmen, darin einzutauchen."

„Dann schlag ihr das doch vor." Er drückte ihr einen Kuss auf die Stirn. „Ich muss los. Trifft sich deine Gebetsgruppe heute?"

„Um zehn."

„Ich hoffe, es läuft gut."

„Danke. Ganz bestimmt."

Obwohl sie sich erst zweimal getroffen hatten, waren die Masken bereits gefallen. Die anderen vier Pastorenfrauen, mit denen sich Jamie nun wöchentlich in ihrer Küche zusammensetzte, hatten allesamt Gebetsanliegen mitgebracht, die zu Herzen gingen: Kinder, die besondere Aufmerksamkeit erforderten, Teenager, die gegen Abhängigkeiten ankämpften, erwachsene Kinder, die sich vom Glauben abgewandt hatten, Ehemänner, deren Privatleben ihrer öffentlichen Rolle widersprach, eine Ehe, die kurz vor dem Scheitern stand. Sie alle waren hungrig nach Gemeinschaft und suchten verzweifelt einen Ort, an dem sie nicht schief angesehen wurden, weil sie offen über ihre Ängste, ihre Zweifel und ihren Kummer sprachen.

Jamies Blick wanderte zu dem Haufen Schmutzwäsche vor der Waschmaschine, dem herumliegenden Spielzeug und den Büchern im Wohnzimmer und dem Poststapel auf der Arbeitsplatte in der Küche. Sie konnte entweder die Illusion eines ordentlich aufgeräumten Hauses schaffen, indem sie schnell die Unordnung beseitigte, wie sie es früher immer gemacht hatte, oder sie konnte ihrem gemeinsamen Wunsch, sich von der Last eines Lebens unter den kritischen Blicken und der Verurteilung anderer zu befreien, nachkommen und sich mit der Situation abfinden, wie sie war. Und wenn sie es recht bedachte, erschien ihr dies die bessere Variante.

Vielleicht sollte sie ein Schild über die Tür hängen: Willkommen im Chaos. Ihr könnt eures gern mitbringen.

Johannes, Kapitel 1. Damit würde sie beginnen. Jamie nahm ihre Bibel aus einem Korb mit Büchern neben der Couch und machte es sich gemütlich, während sie auf die anderen Frauen wartete.

Nachdem sie sich nun ein wenig besser kennengelernt hatten und ganz offen miteinander sprachen, nachdem jede von ihren Sorgen, Ängsten, Nöten und Sehnsüchten erzählt hatte, wollte Jamie gern mit ihnen gemeinsam in der Bibel lesen, so wie sie es in verschiedenen Seminaren und Gruppen im New Hope-Zentrum gelernt hatte. Ohne einen solchen Rahmen für ihre Gesprächsrunden würde ihr Treffen sonst schon bald zu einer Gesprächstherapiegruppe ausarten. Was auch nicht schlecht wäre, wie sie fand. Über ihre Bedürfnisse und Sorgen zu reden, war befreiend und heilend. Es war nur nicht das, was die anderen ihrer Meinung nach brauchten. Und sie selbst auch nicht.

In ihm war das Leben, und dieses Leben war das Licht für alle Menschen.

Gemeinsam würden sie ihren Blick auf das Wort richten, das Mensch wurde, und darüber staunen, wie Jesus gekommen war, um Licht und Leben in eine dunkle und müde Welt zu bringen. Sie würden für ihre Lieben beten und Gott bitten, ihnen zu helfen, das Licht zu erkennen, das in der Dunkelheit leuchtete. Und sie würden für sich selbst beten und Gott bitten, ihnen zu helfen, der Macht dieses Lichtes und dem Versprechen zu vertrauen, dass die Dunkelheit es nie überwinden würde.

Aber das Wort, das lebendige Wort, das schärfer war als ein zweischneidiges Schwert, konnte nicht kontrolliert oder gezähmt werden. Das Wort führte ein Eigenleben. Und obwohl Jamie sich eigentlich auf das Bild von Licht und Dunkelheit konzentrieren wollte, als die Gruppe eine halbe Stunde später an ihrem Tisch saß, war es ein anderer Vers, der sie beim Lesen des Textes besonders ansprach: „Das Wort wurde Mensch und lebte unter uns."

Das Wort wurde Mensch.

Dieser Satz ließ sie einfach nicht los.

Das Wort, das alles geschaffen hatte, nahm die Zerbrechlichkeit, Armut und das Leiden des menschlichen Fleisches an.

Das Wort wurde Mensch und lebte unter uns.

Das Wort, das alle sichtbaren und unsichtbaren Dinge erschaffen hatte, wurde Fleisch und offenbarte Gottes Herrlichkeit. Das Wort wurde ein Mensch aus Fleisch und Blut und kam zu seinen Menschen und wurde von ihnen abgelehnt statt willkommen geheißen. Das Wort wurde ein Mensch aus Fleisch und Blut, und dieses Fleisch würde am Ende geschlagen, verletzt und gequält werden. Es gab keine Möglichkeit, dem Leid des Kreuzes zu entrinnen, nicht einmal durch das Wunder der Menschwerdung Gottes. Beides war zu einem Gewand ohne Naht zusammengewoben und nicht zu trennen. Kein einziger dunkler Faden durfte herausgezogen werden.

Kein einziger.

Während die Frauen in ihre Gebetstagebücher schrieben, barg Jamie ihr Gesicht in den Händen und lauschte.

Am Abend, als Zoe eingeschlafen, Joel mit seinen Hausaufgaben beschäftigt, Olivia mit Freundinnen ausgegangen und Dylan bei einer Besprechung war, lag Jamie im Bett und las Julianas *Offenbarungen von göttlicher Liebe.* „So wie die Heilige Dreifaltigkeit alles aus dem Nichts erschuf", schrieb Juliana, „so wird die Heilige Dreifaltigkeit alle Dinge gutmachen, die nicht gut sind."

Das Kreuz hatte sie überzeugt. Alles, was Juliana in ihrer Vision vom Leiden und Tod Christi am Kreuz gesehen hatte, überzeugte sie von seiner Liebe. Alles, was sie sah, machte ihr deutlich, welche Freude er daran hatte, die Sünde zu sühnen, und wie sehr er sich wünschte, dass die Menschheit begriff, wie groß seine Bereitschaft zu leiden war, um ein für alle Mal die Vollkommenheit und Leidenschaft der Liebe Gottes deutlich zu machen.

Das war es, was Juliana gesehen hatte: dass alle Macht des Feindes sicher in der Hand ihres Freundes dort am Kreuz verwahrt war, dass selbst die größte Arglist und Qual, die der Teufel den Menschen entgegenhielt, schließlich dem größeren Ziel, dem Erlöserwerk Christi, dienen musste. „Alles wird gut sein. Vertraue ihm in allem." In Julianas Worten schwang fröhliche Zuversicht mit.

Herr, ich glaube. Hilf meinem Unglauben.

Es würde sie nicht deprimieren, hatte Wren beteuert. Das Nachdenken über das Leiden Christi tröstete sie. Das hatte sie bereits festgestellt. Vielleicht war das ihr Weg zu tieferer Heilung. Kit habe das erlebt, berichtete Wren. Und sie habe keinen Grund anzunehmen, dass sie das nicht auch erleben könne.

Jamie blätterte zum Anfang zurück, wo Juliana die ungewöhnlichen Bitten beschrieb, die sie als junge Frau vor Gott gebracht hatte. Zuerst wollte sie Christi Leiden durchleben. Sie wollte auf das Kreuz sehen und den gleichen Schmerz erleben wie diejenigen, die ihn liebten und dabei zusehen mussten, wie er starb. Juliana hatte Gemälde von der Kreuzigung gesehen. Sie hatte die Bibelstellen gelesen. Sie hatte „große Gefühle" für die Passion Christi. Aber sie wollte mehr. Sie wünschte sich eine tiefere Dankbarkeit für das, was Jesus für sie erlitten hatte, eine tiefere Hingabe. Und so bat sie um diese Gnade.

Sie bat Gott auch um eine Krankheit, die sie an den Rand des Todes bringen würde. Sie wollte jede Facette körperlichen, geistigen, emotionalen und geistlichen Schmerzes erleben, sich all ihren Ängsten vor dem Sterben stellen, damit sie anschließend aus einem größeren Glauben heraus leben konnte, bis sie nach Hause ging zu ihrem Herrn.

Und dann bat sie Gott um drei Wunden: die Wunde der Reue, die Wunde des Mitgefühls und die Wunde der Sehnsucht, ihm immer näherzukommen.

Jamie klappte das Buch zu.

Wren bat Gott nicht um eine Krankheit. Sie bat nicht um eine geheimnisvolle Vision. Aber sie wollte den Schmerz und das Leiden Christi besser verstehen lernen. Und Kit würde auf dieser Reise an ihrer Seite sein. Sie war nicht allein.

Angesichts dessen, was die anderen Frauen am Morgen erzählt hatten, würde wahrscheinlich jede von ihnen die Sorgen wegen ihrer Kinder gegen Jamies Sorgen um eine Tochter eintauschen, die sich in ihrer Schwachheit nach Jesus ausstreckte und sich nach mehr von ihm sehnte.

Jamie legte das Buch auf den Nachttisch. Dann öffnete sie ihre Hände und ließ ihre Ängste los. Wieder einmal.

23

Vielleicht hatte Vincent richtig gelegen mit dem Ansatz, dass es möglich war, die Gegenwart Christi darzustellen, ohne Jesus selbst abzubilden. An ihrem Arbeitstisch im Studio blätterte Wren in ihrem Buch zu der Seite, auf der seine Interpretation der Auferweckung des Lazarus neben Rembrandts Original zu sehen war.

Rembrandt hatte Jesus abgebildet, Vincent nicht. Stattdessen malte er eine glühende zitronengelbe Sonne, eine aufgehende Sonne, wie er Theo später erzählte. Manch einer war der Meinung, seine Entscheidung, Rembrandts Original ohne Jesus neu zu interpretieren, sei ein Indiz dafür, dass er sich vom Glauben abgewendet habe. Aber Vincent malte seinen Glauben mit Farbe, und sein Lazarus badete in gelbem Licht, für ihn ein Symbol für „etwas aus der Höhe".

Wrens Einschätzung nach zeigte das Gemälde nicht nur Vincents Identifikation mit dem toten Lazarus, sondern auch seine Hoffnung auf Errettung und seine Sehnsucht nach Auferstehung.

Es war gut, dass sie knapp vier Monate Zeit hatte für die Bilder der einzelnen Stationen. Bevor Wren auch nur beginnen konnte, mit den biblischen Texten zu beten, musste sie ihre Technik verbessern. Und wenn Vincent davon überzeugt gewesen war, dass er sich als Künstler weiterentwickeln konnte, indem er die alten Meister kopierte, dann sollte sie das vielleicht auch mal probieren.

Sie legte Transparentpapier auf das Gemälde und zeichnete den Umriss der Schwester mit den verblüfft ausgestreckten Armen, die sich vorbeugte, um ihren Bruder zu sehen. In ihrer rechten Hand hielt sie das Tuch, das über seinem Gesicht gelegen hatte. Er war am Leben!

Da sie in der Mitte des Bildes stand, lag die Vermutung nahe, dass die Schwester mit den orangefarbenen Haaren die Hauptperson des Gemäldes war. Aber ihr Blick war auf den noch immer im Grab liegenden Lazarus gerichtet; die Linien seines Körpers verliefen parallel zum Eingang der Höhle. Und es war die Sonne, die hell leuchtende, grob umrissene Kugel an einem aufgewühlten gelben Himmel, die die Aufmerksamkeit des Betrachters auf sich zog und den visuellen Fixpunkt des Gemäldes bildete; die Sonne, die besonders stark hervorgehoben wurde durch ihren Kontrast zu den blauen und lavendelfarbenen Hügeln am fernen Horizont.

Vincent hatte die Gegenwart Christi dargestellt, ohne Christus zu malen.

Vielleicht sollte sie das auch tun.

Durch Farbe, durch Symbole, durch Linien und Komposition könnte sie vielleicht seine Gegenwart andeuten, ohne ihn zu zeigen. Die Gemälde würden vermutlich abstrakter werden als das, was sie sonst malte, aber wenn sie das einfach mal probierte, konnte sie vielleicht etwas Übernatürliches einfangen.

Wren fragte sich, ob Kit wohl mit ihrer Idee einverstanden wäre. Kit hatte angeboten, Wren die Werke des anderen Malers zu zeigen, aber sie wollte sich dadurch nicht beeinflussen lassen. Oder sich entmutigen lassen von der Tiefe und Brillanz seiner Bilder. Sie musste jede leere Leinwand ohne Druck oder Erwartung angehen und sehen, was dabei herauskam. Und um ohne Druck malen zu können, hatte sie Kit gesagt, wolle sie kein Geld dafür nehmen. Nicht, bis sie den Eindruck hatte, dass die Gemälde ihr Geld wert waren. Wenn Kit ihr das Material zur Verfügung stelle, würde das für den Augenblick reichen. Sie habe ihr schon so viel geschenkt.

„Wie wäre es mit einer Mittagspause?“, rief Kit aus dem Flur. „Kannst du kurz unterbrechen?“

„Sicher.“ Wren hob das Transparentpapier in die Höhe und schaute es sich an. Der nächste Schritt war, frei zu zeichnen. Und es dann zu interpretieren. Und immer wieder zu interpretieren. Das Gleiche würde sie mit *Pietà* machen.

„Ich hatte die Sandwiches mit Erdnussbutter satt", erklärte Kit, „und da dachte ich mir, wir gehen zur Abwechslung mal zum Essen ins Restaurant. Wie wäre es mit dem *Corner Nook?*"

Ihre Mutter hatte ihr einen Scheck für die *Weemoed*-Kopien geschickt, und das *Corner Nook* war nicht so teuer, darum –

„Ich lade dich ein", sagte Kit und legte den Arm um Wrens Schulter. „Wenn du schon kein Geld von mir annimmst, dann musst du dich wenigstens ab und zu mal von mir zum Essen einladen lassen. Mäzene müssen sich um ihre Künstler kümmern." Wren spürte, wie sie errötete. „Danke", sagte sie und folgte Kit zu deren Wagen.

Bei Suppe und Sandwiches erklärte Kit Wren, sie könne aus vierzehn Bibelstellen wählen, angefangen von Jesu Kampf im Garten Gethsemane bis zu dem Bericht, wie er ins Grab gelegt wurde. Normalerweise würden sie jedes Jahr acht Texte auswählen, aber sie seien auch offen für mehr. „Ich werde meine Notizen durchsehen und eine Liste mit Texten zusammenstellen, die wir in den vergangenen zwanzig Jahren ausgewählt haben. Nein, das waren ja mehr! Es sind fast dreißig Jahre." Sie rieb ihre Stirn. „Manchmal vergesse ich, wie alt ich bin. Eigentlich ein gutes Zeichen, oder?"

Wren nickte und biss in ihr Veggie-Panini. Sie hatte ganz vergessen, wie köstlich ein gegrilltes Sandwich schmecken konnte. Als sie noch im Bethel-Haus gearbeitet hatte, war sie häufiger mit Freunden zum Essen ausgegangen und hatte die meisten dieser Mahlzeiten ganz selbstverständlich hingenommen. Und auch die Freundschaften. Erstaunlich, wie schnell man aus dem Leben anderer Menschen herausfallen konnte, wenn man nicht das Geld hatte auszugehen.

Erstaunlich war auch, dass sich abgesehen von ihrer Familie und ihrer Pastorin niemand die Mühe machte zu fragen, wie es ihr ging. Nicht dass sie jemand anderem als ihren engsten Vertrauten die Wahrheit anvertrauen würde. Aber es wäre schön, wenn wenigstens mal jemand nachfragen würde.

Die Wahrheit tat weh und würde wohl immer wehtun: Casey war ihr einziger wahrer Freund und Vertrauter gewesen. Die anderen kannten weder ihren Kampf noch die Dunkelheit. Sie wussten nicht, wie verzweifelt Wren einen Menschen brauchte, den sie mitten in der Nacht anrufen konnte, wenn sie wieder einmal eine Panikattacke hatte, von der sie nicht glaubte, dass sie sie überleben würde. Sie wussten es nicht. Das war nicht ihre Schuld. Wren hatte ihnen nichts davon erzählt. Die meisten hatten keine Zeit und keine Kapazitäten für die Begleitung eines Menschen mit ihren Bedürfnissen. Und die meisten Menschen mit ihren Bedürfnissen mussten sich ganz allein durchschlagen. Sie hatte ihre Familie, ihre Pastorin, ihre Therapeutin. Das sollte doch reichen. Es musste reichen.

Wenigstens war sie nicht mehr allein in ihrer Wohnung. Wenn sie mitten in der Nacht aufwachte, konnte sie um Hilfe rufen, und jemand würde kommen. Wenigstens hatte sie das. Dafür konnte sie dankbar sein. Und wie Casey würde Kit sie nicht verurteilen. Sie hatte das selbst erlebt. Sie verstand es.

Es war ein kostbares Geschenk, eine Frau an der Seite zu haben, die den Kampf selbst durchgefochten hatte und mitfühlen konnte. *Eine Gefährtin im Leid.*

Die nächsten Worte sprudelten einfach so aus ihr heraus: „Hast du eigentlich noch mal darüber nachgedacht, deine Geschichte aufzuschreiben, Kit?“

Kit lächelte. „Das habe ich. Deine Worte haben mich dazu ermutigt, über mein Zögern, meinen Widerstand zu beten. Und ich weiß jetzt, wo ein Teil davon herrührt.“

Wren nickte.

„Meine Freunde haben immer gesagt, ich solle meine Geschichte in Form einer Biografie schreiben. Aber dazu fühle ich mich nicht berufen. Ich denke, ich könnte höchstens kleine Teile davon aufschreiben, die sich um die Bibelstellen ranken, die damals wichtig für mich waren.“

„Als Ratgeber sozusagen?“

„Vielleicht.“

„Mit den Versen des Kreuzwegs?“

Kit schaute sie verblüfft an und runzelte konzentriert die Stirn. „Nun, das ist ja mal ein interessanter Gedanke", erwiderte sie nachdenklich. „Ich habe diese Texte nie als einen Rahmen für meine Geschichte in Erwägung gezogen. Aber du hast recht. Viele dieser Verse haben mich auf meiner Reise begleitet. Darüber muss ich noch mal nachdenken."

Wren zuckte die Schultern. „Wenn ich sie malen soll, dann könntest du vielleicht etwas darüber schreiben. Es wäre dann ein gemeinsames Projekt." Sobald die Worte über ihre Lippen gekommen waren, wurde ihr klar, wie lächerlich es war, ihre Kunst mit Kits Lebensweisheiten gleichzustellen. „Entschuldige bitte. Vergiss das schnell wieder. Ich meine das gemeinsame Projekt, nicht die Sache mit dem Aufschreiben deiner Geschichte."

Aber Kit griff über den Tisch und drückte ihre Hand. „Ich kenne niemanden, mit dem ich mich lieber auf diese Reise begeben würde als mit dir, mein liebes Mädchen. Also sage ich Ja. Lass es uns versuchen. Und sehen, wohin es führt."

Sie mussten sich noch überlegen, wie sie am besten vorgehen sollten. Kit war es wichtig, dass sie beide offen waren für das Reden des Heiligen Geistes, besonders im Hinblick auf die Textstellen, mit denen sie sich beschäftigen würden. Und angesichts ihrer vielen Verpflichtungen in der Adventszeit meinte Kit, sie habe vermutlich erst nach Neujahr Zeit, intensiv darüber zu beten.

Das sei in Ordnung, erwiderte Wren, weil sie ebenfalls Zeit brauche, um an ihrer Technik zu arbeiten und sich mit abstrakter Kunst vertraut zu machen.

„Abstrakte Kunst fasziniert mich", sagte Kit, als die Kellnerin ihre Wassergläser auffüllte. „Eine Freundin von mir malt abstrakt, und sie sagte einmal, sie sei immer wieder überrascht von dem, was dadurch zum Vorschein komme. Sie würde barfuß vor eine weiße Leinwand treten – sie malt immer barfuß, um sich bewusst zu machen, dass sie auf heiligem Boden steht –, und dann würde sie beten und den Heiligen Geist bitten, sie in Bezug auf Farbe, Form und Gestalt zu führen. Auch in Bezug auf die Struktur. Sie arbeitet gern unterschiedliche Dinge in ihre Gemälde ein, manchmal sogar Gegenstände aus der Natur."

Bisher hatte Wren nie darüber nachgedacht, bewusst Dinge aus der Natur in ihre Gemälde zu integrieren. Damit sollte sie vielleicht auch einmal experimentieren. Und barfuß vor eine Leinwand zu treten als eine Form der Anbetung? Das würde den richtigen Rahmen bilden für eine betende, offene Haltung. Diese Idee gefiel ihr. „Auf einigen von Vincents Gemälden sind Sandkörner zu finden, weil er manchmal am Strand gemalt hat. Und in einem findet sich sogar ein Grashüpfer. Das hat er nicht bewusst gemacht. Er hat halt viel draußen gemalt."

Kit lachte. „Ein Grashüpfer ist in sein Bild gehopst? Und Vincent hat das nicht bemerkt?"

„Nein, wahrscheinlich nicht. Er befindet sich in einem meiner Lieblingsgemälde, *Olivenbäume*. Kennst du das?"

„Ich glaube, nicht."

Wren erzählte, wie sie das Bild zum ersten Mal gesehen hatte, und Kit hörte ihr sehr aufmerksam zu. Wren hatte an einer Konferenz in Kansas City teilgenommen. Eine Nachmittagsveranstaltung hatte sie ausfallen lassen, um dem Nelson-Atkins-Kunstmuseum einen Besuch abzustatten. Als sie vor Vincents Olivenbäumen stand, hatte sie die Tränen nicht mehr zurückhalten können, und es war ihr egal gewesen, ob die anderen im Ausstellungsraum das mitbekamen. „Ich hatte beinahe das Gefühl, ich müsste meine Schuhe ausziehen, wie du es eben gesagt hast, als würde ich auf heiligem Boden stehen, und ich begriff nicht so richtig, warum dieses Gemälde einen solchen Eindruck auf mich machte. Erst später konnte ich das einordnen, als mir bewusst wurde, dass Vincent an den Garten Gethsemane gedacht hatte, als er das Bild in der Anstalt malte. Und es war, als wären all seine tiefen Emotionen geradewegs in die Leinwand geflossen und würden ihre Hände nach mir ausstrecken und mich berühren." Es war nicht das erste oder letzte Mal gewesen, dass Wren beim Anblick eines seiner Gemälde geweint hatte.

„Ich würde es mir gern ansehen", bemerkte Kit. „Und ich habe den Eindruck, dass es sehr wichtig für dich sein könnte, dich damit zu beschäftigen, vor allem, wenn du selbst vielleicht ein Bild zum Garten Gethsemane malen willst."

Sobald sie wieder im Einkehrzentrum waren, holte Wren eines ihrer Kunstbücher aus ihrem Atelier und zeigte Kit einige von Vincents Olivenhainen, die er während seines Aufenthalts in der Nervenheilanstalt gemalt hatte, einige mit einem gelben und lila Himmel, andere mit Blau und Dunkelrot oder Rosa und Grün. Auch der Boden unterschied sich: Ocker und Bronze, Grün und Gelb. Nachdem er monatelang obsessiv Bäume gemalt und Theo gesagt hatte, sie seien zu schön und charaktervoll, um sie auf der Leinwand einzufangen, war er endlich zufrieden mit den Ergebnissen gewesen, und jedes Werk war einzigartig.

Kit schüttelte langsam den Kopf. „Unglaublich, was er gesehen hat. Du kannst beinahe die Hitze spüren und die Zikaden zirpen hören."

„Genau das war seine Absicht", erläuterte Wren. „Er wollte dem Betrachter das Gefühl geben, dass er mitten in der Natur ist, sie nicht einfach nur anschaut, sondern sie mit allen Sinnen erfahren kann." Sie deutete auf das Gemälde, das sie sich in Kansas City angeschaut hatte. „Das ist das Bild, von dem ich dir erzählt habe, das mich zum Weinen gebracht hat."

Kit nahm das Buch zur Hand, um sich das Bild genauer anzusehen. „So viel Bewegung und Gefühl. Ich kann gar nicht sagen, ob es aufwühlend oder freudvoll ist." Sie hielt inne. „Vielleicht beides."

Ja, dachte Wren. Das war die Schönheit dieses Bildes, die Verflechtung von intensivem Pathos und atemberaubender Strahlkraft. Es war chaotisch und brennend und wirbelnd und herrlich.

„Und was ist mit dem hier?", fragte Kit und deutete auf die linke Seite. „Die roten – oder sind das orangefarbene Kleckse?"

Wren beugte sich über das Buch. „Wildblumen, denke ich. Vielleicht Mohnblumen?"

„Sie sehen aus wie Blutstropfen", murmelte Kit. „Glaubst du, das war Absicht?"

„Ich weiß es nicht. Das ist mir noch nie aufgefallen.“

„Das kam mir in den Sinn, weil du eben erzählt hast, dass er über Gethsemane nachgedacht hat.“

Wren nickte. „Er war frustriert von einigen der Bilder von Christus im Garten, die seine Freunde Paul Gauguin und Émile Bernard gemalt hatten. Er sagte, sie hätten die Szene nicht richtig erfasst – was immer er damit meinte. Vielleicht hatten sie die Leidenschaft nicht richtig eingefangen? Zu Bernard sagte er, ein Maler könne Pein ausdrücken, ohne Gethsemane naturgetreu darzustellen.“

„*Pein* ist ein gutes Wort“, erwiderte Kit. „Ich spüre sie in diesem Bild. Etwas Aufgebrachtes und Sehnsüchtiges. Vielleicht sogar etwas sich Windendes. Es ist, als ob er die Gegenwart Jesu, der dort im Garten mit sich kämpft, offenbart, ohne ihn abzubilden.“

Wrens Kehle begann zu brennen. Kit verstand es. Sie sah es. Sie fühlte es. Sie wusste es. „Ja“, flüsterte Wren. „Genau so ist es.“

Am Abend, nachdem Kit zu Bett gegangen war, las Wren in ihrem Zimmer den Bericht von Jesus im Garten Gethsemane, wie er im Markusevangelium beschrieben war. Hatte Jesus eigentlich schon ein anderes Mal etwas für sich erbeten? Es war eine so einfache Bitte. Er war „überwältigt“ von Trauer – das Lexikon auf ihrem Smartphone besagte, dass das griechische Wort eigentlich „eingehüllt“ bedeutete –, und er bat seine engsten Freunde, an seiner Seite zu bleiben. *Ich bin am Ende meiner Kraft. Bitte bleibt bei mir.*

Aber nicht einmal das schafften sie. Sie konnten nicht wach bleiben. Niemand teilte seine Pein. Niemand spendete ihm Trost. Er war allein mit seinen Kämpfen, verlassen, noch bevor sie tatsächlich die Flucht ergriffen.

Wren legte ihr Telefon beiseite. Im Augenblick konnte sie nicht weiterlesen.

24

Sosehr sich Wren am Freitagmorgen auch gewünscht hätte, sie könnte einfach im Bett bleiben – am Abend würde eine Gruppenveranstaltung im Einkehrzentrum stattfinden, und die Waschräume mussten gereinigt werden. „Wir schaffen das auch allein, wenn du dich nicht gut fühlst", hatte Kit gesagt. Aber Wren vermutete, dass „wir" „ich" bedeutete, und auf keinen Fall würde sie zulassen, dass Kit ihren Tag der Vorbereitung damit verbrachte, Toiletten und Waschbecken zu reinigen.

Wren verlängerte den Griff ihres Staubwedels, um auch die Spinnweben in der Ecke zu erreichen. Anschließend staubte sie die Bilderrahmen im Flur ab. Wenigstens war es für niemanden lebenswichtig, dass sie funktionierte, geistig oder emotional. Das war ein Geschenk. Sie wäre bestimmt nicht in der Lage, die Risikofaktoren für ein Kind richtig einzuschätzen, aber sie konnte Staub wischen und die Böden putzen, ohne jemanden in Gefahr zu bringen. Vincent hatte Theo gegenüber häufig zum Ausdruck gebracht, dass es den Patienten in der Anstalt gutgetan hätte, wenn man ihnen etwas zu tun gegeben hätte. Schon die einfachsten Aufgaben hätten ihnen das Gefühl gegeben, etwas Sinnvolles zu tun.

„All das gehört im Augenblick zu Ihrem Heilungsprozess", hatte Dawn Wren bei ihrem wöchentlichen Termin erinnert. „Auch wenn es erst mal nur ein Teilzeitjob ist, es hilft Ihnen, sich wieder an einen normalen Tagesablauf zu gewöhnen." Wann immer Dawn sie dafür lobte, dass sie Alltagsdinge bewältigte, wie duschen, sich anziehen, regelmäßig essen oder rechtzeitig zu Bett gehen, kam sie sich vor wie ein kleines Kind. Aber wenn sie darüber nachdachte, wie eingeschränkt ihre Fähigkeiten im Augenblick tatsächlich waren, setzte sie dadurch nur eine Abwärtsspirale von Schuld- und Schamgefühlen in Gang, die ihr nicht guttaten.

„Oh, du bist sehr gründlich", sagte Kit, als sie aus ihrem Büro kam. „Danke, dass du die alten Schätzchen abgestaubt hast." Sie deutete mit dem Kinn zur Wand. „Was meinst du? Zeit für eine Veränderung? Diese Drucke hängen dort schon so lange, wie ich hier bin. Vermutlich sogar noch länger. Und ich habe ihnen nie wirklich Beachtung geschenkt."

Wren betrachtete das Bild einer recht unspektakulären Meereslandschaft – Vincent würde sagen, darin sei nichts Bedeutsames eingefangen – und zuckte die Schultern.

„Sie sind nicht besonders inspirierend, was?", meinte Kit. „Sie haben nichts Einladendes oder Bereicherndes an sich. Das ist nur Wandschmuck. Das können wir doch besser, meinst du nicht? Wie wäre es, wenn ich dir die Aufgabe übertrage, neue Bilder auszusuchen? Vielleicht etwas von deinem Freund Vincent?"

„Sicher. Das würde ich gern machen!" Sie würde sich seine Notizen darüber, welche Bilder zusammengehörten, noch einmal durchlesen und sie dann entsprechend zusammenstellen. Auf jeden Fall würde sie mehrere seiner Olivenhaine aussuchen. Und die Sä- und Ernteleute und Weizenfelder waren visuelle Parabeln.

Kits Blick wanderte durch den Flur. „Wenn ich es recht bedenke, bräuchten wir eine größere Vision dafür, wie wir Kunst in dieses Gebäude integrieren können. Nicht nur im Flur, sondern im ganzen Haus. Das könnte eine immerwährende Gelegenheit für Gebet und stille Betrachtung sein, nicht nur einmal im Jahr während der Karwoche. Was meinst du?"

„Eine tolle Idee!"

„Gut. Dann lass uns später darüber reden und gemeinsam überlegen, wie wir das umsetzen können." Sie drückte Wrens Schulter. „Siehst du, wozu du mich inspirierst? Ich bin so froh, dass du hier bist. Danke."

Nein, wollte Wren widersprechen. *Du siehst das ganz falsch. Ich bin diejenige, die –*

Aber Kits mitfühlendes Lächeln unterbrach ihren Gedankengang. Kit verstand es. Sie verstand alles.

„Danke", murmelte Wren und widmete sich wieder dem Staubwischen.

„Man nennt das *Visio Divina*", erklärte Kit, während sie ihre Sandwiches in der Halle verspeisten. „Das ist Lateinisch für ‚heiliges Sehen'. Wie die *Lectio Divina* – das langsame, betende Lesen und Nachdenken über eine Bibelstelle –, nur mit Bildern."

Wren fegte mit den Händen die Krümel in ihre Serviette. „Zum Beispiel, als du die Wildblumen im Olivenhain gesehen und an Jesus gedacht hast, der im Garten Gethsemane Blutstropfen geschwitzt hat."

„Genau. Es geht darum, dass die Kunst uns Wege des betenden Nachdenkens eröffnet und dass wir beim Betrachten von Kunstwerken Einzelheiten wahrnehmen, die uns anrühren, oder etwas, was uns tröstet oder aufwühlt. Das kann eine Figur in einem Gemälde sein oder die Verwendung von Licht oder Farbe oder Struktur oder Form – alles, was unsere Aufmerksamkeit erregt und uns zum Nachdenken bringt, jedes Detail, das uns zur Begegnung mit Gott einlädt."

Wren praktizierte das schon viele Jahre. Sie hatte nur nicht gewusst, dass es einen lateinischen Begriff dafür gab. Sogar die Auswahl der Fotos für die Lebenscollage in Glenwood war eine Art *Visio Divina* – oder konnte es sein, wenn man die Bildauswahl mit stillem Gebet kombinierte.

„Hast du schon mal eine Lebenscollage mit Fotos gemacht?", fragte Wren.

„Ähnlich wie eine Gebetscollage?"

„Vielleicht." Diesen Ausdruck hatte Wren noch nie gehört. „Du schneidest verschiedene Fotos oder Worte aus Zeitschriften aus und siehst, welche zu dir sprechen, und dann klebst du diese Fotos auf Pappe auf."

„Diese Übung biete ich manchmal bei Gebetsseminaren an", erklärte Kit. „Ich habe Ordner mit Hunderten von Bildern, die nach Themen sortiert sind. Ich lege eine Auswahl daraus auf den Tisch, mische sie und bitte die Teilnehmer, zu beten und dann zu sehen, welche Bilder ansprechend oder abstoßend für sie sind. Vielen Dank für den Hinweis. Vielleicht hole ich die Ordner für das Seminar am Wochenende noch mal hervor. Und kaufe Klebestifte." Sie griff nach ihrem Telefon. „Ich sollte mir besser eine Erinnerung machen, bevor ich es wieder vergesse."

Wren sah Kit beim Tippen zu. „Wir haben diese Übung in Glenwood gemacht. Die Sozialarbeiterin ließ uns Bilder zusammenstellen, um zu sehen, ob dadurch ein bestimmtes Thema zum Vorschein kam." Damals hatte Wren nicht die Kraft gehabt, eingehender darüber nachzudenken. „Vielleicht sollte ich das noch einmal probieren."

„Wir können das zusammen machen, wenn du möchtest. An einem ruhigen Abend zu Hause."

„Gern. Klingt gut. Danke."

Kit legte ihr Telefon zur Seite. „Ich bin immer wieder erstaunt darüber, wie die Collage zusammenpasst, wenn wir Überflüssiges abschneiden. Und die Dinge, die wir wegschneiden, sind dabei genauso aufschlussreich und wichtig wie die Dinge, die wir behalten."

Wren schaute sie verblüfft an. Wieder ein Bild, über das sie nachdenken musste. Alles, was in ihrer gegenwärtigen Lebenscollage zu fehlen schien, was weggeschnitten worden war … Darüber musste sie unbedingt nachdenken. Nur dass Wren nicht selbst bestimmt hatte, was abzuschneiden und zu entsorgen war. Ein anderer hatte die Schere in der Hand gehalten. Das war ihr beständiger Schmerz. Und das meiste von dem, was ihr geblieben war, schien ein chaotisches Durcheinander zu sein, nicht um ein bestimmtes Thema herum organisiert. Außer vielleicht Verlust. Seltsam, wie die Bilder, die blieben, gleichzeitig offenlegten, was verloren gegangen war. Dawn hätte Wren bestimmt Mut gemacht, weiter darüber nachzudenken.

Das Telefon in ihrer Tasche läutete. In letzter Zeit war es selten vorgekommen, dass es überhaupt läutete. Abgesehen von ihrer Mutter und Hannah rief niemand an. Sie nahm es aus der Tasche. Die Nummer kannte sie nicht.

„Nimm den Anruf ruhig entgegen", forderte Kit sie auf.

„Nein, ich lasse das lieber." Wren steckte es wieder in ihre Tasche und biss noch einmal in ihr Sandwich. „Du hast gerade gesagt ... Wir sprachen über das Behalten und Abschneiden von Bildern ..."

Kit nickte. „Das ist ein Prozess, nicht? Zu erkennen, was was ist. Aber wenn wir das betend in Angriff nehmen, dann werden wir vielleicht überrascht von dem, was wir sehen." Sie hielt inne. „Ich denke oft daran, wie Jesus mit Wortbildern gemalt hat, oder an die Propheten, die Visionen hatten von trockenen Knochen, Mandelzweigen oder Flüssen des Lebens. Ich denke, Gott gebraucht Bilder, um uns auf eine Art zu erreichen, wie wir es nicht erwarten. Du und ich, wir haben beide erlebt, dass sich die Kunst an unseren Schutzwällen vorbei in die Seele schleichen kann, vorbei an allem, was wir zu wissen oder verstehen glauben. Und oft bemerken wir es gar nicht. Zumindest nicht im ersten Moment. So wie du beim Anblick des Olivenhains zu Tränen gerührt warst."

Oder vor einem Bild von Jesus am Kreuz.

Wenn sie einmal genauer darüber nachdachte, hatte Wren sich schon als Kind von Kunst angesprochen gefühlt – lange bevor sie sich in die Bilder von Vincent, Monet, Renoir und den anderen alten Meistern verliebte, die in Omas Atelier zu finden gewesen waren. Die kleine Wren liebte die Buntglasfenster in ihrer Kirche. Nicht nur die Motive sprachen sie an – Jesus, der die Schafe hütete oder seine Jünger berief, der den Sturm stillte oder die Kinder auf seinem Schoß segnete –, sondern auch die Art, wie das Sonnenlicht durch das bunte Glas fiel und Farbenprismen auf die glänzenden Holzböden malte, diese tanzenden Lichtschimmer, die sich während des Gottesdienstes veränderten. Die Schönheit dieses Anblicks rührte sie, manchmal sogar zu Tränen. Ihre Mutter hatte dann immer den Arm um sie gelegt und sie an sich gezogen, aber sie hatte Wren nie gefragt, warum sie weinte, und sie hatte ihr auch nie gesagt, sie solle damit aufhören. Ihre Mutter wusste es. Sie verstand es.

Wren rief sich die einzelnen Fenster noch einmal in Erinnerung, und vor ihr entfaltete sich die Lebensgeschichte Jesu, von seiner Geburt bis zu seiner Auferstehung. Aber, und das war ihr bisher noch nicht aufgefallen, es gab keine Darstellung von ihm am Kreuz. Keines der Fenster zeigte sein Leiden oder seinen Tod. Nur den auferstandenen Jesus in Weiß, die Hände ausgestreckt, um den Kreis der Jünger zu segnen, die sich um ihn versammelt hatten, während er in den Himmel auffuhr. Über dieses Bild hatte sie auch geweint, über den Schmerz des Abschiednehmens von einem geliebten Freund, ohne zu wissen, wann man ihn wiedersehen würde. Wenn sie in ihrer Vorstellungskraft in diese Geschichte einsteigen würde, wüsste sie nicht, ob sie Jesus tatsächlich einfach so gehen lassen könnte. Jedenfalls nicht, ohne eine Menge Tränen zu vergießen.

„Du scheinst tief in Gedanken versunken zu sein", bemerkte Kit.

Sie würde jetzt nicht weinen, wenn sie an den Abschied von Freunden dachte. „Ich musste gerade an die wunderschönen Buntglasfenster in unserer Kirche in Australien denken, auf denen das Leben Jesu dargestellt war. Aber es gab keine Darstellung vom Kreuz. Nur ein leeres Kreuz im Gottesdienstraum, aber ohne Jesus. So als wäre es nicht nötig, sich darauf zu konzentrieren, als wäre das kein bedeutsamer Teil der Geschichte, weil es nicht das Happy End ist."

„Das ist auch meine Erfahrung", sagte Kit. „Erst als ich vor Jahren die Stationen des Kreuzes in der Klink sah – und es war keine katholische Klinik, wo ich so etwas vielleicht erwartet hätte –, wurde mir klar, wie viel ich in meinem Leben mit Gott verpasste, wenn ich nicht über das Leiden Christi nachdachte. Eine ganz neue Intimität und Gemeinschaft mit ihm eröffnete sich mir. Und hätte ich sie entdeckt, wenn ich nicht so krank geworden wäre? Vielleicht hätte Gott mich in seiner Vorsehung auf andere Weise dorthin geführt. Aber rückblickend bin ich sehr dankbar, dass ich dem Kreuz in dieser Lebensphase begegnet bin."

Wrens Telefon summte und zeigte an, dass sie eine SMS bekommen hatte. „Entschuldige bitte. Ich hätte es abstellen sollen." Sie nahm es erneut aus ihrer Tasche. Doch bevor sie es ausschaltete, warf sie einen Blick auf den Bildschirm, und ein Adrenalinstoß fuhr durch ihren Körper, als sie die vier Wörter las.

Wrinkle, ich bin es.

Ihre Verbindung – es gab sie noch immer! Sie hatte gerade an Casey gedacht, an alles, was in ihrem Leben weggeschnitten worden war, an all die Verluste, die sie nicht selbst gewählt hatte und nicht kontrollieren konnte, und genau in diesem Augenblick hatte ihr Telefon geläutet. In genau diesem Augenblick! Vielleicht hatte der Heilige Geist Casey gedrängt, sie anzurufen. Um ihr zu sagen: *Siehst du? Ich hab dich nicht vergessen.*

Schnell entschuldigte sie sich, stand auf und eilte durch den Flur zu ihrem Atelier. Ganz offensichtlich hatte er eine neue Nummer und wollte ihr das mitteilen. Das bedeutete, dass die Tür noch nicht geschlossen war. Er hatte seine Nummer nicht gewechselt, ohne es ihr mitzuteilen. Er hatte den Kontakt nicht für immer abgebrochen. Vielleicht fühlte sich Brooke jetzt durch seine alten Freundschaften nicht mehr so bedroht.

Wren lehnte sich an die Wand und starrte erneut auf den Bildschirm.

Oh! Sie hatte ihm so viel zu erzählen. Aber sie würde ihn nicht sofort mit all ihrem Kummer und ihren Ängsten überfallen. Sie wollte zuerst von seinem Leben hören, ob er sich in seiner Ehe wohlfühlte und wie gehofft Arbeit gefunden hatte. Vielleicht hatte er ja bei derselben gemeinnützigen Firma einen Job gefunden, für die Brooke arbeitete, eine kleine Firma, die Mikrokredite an verarmte Städte auf der ganzen Welt vermittelte.

Ihre Hand zitterte, als sie eine Antwort tippte. *Hey! Wie geht es Dir?*

Sofort kam seine Antwort. *Ruf mich an.*

Es war beinahe so, als wäre er von den Toten auferstanden.

Sie wählte die neue Nummer. „Ich bin in der Stadt“, erklärte Casey, noch bevor er sie begrüßte. „Wann kann ich dich sehen?“

Wren ließ sich auf ihren Hocker sinken. „Du bist hier?“

„Ja. Wo bist du? Auf der Arbeit?“

„Ja."

„Dann komme ich vorbei. Hast du schon zu Mittag gegessen?"

Nur ein paar Bissen von ihrem Sandwich. „Nein, noch nicht."

„Okay, dann hole ich dich in etwa einer Viertelstunde ab."

„Okay, gern." Aber erst nachdem sie die Verbindung unterbrochen hatte, wurde Wren bewusst, dass er bestimmt zu ihrem alten Treffpunkt in der Nähe des Bethel-Hauses fahren würde. Die Geschichte war zu lang, um sie am Telefon zu erzählen. Sie wollte persönlich mit ihm reden – persönlich! Casey war in der Stadt und wollte sie sehen. Sie konnte es kaum glauben. Sie tippte: *Neuer Job. Fahr zum New Hope-Einkehrzentrum,* und schickte die Nachricht ab.

In der Lobby spielte Wren nervös mit ihrem Reißverschluss, während sie den Parkplatz absuchte, um Casey ja nicht zu verpassen. Neun Monate war es her, seit er seine Wohnung aufgelöst, seine Sachen in den Truck geladen und sie zum Abschied umarmt hatte. Sie hatte auf der Eingangstreppe gestanden und ihm mit tränenverschleiertem Blick nachgesehen, wie er mit einem letzten Hupen um die Straßenecke gebogen war.

Sie hätte ihn fragen sollen, ob Brooke auch in Kingsbury war, aber es war alles so schnell gegangen.

Ein silberner Wagen fuhr auf den Parkplatz. Je näher er kam, desto schneller schlug Wrens Herz. Ja, das war Casey. Sie konnte ihn durch die Windschutzscheibe erkennen. Und er war allein. Sie trat zurück, damit sie ihn erst ein wenig beobachten konnte, bevor er sie entdeckte. Der Wagen hielt an. Er stieg aus. Langer dunkler Trenchcoat, enge Jeans, Stiefel. Die roten Haare zu einem Knoten zurückgebunden, struppiger Bart.

Ihr Magen krampfte sich zusammen. Das war der dunkle Casey. Vielleicht war ihre Intuition zu Thanksgiving doch richtig gewesen.

Sie rieb ihre Hände aneinander, um sie zu wärmen, und eilte aus dem Gebäude. „Hey, du!"

„Hey." Er beugte sich zu ihr herunter, um sie wie üblich fest in den Arm zu nehmen. Sie reichte ihm nur bis zur Brust. Ein sanfter Riese und ein kleiner Vogel, das waren sie immer gewesen. Er löste sich zuerst von ihr. „Steig ein", sagte er und öffnete die Wagentür. „Es ist kalt."

Ihr Blick blieb an seiner linken Hand hängen. Kein Ring. Er bemerkte es und lächelte trocken. „Ja", sagte er. „Es gibt viel zu erzählen."

Je mehr er auf der Fahrt zum Restaurant erzählte, desto deprimierter wurde sie. Er könne Brookes Nörgeleien und Unsicherheit nicht mehr ertragen. Er könne nicht mit ihren Erwartungen und ihrem Kontrollzwang umgehen. „Ja, okay, ich war wieder auf einigen dieser Seiten im Internet unterwegs, aber wie sie ausgerastet ist, als sie es herausgefunden hat, das war beängstigend. Du denkst, ich bin Furcht einflößend, wenn ich zornig bin? Du hättest erleben sollen, wie sie geschrien und mit Gegenständen um sich geworfen hat. Ich dachte, die Nachbarn würden jeden Moment die Polizei rufen. Vielleicht hätte ich sie rufen sollen. Aber du wärst stolz auf mich gewesen. Nicht ein einziges Mal habe ich meine Stimme erhoben, ich habe mich nur weggeduckt. Und als sie sich endlich beruhigt hatte, habe ich ein paar Sachen in eine Kiste gepackt und bin hierhergekommen. Seitdem wohne ich wieder bei meinen Eltern. Aber du weißt ja, wie sie sind. Ich kann nicht dortbleiben. Sie wollen mir immer noch vorschreiben, was ich tun soll. Also, kann ich für ein paar Tage bei dir unterkommen, bis ich weiß, wie es weitergehen soll?"

„Ich habe keine Wohnung mehr", murmelte Wren.

„Was soll das heißen?"

Sie erzählte ihm von Glenwood und Theo und Kit und ihrer Kündigung im Bethel-Haus. Und als sie ihm alles erzählt hatte, fluchte er und sagte: „Wir zwei sind wirklich ganz schön verkorkst."

Sie biss sich auf die Lippe und antwortete nicht.

Er werde einen Weg finden, sagte Casey zwischen zwei Gabeln fettiger Käse-Fritten. Einige Leute von dem Dokumentarfilmprojekt hätten ein Haus in der Stadt. Seiner Meinung nach seien sie ihm das schuldig, so oft wie er schon Leute bei sich aufgenommen habe.

Wren rührte in ihrer Suppe. Sie saßen jetzt schon eine Stunde zusammen, und nicht einmal hatte er gesagt: „Was du durchgemacht hast, tut mir leid." Er hatte nicht einmal gefragt: „Wie geht es dir jetzt?" So war Casey, wenn es ihm nicht gut ging: Alles drehte sich nur um ihn. Das machte die Depression aus einem Menschen. Auch aus ihr; auf keinen Fall würde Wren Steine werfen. In den vergangenen Jahren hatten sie gelegentlich auch zur selben Zeit depressive Phasen erlebt, und das war nicht schön gewesen. Erstaunlich, dass ihre Freundschaft das überlebt hatte. Aber wenn es Casey gut ging, dann gab es keinen mitfühlenderen Menschen auf der Welt als ihn.

Wren fragte sich, ob Brooke auch diese Seite von ihm kennengelernt hatte. Aber vielleicht hatte sie sich nur in den lebensfrohen, abenteuerlustigen Casey verliebt, der mit einem einzigen Lächeln einen Raum hell machen konnte. Der dunkle Casey jedoch war eine Herausforderung. Und wenn er in eine Depression abrutschte oder in eine manische Phase eintrat, dann konnten sein Zorn und seine Abhängigkeiten äußerst brutal sein. Wren trug immer noch die Narben von unüberlegt ausgesprochenen Worten in sich. An die meisten davon konnte er sich wahrscheinlich nicht mehr erinnern. Sie wünschte, auch sie könnte sie vergessen.

Sie warf einen Blick auf ihre Uhr. „Ich muss jetzt zurück."

„Hast du nicht gesagt, dass du als Putzfrau arbeitest?"

Sie schob ihre Schale mit Suppe zurück. „Das stimmt. Doch die Arbeit tut sich nun mal nicht von allein."

„Aber ich habe noch nicht aufgegessen. Ich werde das gute Essen nicht einfach stehen lassen."

Sie könnte mit ihm darüber streiten, was gutes Essen war, oder sie hielt den Mund und ließ ihn fertig essen. Wren beschloss, den Mund zu halten. In all den Wochen hatte sie sich gewünscht, sich an seiner Schulter auszuweinen, hatte einen Gefährten im Leid in ihm gesehen, und jetzt, da er ihr gegenübersaß, wollte sie eigentlich nur weglaufen. Vielleicht war sie nicht ganz aufrichtig gewesen, als sie ihm zu Thanksgiving eine SMS geschickt und gefragt hatte, ob es ihm gut gehe. Vielleicht war es um sie gegangen, vielleicht wollte sie ihn wissen lassen, dass es ihr nicht gut ging. Vielleicht hatte sie nur sein Mitgefühl gesucht. Oder sogar sein Mitleid.

Eine Depression konnte einen Menschen sehr ichbezogen werden lassen.

Entschuldige, sagte sie im Stillen. Es ging ihr nicht so gut, dass sie ihn aufheitern konnte, das wusste sie. Im Buch Prediger gab es einen Vers, in dem stand, dass zwei besser waren als einer. Denn wenn einer fiel, konnte der andere ihm aufhelfen. Aber weh demjenigen, der allein war und fiel. Denn wer würde ihm aufhelfen? Und was, wenn beide fielen? Was nützte es dann, dass sie zu zweit waren?

Casey brauchte jemanden, der ihm aufhelfen konnte. Zuallererst einmal einen Therapeuten. Wren würde ihn daran erinnern, sobald es passte. Und auch seine Medikamente. Er musste sie wieder regelmäßig einnehmen.

Aber wenn er böse auf Brooke war, weil sie ihm zu viel nörgelte, dann würde Wren ganz bestimmt nicht riskieren, dass er sich am Ende auch noch über sie ärgerte. Sollten seine Eltern im Augenblick doch ruhig die schwierigen Dinge aussprechen. In Bezug auf Casey und seine Krankheit hatten sie im Laufe der Jahre genügend schwierige Dinge gesagt und getan. Auf jeden Fall konnte man ihnen nicht vorwerfen, dass in ihrer Beziehung zu ihm eine Co-Abhängigkeit bestand.

Das hatte Brooke Wren vorgehalten, dass zwischen ihr und Casey eine Co-Abhängigkeit bestehe. Vielleicht hatte sie recht.

Aber diese neue Krise könnte eine Gelegenheit sein, ihre Freundschaft anders zu gestalten, füreinander da zu sein, ohne die Verantwortung für den anderen zu übernehmen. Das erschien ihr gesund. Dawn würde sie darin bestätigen. Casey würde von den gleichen Quellen profitieren, aus denen sie für ihre Heilung schöpfte – Therapie; eine Arbeit, die ihn beschäftigt hielt, ohne ihn zu überfordern; ein Hobby, das ihn motivierte und belebte. Zum Beispiel seine Fotografie oder

Filmerei. Aber nicht Gebet oder Gemeinde. Der dunkle Casey verachtete den Glauben, und da es ihr selbst so schwerfiel, in der Hoffnung auszuharren, hatte Wren einfach keine Kraft, sich seine Tiraden anzuhören oder sich mit seinen Zweifeln in Bezug auf die Vertrauenswürdigkeit und Güte Gottes auseinanderzusetzen.

Gedankenverloren starrte sie in ihre leere Suppenschale.

Aber sie würde ihn, so gut sie konnte, in dieser Phase unterstützen, ohne abhängig von ihm zu werden. Sie würde versuchen, so treu und vorurteilsfrei als Freundin zu sein, wie sie konnte. Das war im Augenblick vielleicht nicht viel, aber wenigstens etwas.

„Okay, prima", sagte er schließlich. „Wenn du sowieso nur schweigend hier herumsitzt, dann gehen wir halt." Er stieß seinen Stuhl zurück und schimpfte schon wieder. „Wo steckt nur dieser blöde Kellner?"

„Ich kümmere mich darum." Sie würde wenigstens dem jungen Mann eine verbale Attacke ersparen. Sie stand vom Tisch auf, ging zur Theke, bezahlte die Rechnung mit ihrer Kreditkarte und legte ein großzügiges Trinkgeld drauf. Casey stürmte an ihr vorbei und marschierte zum Wagen. Sie kehrte zu ihrem Tisch zurück, um ihre Jacke zu holen. „Vielen Dank", rief sie dem Kellner zu, bevor sie hinaus in die Kälte eilte.

25

Casey fragte nicht nach ihrer neuen Adresse, als er sie beim New Hope-Zentrum absetzte, und sie gab sie ihm auch nicht. Wer wusste schon, ob er nicht vielleicht unangekündigt bei ihr auftauchen würde? Als sie noch ihre Wohnung gehabt hatte, hatte er manchmal in tiefster Verzweiflung mitten in der Nacht vor ihrer Tür gestanden, weil er nicht allein sein konnte. Es war zwar nicht oft vorgekommen, aber in den letzten fünf oder sechs Jahren schon ein paar Mal. Wren wollte nicht, dass Kit aus dem Schlaf gerissen wurde.

Sie sah ihm nach, wie er vom Parkplatz fuhr. Sein Wagen schlitterte auf einer Eisfläche, als er die Kurve zu schnell nahm. So habe er seinen Pick-up zu Schrott gefahren, hatte er ihr erzählt. Er sei zu schnell über eine schmale, kurvenreiche Straße gefahren.

„Wie war euer Treffen?“, fragte Kit, als Wren in die Lobby kam.

„Gut.“ Sie hatte nicht die Kraft, die lange Version der Geschichte zu erzählen. Es reichte zu sagen, dass ein alter Freund unerwartet in die Stadt gekommen war und sie mit einem Anruf überrascht hatte. „Entschuldige bitte. Es hat länger gedauert, als ich gedacht hatte.“

„Das macht nichts. Die Waschräume sehen gut aus. Das ist das Erste, was die Leute wahrnehmen, wenn sie hier sind. Zumindest was die Reinigung betrifft. Danke, dass du das für uns machst.“

„Gern.“

Kit nahm ihr Gespräch mit der Empfangsdame wieder auf, die extra gekommen war, um ihr zu helfen, die Einkehrtage vorzubereiten. Wren hätte sich auch um die Anmeldeformulare und Namensschilder für die Gäste kümmern können. Das wäre keine große Herausforderung gewesen. Aber vielleicht brauchte Gayle das Geld. Wren vermutete, dass Kit noch andere Personen beschäftigte, die Arbeit brauchten, Menschen, die aus welchen Gründen auch immer ihren eigentlichen Beruf nicht ausüben konnten, weil er zu anstrengend für sie war. Wie ihre Großnichte, die, wie Casey ihr in Erinnerung gerufen hatte, „total verkorkst" war.

Ein Fall für die Wohlfahrt, dachte Wren auf dem Weg zu ihrem Atelier. Wie demütigend, wenn man Almosen brauchte.

Tatsächlich war es vermutlich das gewesen, was Vincent am Ende gebrochen hatte: seine Verzweiflung darüber, niemals in der Lage zu sein, seinen Lebensunterhalt mit seiner Malerei zu verdienen, und seine Sorge über Theos angespannte finanzielle Lage. Er wollte keine Last mehr sein, vor allem, da Theo eine Frau und ein Kind zu versorgen hatte, einen kleinen Sohn, dem es gesundheitlich nicht gut ging. Die vielen Jahre, in denen Theo ihm Geld, Farben, Leinwände und andere Utensilien geschickt hatte, forderten ihren Tribut.

„Geben macht glücklicher als Nehmen", hieß es in der Bibel.

Und es ist leichter, dachte Wren, als sie die Tür ihres Ateliers hinter sich zuzog.

Male deine Gefühle, hörte sie ihre Oma sagen. Welche Farbe hatte Scham? Welche Farbe hatte Sorge? Welche Farbe hatte Enttäuschung über einen Freund? Und über sich selbst?

Wren öffnete ihren Farbenkasten und drückte Braun- und Grautöne auf ihre Palette.

„Was hat Casey denn vor?", fragte ihre Mutter, als sie abends miteinander telefonierten. „Er will doch seine Ehe nicht einfach so aufgeben, oder?"

Wren erwiderte, sie wisse es nicht. Aber es habe sich nicht so angehört, als hätte er vor, nach Reno zurückzukehren. Brooke sei labil, habe er gesagt. Und das Zusammenleben von zwei labilen Menschen würde nun mal nicht funktionieren. Es sei nicht sicher. Für keinen von beiden.

Es folgte eine lange Pause. Schließlich sagte ihre Mutter: „Sei vorsichtig, Wren. Bitte."

Wren öffnete Kits Kühlschrank, um sich ein Glas Milch einzuschenken. „Ich weiß. Ich passe schon auf."

„Ich meine, mit allem. Nicht nur damit, dass du dich um ihn kümmern willst, während du selbst noch mitten im Heilungsprozess steckst, sondern dass du nicht in seine Auseinandersetzung mit seiner Frau hineingerätst. Das ist gefährlich."

Wren errötete. Die Zwischentöne gefielen ihr nicht. „Zwischen uns gibt es nichts Unangemessenes. Hat es nie gegeben und wird es auch nie geben."

„Ich weiß, Schatz. Ich sage ja nur, pass auf, vor allem, weil es ihm nicht gut geht. Weil es euch beiden nicht gut geht."

Wren stellte die Milchtüte in den Kühlschrank zurück. Sie brauchte jetzt keine Ermahnungen. Und sie konnte es auch nicht gebrauchen, dass ihr Dinge vorgehalten wurden, die sie nie getan hatte. Oder vor Dingen gewarnt wurde, die sie nie tun würde. „Ich muss Schluss machen."

„Wren –"

„Ich muss wirklich Schluss machen. Ich melde mich später noch mal." Aber sie hatte gerade ihr Telefon aus der Hand gelegt, als es erneut läutete. Seufzend nahm sie es zur Hand. Es war nicht ihre Mutter. „Hallo", sagte sie.

„Hey", sagte Casey. „Meine Mutter macht mich verrückt."

Willkommen im Klub, hätte Wren beinahe gesagt.

„Kann ich zu dir kommen?", fragte er.

Sie schaute auf die Uhr an der Wand. Kit war im Einkehrzentrum und würde auch noch ein paar Stunden dort beschäftigt sein. „Wie wäre es, wenn wir uns irgendwo treffen?"

„Soll ich nicht wissen, wo du wohnst?"

„Was? Natürlich nicht."

„Natürlich soll ich das nicht wissen?"

„Nein – ich meine, natürlich ist das nicht der Grund."

„Also, wie lautet die Adresse?"

Sie kam über Wrens Lippen, bevor sie es sich noch anders überlegen konnte.

„Ich bin in zwanzig Minuten da“, sagte er.

„Okay“, erwiderte sie.

Sie beendete den Anruf und schleuderte ihr Telefon auf das Sofa. Was war nur los mit ihr? Hatte sie nicht gerade entschieden, dass es nicht klug war, Casey Kits Adresse zu geben? Aber wenn sie ihn jetzt anrief und den Plan änderte, würde er schmollen oder böse werden. Oder etwas Dummes tun. Das konnte sie nicht riskieren.

Sie zog ihren Schlafanzug aus und schlüpfte in Jeans und ein Sweatshirt. Sie könnte lügen, ohne irgendjemandem damit zu schaden. Sie könnte ihn auf der Veranda erwarten und sagen, Kit sei gerade nach Hause gekommen und müde, und es wäre besser, wenn sie irgendwo einen Kaffee trinken gingen. Aber dann würde er vielleicht sagen, dass er Kit gern kennenlernen würde, und was sollte sie dann tun? Noch einmal lügen und sagen, sie läge bereits im Bett?

Oder sie könnte ihn in ihrer Jacke an der Tür erwarten und sagen, dass sie unbedingt noch mal an die frische Luft wolle. *Lass uns einen Kaffee trinken gehen.* Und er würde dann sagen: *Okay, wie du meinst.* Aber das würde immer noch nicht das Problem lösen, dass er jetzt ihre Adresse kannte und zu jeder Tages- und Nachtzeit hier hereinschneien konnte.

Wie Vincent es bei Theo getan hatte. Vincent wollte nicht mehr in Belgien leben. Er war krank und hungrig, und er tauchte vollkommen unerwartet und vier Monate früher als vereinbart in Theos Wohnung in Paris auf. Nach einem Jahr des Zusammenlebens beklagte sich Theo bei einer seiner Schwestern. Niemand kam ihn mehr besuchen, weil Vincent so verlottert und streitlustig war. Es war, als würde er mit zwei unterschiedlichen Menschen zusammenleben, berichtete Theo: dem mitfühlenden, einfühlsamen, sanften und talentierten Bruder, den er liebte, und dem rüpelhaften, selbstsüchtigen, schmuddeligen und gefühllosen Mann, der ihm wie ein Fremder vorkam. Auch schon vor seinen Anfällen war Vincent schwierig gewesen. Bipolar vermutlich. Diese Diagnose hätte jedenfalls sein zwiespältiges Verhalten erklärt.

Theo hätte ihn am liebsten rausgeworfen, aber er hatte es einfach nicht übers Herz gebracht.

Wren fragte sich, wie lange es wohl dauern würde, bis Caseys Eltern ihn rauswarfen. Wenn er nicht nach Reno zurückkehrte, brauchte er schnell eine neue Unterkunft. Vermutlich wäre er nicht abgeneigt, an einem Ort wie dem Crossroads-Haus Unterschlupf zu suchen. Er war sogar schon einmal dort gewesen, als seine Eltern ihn rausgeworfen hatten. Und sobald er mit seinen Medikamenten wieder richtig eingestellt gewesen war, bekam er gleich mehrere freiberufliche Engagements, schloss Kurzzeit-Mietverträge für verschiedene Wohnungen ab und war wieder in der Lage, seine Rechnungen pünktlich zu bezahlen. Er unternahm sogar spontane Reisen, zum Beispiel flog er auf die andere Seite der Erde, um über einen alten Pilgerpfad zu wandern und unter den Sternen zu schlafen, wenn er nicht in einem Hostel absteigen wollte.

Brooke hatte es vielleicht romantisch gefunden, mit ihm unter den Sternen zu schlafen. Vermutlich hatte sie nicht die geringste Ahnung von der Dunkelheit gehabt, die unter dem Lächeln lauerte und nur darauf wartete, erneut zum Leben erweckt zu werden. Falls Casey das überhaupt erwähnt hatte, dann hatte er bestimmt keine Einzelheiten preisgegeben. Wenn es ihm gut ging, nahm er an, dass das immer so bleiben würde. Wenn es ihm gut ging, kam er zu dem Schluss, dass er die Medikamente, die seinen Zustand stabilisierten, nicht mehr brauchte. Und dann begann die Abwärtsspirale. Es war ein bösartiger Kreislauf.

Wren zog ihre Stiefel und die Jacke an und hielt hinter der Gardine Ausschau nach Autoscheinwerfern. Sobald sie seinen Wagen entdeckte, der vor dem Nachbarhaus abbremste, verschloss sie die Tür hinter sich und ging ihm in der Einfahrt entgegen. „Ich habe keine Lust mehr, im Haus zu sein", sagte sie, bevor Casey nach einer Erklärung fragen konnte. „Wie wäre es mit dem *Beanery?*"

„Okay, wie du meinst."

Sie kannte ihn so gut. „Also, was macht deine Mutter?" Wren schnallte sich an und faltete die Hände im Schoß.

„Sie nörgelt rum, sagt mir immer wieder, ich müsse zurück nach Reno und versuchen, die Sache wieder in Ordnung zu bringen. Immer wieder dieselbe Leier." Er imitierte ihre Stimme. „‚Du warst es, der beschlossen hat, so schnell zu heiraten, du hast ein Versprechen gegeben, das du halten musst, du hast dir dein Bett gemacht, also schlafe jetzt auch darin', und so weiter und so fort. Ich schwöre, wenn sie so weitermacht, dann werde ich wie Brooke und fange an, mit Gegenständen um mich zu schmeißen."

„Nicht, Casey."

„Was nicht?"

„Mach keine Witze darüber."

„Ich meine das ernst. Ich werde bestimmt noch verrückt, wenn ich dortbleiben muss."

„Was ist mit deinen Kumpels von dem Filmprojekt? Hast du mit ihnen gesprochen?"

„Sie haben im Augenblick nicht mal eine Couch frei. Und sie wollen nicht, dass ich auf dem Boden schlafe, nicht mal für eine Nacht." Er klopfte auf das Armaturenbrett. „Also, wenn es sein muss, dann schlafe ich im Wagen."

„Auf gar keinen Fall! Nicht bei diesem Wetter. Du wirst garantiert erfrieren."

„Danke für den Hinweis, Mami."

„Mach dich doch nicht lächerlich. Du wirst nicht im Freien schlafen." Zu schade, dass Hannahs Gästezimmer von der Missionarsfamilie belegt waren. Wren hätte sie sonst gefragt, ob Casey vielleicht bei ihr unterkommen könnte. Aber auf der anderen Seite wäre es vielleicht nicht gut, wenn Hannah mit Caseys Chaos konfrontiert würde, wo ihr Haus doch ein Zufluchtsort für erschöpfte und ausgebrannte Menschen sein sollte.

Sie musterte ihn – wann hatte er sich das letzte Mal die Haare gewaschen? Und rasiert?

Ein großer zotteliger Hund. So hatten Vincents Eltern ihn beschrieben, als er vor ihrer Tür stand und eine Unterkunft brauchte. Ein zotteliger Hund mit nassen Pfoten, der laut bellte und bissig war.

Aber er sei ein Hund mit Gefühlen, hatte Vincent zu Theo gesagt, ein Hund mit einer menschlichen Geschichte und einer menschlichen Seele, der wusste, was andere Menschen über ihn dachten, und der alles sehr tief empfand. Dieser Brief und viele seiner anderen hatten Wren immer zum Weinen gebracht.

Armer zotteliger Hund.

Im Geist zeichnete sie Caseys Gesicht, die Sorgenfalten unter dem Zorn, die Angst unter seiner Großschnäuzigkeit. Ja, er würde sie vielleicht beißen, aber Wren hatte schon immer ein Herz für Streuner gehabt.

Als Wren um kurz nach Mitternacht nach Hause kam, saß Kit mit aufgeschlagener Bibel am Küchentisch. Die Christuskerze flackerte. „Ich habe mir Sorgen gemacht, als ich nach Hause kam und du nicht da warst", sagte sie. „Und dann musste ich feststellen, dass du dein Handy nicht bei dir hattest und all meine Anrufe und SMS hier im Haus blieben."

„Es tut mir so leid!" Wren hatte ihr Telefon, das sie auf die Couch geschleudert hatte, vollkommen vergessen.

„Ich weiß ja, dass du kein Teenager mehr bist, aber sei so nett und hinterlasse mir das nächste Mal doch bitte eine Nachricht." Kit erhob sich und pustete die Kerze aus. „Deine Mutter hat mehrmals angerufen, weil sie sich Sorgen macht. Ich musste ihr sagen, dass ich nicht weiß, wo du bist."

Kits Enttäuschung war spürbar. Das hatte Wren bisher noch nicht erlebt. Übelkeit stieg in ihr hoch.

Kit klappte ihre Bibel zu und klemmte sie sich unter den Arm. „Es ist spät, und ich muss morgen früh raus. Ich überlasse es dir, ob du deine Mutter anrufst und sie darüber informierst, dass alles in Ordnung ist."

Wren nickte und murmelte Kit ein „Gute Nacht" hinterher. Falls sie eine Antwort gab, hörte Wren sie nicht.

Sie starrte auf die Kerze, von deren Docht noch eine kleine Rauchwolke hochstieg. Sie konnte Kit nachgehen und sich dafür entschuldigen, dass sie so wenig rücksichtsvoll gewesen war, sie um Verzeihung bitten und versuchen zu heilen, was zerbrochen war. Warum nur wollten sich ihre Füße einfach nicht von der Stelle rühren?

Und ihre Mutter. Auch deren Vorwürfe würde Wren jetzt nicht ertragen können, ob nun verbal oder durch Schweigen. Sie würde ihr also eine SMS schicken. Das musste für den Augenblick genügen. Schnell tippte sie: *Ich bin bei Kit. Alles in Ordnung,* und schickte sie los.

Mehrere Minuten vergingen, bevor die Antwort erschien. *Danke.* Nichts weiter.

Keine Entschuldigung, kein Wort darüber, dass sie ihr so große Sorgen bereitet hatte, nichts. Jamie legte sich wieder ins Bett und starrte an die Decke. „Lass es für den Augenblick doch ruhen", sagte Dylan, als er das Licht ausschaltete. „Du kannst das morgen früh mit ihr klären."

Wie konnte sie das ruhen lassen?

Es war eine Sache, an dem Tag, an dem Wren zu einem Spaziergang verschwunden war, nichts von ihr zu erwarten. Da war sie noch wie erstarrt und unfähig gewesen, auf irgendjemanden in ihrer Nähe zu reagieren. Kit hatte recht gehabt, als sie Jamie damals geraten hatte, sie nicht zur Rede zu stellen oder zu maßregeln. Das hätte nichts gebracht.

Aber jetzt, da Wren doch seit ein paar Wochen relativ stabil zu sein schien, sie aus dem Bett aufstehen, zur Arbeit gehen, zusammenhängende Gespräche führen und wieder Freude an ihrer Kunst empfinden konnte? War es da immer noch klug, sie nicht zur Rede zu stellen?

Nicht einmal Kit, die normalerweise so ruhig und freundlich und ausgeglichen war, hatte ihre Sorge oder Verärgerung am Telefon überspielen können. Nach ihrem Abendkurs war sie ziemlich erschöpft nach Hause gekommen. Ein zweiter langer Seminartag lag noch vor ihr. Sie sei müde, hatte sie gesagt. Und wenn sie müde sei, dann würden ihre Gedanken in eine Million nicht besonders hilfreicher Richtungen wandern. Jamie hatte sich überschwänglich entschuldigt. Und das, obwohl Kit ihr mehrfach gesagt hatte, sie brauche sich nicht zu entschuldigen, schließlich sei es ihre Tochter, die den Stress verursache, und das tue ihr leid.

Wie war es möglich, dass Wren, die normalerweise so einfühlsam und sensibel war, so selbstsüchtig und unüberlegt handelte? Wo war die Grenze zwischen krankheitsbedingtem Fehlverhalten und Sünde? Und gab es Schnittmengen von beidem, waren sie miteinander verwoben?

Wie ging es Wren tatsächlich? Konnte sie es verkraften, die Wahrheit darüber gesagt zu bekommen, wie sich ihr Verhalten auf andere auswirkte? Ging es ihr gut genug, diese Verantwortung zu übernehmen, ohne gleich wieder unter Schuldgefühlen und Scham zusammenzubrechen? Wo war der Abgrund, und wie nahe war sie ihm?

Immer und immer wieder stellte sich Jamie die gleichen Fragen, ohne eine Antwort darauf zu finden. Warum also stellte sie sie überhaupt noch?

Wren würde vielleicht nie verstehen, welche Angst Jamie überfallen hatte, als sie ihre Tochter nicht erreichen konnte, nachdem diese sich über ihre Warnung wegen Casey geärgert hatte. Jamie hatte drei Stunden ihres Lebens verloren, in denen sie außer sich vor Sorge gewesen war und sich Vorwürfe gemacht hatte, weil sie zu viel gesagt hatte, weil sie zu weit gegangen war. Natürlich konnte man nachträglich sagen: „Es war deine Entscheidung, dir Sorgen zu machen. Es war deine Entscheidung, diese Zeit nicht sinnvoller zu nutzen." Das stimmte. Sie hätte sich anders entscheiden können. In der Rückschau war das leicht zu erkennen, inmitten der Angst jedoch schwer zu beherzigen.

Dylan zog seine Decke zurecht. „Jamie, du musst die Sache loslassen."

Sie schloss die Augen. Er hatte gut reden. Er war nicht ihre Mutter.

Je länger Wren darüber nachdachte, desto wütender wurde sie. Sie hatte Kit gesagt, dass es ihr leidtat. Was wollte sie denn noch? Die

Zusicherung, dass es nicht wieder vorkommen würde? Kit hatte recht: Wren war kein Teenager mehr. Ganz bestimmt brauchte sie keine Anstandsdame. Und wenn Kit der Meinung war, sie bräuchte eine, dann wäre diese Wohnlösung von kürzerer Dauer, als Wren anfangs gedacht hatte.

Sie putzte sich die Zähne und spuckte die Zahnpasta ins Waschbecken.

Sie hatte es vergessen. Das war keine böswillige Absicht gewesen. Vielleicht hätte sie wissen müssen, dass Kit und ihre Mutter sich Sorgen machen würden. Aber Wren hatte nicht vorgehabt, so lange mit Casey wegzubleiben, und als sich ihr Gespräch in die Länge zog – ein Gespräch, das sie gern mit einem Freund führte, dem es nicht gut ging, egal, was ihre Mutter davon hielt –, hatte sie nur daran gedacht, ganz präsent zu sein und ihm jedes Fünkchen Kraft und Aufmerksamkeit zu geben, so anstrengend das auch war. Wenn man nicht einmal etwas vergessen durfte, wenn es kein gegenseitiges Verständnis dafür gab, für einen Gefährten in Not da zu sein, dann sollte sie Caseys Vorschlag vielleicht doch überdenken. Er hatte vorgeschlagen, sie beide sollten sich ein paar Mitbewohner suchen und gemeinsam in das Künstlerviertel der Stadt ziehen.

Besonders jetzt, da Kit und ihre Mutter es sich offenbar angewöhnten, Grenzen zu missachten, indem sie über Wrens Aufenthaltsort sprachen oder ihren Gesundheitszustand überwachten.

Im Dunkeln zog sie sich aus, kroch ins Bett und schickte Casey eine SMS. *Lass uns auf Wohnungssuche gehen.*

Er antwortete prompt. *Du bist die Beste, Wrinkle. Danke.*

26

Kit war bereits weg, als Wren am Samstagmorgen in die Küche kam. Gut. Sie würde den ganzen Tag im Einkehrzentrum verbringen, und wenn sie zum Abendessen nach Hause kam, wäre Wren da. Oder vielleicht auch nicht. Vielleicht würde sie ihr die Nachricht hinterlassen, sie habe Pläne für den Abend und werde erst spät zurückkommen. Casey hatte Wren bereits mehrere Links zu Wohnungen geschickt, die er vielversprechend fand, und wartete auf eine Antwort von den Vermietern. Er würde sie gegen neun Uhr abholen, dann konnten sie zusammen frühstücken und überlegen, wer als Mitbewohner gut zu ihnen passen würde. Er klang schon viel besser, nicht mehr wie der dunkle, sondern eher wie der abenteuerlustige Casey. Dafür war Wren dankbar.

Sie kochte sich eine Tasse Kaffee. Im Bethel-Haus hatte sie oft mitbekommen, dass Frauen, die Missbrauchstätern entkommen waren, anschließend Schuldgefühle bekamen, weil sie weggegangen waren. Physische Verletzungen oder Narben halfen manchmal, sie davon zu überzeugen, dass ihre Flucht richtig gewesen war. Aber bei psychischem oder emotionalem Missbrauch war es schwerer, ihn beim Namen zu nennen. Sobald diese Frauen das Muster erkannten und in der Lage waren, die methodische Kontrolle und Manipulation zu erkennen und als falsch zu benennen, begannen die meisten von ihnen aufzublühen und ihr Selbstbewusstsein und Mut wuchsen wieder.

Alle Opfer, mit denen Wren gearbeitet hatte, waren Frauen gewesen. Aber alles, was Casey am Abend in dem Coffeeshop beschrieben hatte – die ständige Überwachung, das Unterbinden alter Freundschaften, die verbalen Angriffe, die Zornesausbrüche, die körperlichen Angriffe, indem Brooke nach ihm schlug oder mit Gegenständen nach ihm warf –, all das passte zu dem Profil eines Missbrauchstäters. Selbst seine SMS an Thanksgiving passte ins Bild. Als Wren ihn danach gefragt hatte, zuckte er die Schultern und erwiderte: „Ich wollte dich nicht beunruhigen, und ich hatte Angst, sie würde herausfinden, dass ich noch Kontakt zu dir habe." Außerdem habe er sich geschämt, dass er eine so falsche Entscheidung – die Entscheidung, Brooke zu heiraten– getroffen habe und dass er so schwach sei und sich nicht gegen sie zur Wehr setzen könne. Ja, der ganze Stress habe ihn wieder in die Abhängigkeit von Alkohol und Pornografie getrieben, und gelegentlich habe er auch Marihuana geraucht, aber nun, da er sich endlich von ihr befreit habe, rechne er fest damit, dass es ihm bald wieder gut ginge. *Dank deiner Hilfe, Wrinkle. Weil du mich niemals aufgibst.*

„Also, was denkst du?", fragte Casey, als sie eine Stunde später in seinen Wagen stieg. Er strich über seinen gestutzten Bart. Seine Haare, immer noch zusammengebunden, waren nicht mehr fettig. „Ich mache ab sofort auf ‚Künstler', nicht mehr auf ‚obdach- und arbeitslos'."

Wren lächelte. „Ich denke, das ist dir gelungen."

„Nun, und du bist die Seriöse von uns beiden." Er steckte eine lose Haarsträhne hinter ihr Ohr. „Du siehst hübsch aus."

„Danke." Sie strich ihren Faltenrock glatt. „Ich werde sagen, dass ich eine Sabbatzeit von meinem Job genommen habe und an meiner Kunst arbeite."

„Du hast ihn geschmissen", sagte er.

Es war wie in alten Zeiten. Sie beide saßen im Wagen und redeten, Casey klopfte auf dem Lenkrad den Takt zu den Liedern auf seiner Playlist, während sie aufmerksam zuhörte und ihre Meinung sagte, wenn er sie danach fragte. An möglichen Mitbewohnern konnte sie jedoch nicht viel beisteuern. Die meisten ihrer Freunde – oder ehemalige Freunde? Bekannte? – waren verheiratet oder verlobt. Die anderen hatten bereits Mitbewohner oder lebten in kleinen Apartments oder noch bei ihren Eltern. Ihr fiel niemand ein, der bereit sein könnte, mit ihnen im Künstlerviertel von Kingsbury eine WG zu gründen.

Aber je mehr Wren darüber nachdachte, desto mehr erwärmte sie sich für diese Idee. Warum sollte man nicht begrenzte Ressourcen bündeln und das Leben miteinander teilen? Warum sollte sie sich nicht mit anderen Künstlern umgeben, die sie inspirieren und ihre Kreativität fördern konnten? Das hatte sich Vincent erhofft, als er die Vision gehabt hatte, eine Künstlergemeinschaft im Süden Frankreichs zu gründen. Er bat Gauguin, sie zu führen. Doch schließlich war es Theo, der Gauguin überredete, mit Vincent ins Gelbe Haus einzuziehen. Eigentlich hatte er ihn sogar bestochen. Aber es war nicht gut gegangen.

Bei diesem Teil der Geschichte wollte Wren lieber nicht verweilen. Sie und Casey hatten genug miteinander durchgemacht, um ihre jeweiligen Eigenarten und Schwächen zu kennen. Obwohl sie niemals zusammengewohnt hatten – keiner von ihnen hatte je mehr gehabt als ein Einzimmerappartement –, würden sie sicher lernen können, das Bedürfnis nach Privatsphäre des jeweils anderen zu respektieren. Sie brauchte ihr eigenes Zimmer. Das war nicht verhandelbar. Und er musste Ordnung in den Gemeinschaftsräumen halten und durfte nicht erwarten, dass sie hinter ihm herräumte. Mit den anderen Hausbewohnern würden sie Hausregeln und Pflichten vereinbaren, und sie würden sich regelmäßig zusammensetzen und offen über alles reden. Auch wenn es nur für ein Jahr oder so wäre, bis sie sich gesammelt und neue Ziele ins Auge gefasst hätten, so konnte es doch eine bereichernde und fruchtbare Zeit werden.

Falls Casey ihr versprach, seine Medikamente zu nehmen und an seinem Suchtverhalten zu arbeiten. Über diesen Punkt würden sie noch einmal reden müssen.

Wrens Telefon läutete. Wieder ihre Mutter. Wren hätte ihr noch eine Nachricht schicken sollen, bevor sie Kits Haus verließ. Aber sie wollte nicht über den gestrigen Abend reden. Sie wollte nicht die Sorge, den Kummer oder die Enttäuschung in der Stimme ihrer Mutter hören. Und sie wollte nicht schon wieder über Casey und seine Pläne ausgefragt werden.

Unsere Pläne, korrigierte sie sich. Wenn ihre Mutter schon ausgerastet war, weil Wren ihren Job so plötzlich aufgegeben hatte, dann wäre sie jetzt wahrscheinlich außer sich. Wren konnte sie förmlich hören: *Aber er ist doch verheiratet! Was denkst du dir denn?* Und anschließend würden sie darüber streiten, ob das an diesem Punkt mehr war als eine Formalität.

Casey war einer missbräuchlichen Ehe entkommen. Das war das Entscheidende. Und er wollte die Scheidung. In der Zwischenzeit brauchte er eine Unterkunft, und es war nicht unvernünftig, dass er sich zuerst an seine engste Freundin wandte, um zu sehen, ob sie daran interessiert war, sich mit ihm die Miete für eine Wohnung zu teilen.

Dass seine Bitte logisch und nachvollziehbar war, würde ihre Mutter nicht interessieren. Sie würde es trotzdem für unangemessen halten, dass ein Mann und eine Frau einfach so zusammenlebten, wenn auch in separaten Zimmern. Sie war in dieser Hinsicht altmodisch, vermutlich wegen ihrer eigenen Vergangenheit.

Wren schaltete ihr Telefon aus und steckte es in die Tasche.

„Deine Mutter?", fragte Casey.

„Ja."

„Hast du ihr erzählt, dass wir uns Wohnungen anschauen?"

„Nein." Sie war eine erwachsene Frau, und sie konnte ihre eigenen Entscheidungen treffen, ohne sich schuldig fühlen zu müssen. Wenn sie eine Wohnung fanden und Leute, die mit ihnen dort einziehen wollten, dann würde Wren es ihr erzählen. Doch bis dahin hatte das keinen Zweck. „Aber ich verspreche nichts, Casey, in Ordnung? Wenn es mir nicht richtig erscheint, aus welchen Gründen auch immer, dann sei nicht böse auf mich, weil ich Nein sage. Wir beide müssen herausfinden, was das Beste für uns ist. Ohne Druck."

„Ich weiß. Aber warte nur, bis du die Wohnung in der Holly Street siehst. Ich glaube, die wird dir gefallen."

Sie gefiel Wren tatsächlich ausnehmend gut: Holzböden, Bogentüren, gemütliche Leseecken, ein gemauerter Kamin, hohe Fenster. Ihr gefiel alles, bis auf die Miete. „Aber wir teilen sie doch durch vier", wandte

Casey ein, nachdem sie dem Vermieter gesagt hatten, sie würden darüber nachdenken und sich bei ihm melden. „Oder sogar durch fünf oder sechs. Ich könnte mir auch ein Zimmer mit jemandem teilen. Einige Räume sind groß genug, dass zwei Personen darin wohnen können."

Ja, aber wer sollte die Räume mit ihnen teilen? Und wollte Wren tatsächlich mit fünf anderen Leuten, mit Menschen, die sie gar nicht kannte, in einem Haus leben? Vielleicht war das Ganze doch kein so guter Plan.

„Überlass das mir", sagte Casey. „Ich finde schon die passenden Leute. Aber ich denke, wir sollten zugreifen, solange wir noch können. Ich habe noch ein paar Ersparnisse. Was ist mit dir?"

„Ich habe nichts mehr. Das geht im Augenblick alles für meine Krankenversicherung drauf."

„Das ist totaler Quatsch. Rausgeschmissenes Geld."

Typisch Casey!, dachte Wren. Er spielte mal wieder Roulette. Aber wenn sie wieder in die Klink musste, was dann? Oder wenn es einen medizinischen Notfall gab? Nein. Sie brauchte eine Krankenversicherung. Ihre Mutter hatte ihr geholfen, die preiswerteste zu finden, die ihre Bedürfnisse abdeckte, und trotzdem konnte Wren als alleinstehende Frau selbst mit einem Vollzeitjob kaum ihren Lebensunterhalt bestreiten. Sie steckte fest. Auf unbestimmte Zeit.

Tränen stiegen ihr in die Augen.

„Ach, Wrinkle", sagte Casey und nahm sie in die Arme. „Es wird alles gut. Du wirst schon sehen."

Während sie und Casey durch die Straßen im Westen Kingsburys fuhren, musste Wren an Vincents Skizze *Leid* denken, das Porträt einer nackten Frau, die auf einem Stein saß, den Kopf auf die Knie gelegt, die Brüste herunterhängend, das Profil durch ihre verschränkten Arme verborgen. Sein Modell war Sien gewesen, eine schwangere Prostituierte, die Vincent eines Tages zusammen mit ihrer kleinen Tochter auf der Straße aufgelesen hatte. Von Mitgefühl getrieben beschloss er, für sie zu sorgen, damit sie keine Not litt. Denn, so sagte er zu Theo, welcher Mensch von Wert würde eine solche Frau im Stich lassen? „Ist es nicht genau das, was Gottes Gebot zu lieben uns aufträgt?“

Seine Familie war damit nicht einverstanden gewesen.

Wren schaute hoch zu einem Haus mit zerrissenen Fliegengittern vor den dreckigen Fenstern und einem durchhängenden Balkon, der jeden Augenblick einstürzen konnte. Keines der für sie erschwinglichen Objekte, die sie nach der Wohnung in der Holly Street besichtigt hatten, entsprach auch nur im Entferntesten den Fotos im Internet, und alle lagen in einer Gegend, in der sich Wren, wenn sie im Dunkeln unterwegs wäre, nicht sicher fühlen würde.

Aber das war genau die Art von Gemeinschaft, die Menschen wie Jake und Erica im Sinn hatten. Das war die Gegend, in der sie wohnen wollten. „Hier irgendwo haben wir Filmaufnahmen für den Dokumentarfilm gemacht“, sagte Casey, während er sich umschaute. „Es ging um die Geschichte eines dreizehnjährigen Mädchens. Ihre eigene Mutter hatte sie monatelang zur Prostitution gezwungen –“

Wren hob die Hand. „Entschuldige. Ich will das nicht hören.“

„Nein, die Geschichte hat ein gutes Ende, Wrinkle. Versprochen.“

Sie umklammerte ihre Knie.

„Dieses Mädchen ist eines Tages allein zu Hause, als es an der Tür klingelt. Sie macht auf. Zwei Leute von den Zeugen Jehovas stehen davor, und sie beginnen zu reden. Ich glaube, das Mädchen kannte die Frau irgendwoher. Auf jeden Fall sagt das Mädchen etwas, was die Frau misstrauisch macht. Sie telefoniert, ruft die Polizei, das Mädchen wird gerettet und die Mutter kommt ins Gefängnis.“ Er lächelte Wren an. „Siehst du? Ich habe es dir doch gesagt. Ein gutes Ende.“

Doch so einfach war es nie. Die Wunden von Missbrauch und Gewalt heilten nicht über Nacht, falls überhaupt. Das arme Mädchen würde Jahre brauchen, um zu genesen, falls man es schaffte, sie an einen sicheren Ort zu bringen, wo Heilung möglich war. Das war nicht selbstverständlich. Einige der Opfer fielen immer wieder auf schlechte Menschen herein, weil sie anfällig dafür waren. Aber das würde Wren Casey nicht sagen. Wenn die Geschichte ein Lichtblick in seiner

Recherche über Menschenhandel war und ihm Hoffnung gab, dann war das gut.

„Wenn wir in einer solchen Gegend leben würden", sagte er, „könnten wir viel Gutes tun, nicht? Hast du das nicht immer gesagt? Bring das Licht in die Dunkelheit?"

Ja. *Und leuchte.* Das hatte sie immer gesagt. Bevor ihr die vielen hilflosen gestrandeten Wale den Rest gegeben hatten. Bevor sie selbst gestrandet war.

Aber wenn Casey es sagte …

Wenn Casey vom Heiligen Geist geführt wurde und wenn es ihn inspirieren und seinen Glauben anfachen würde, in einer solchen Gegend zu leben, wäre Wren dann nicht bereit, alles in ihrer Macht Stehende zu tun, um ihm zu helfen, seine Leidenschaft und den Sinn des Lebens wieder neu zu entdecken? Dafür würde sie ihr Leben geben. Wirklich! Das war kein melodramatischer Gedanke. Für ihren Freund würde sie ihr Leben opfern, auch wenn es bedeutete, dass sich ihre Familie aufregte. Sie war eine erwachsene Frau. Sie musste ihren eigenen Weg gehen. Und vielleicht gehörte das zu Gottes Rettungsplan. Für sie beide.

Caseys Meinung nach hatten sie zwei Möglichkeiten. „Natürlich ist die Holly Street mein Favorit", sagte er, als sie am frühen Nachmittag zu Kits Haus zurückfuhren. „Aber wenn wir nicht genügend Leute zusammenbekommen, dann ist die Wohnung zu teuer. Aber die in der Green Street, die könnten wir uns mit drei oder vier Leuten doch leisten, meinst du nicht?"

„Mit vier Leuten schon." Die Wohnung war muffig und sehr beengt. Auf keinen Fall würde Wren barfuß über die Teppiche laufen. Aber, ja, wenn sich vier Leute die beiden Zimmer teilten, dann könnten sie es sich leisten. Wenn Wren die richtige Mitbewohnerin bekäme, dann wäre sie sogar bereit, auf ein eigenes Zimmer zu verzichten. Aber sie hatten immer noch keine Ahnung, wen sie fragen sollten. Und ganz ehrlich, wie viele Frauen wären wohl bereit, in ein solches Haus in einer solchen Gegend einzuziehen? Wenn Wren an ihr gemütliches Zimmer bei Kit dachte, dann ergab es überhaupt keinen Sinn, es für eine so ärmliche Unterkunft aufzugeben.

Man würde sie für verrückt halten. Und sie selbst sich vielleicht auch. Aber Jesus rief seine Nachfolger manchmal dazu auf, um der Liebe willen verrückte Dinge zu tun. Und außerdem gefiel ihr der Gedanke, mit anderen zusammenzuwohnen. Der Gedanke, Casey im Auge zu behalten, gefiel ihr. Es war nicht gut, dass er auf sich allein gestellt war. Und Fremde kannten die Warnzeichen nicht, auf die sie achten mussten. Wenn sie zusammenwohnten, konnten sie sich gegenseitig unterstützen. Wenn einer fiel, konnte der andere ihm aufhelfen. Das taten Gefährten im Leid nun mal.

„Ich werde meine Bekannten anschreiben und fragen, ob jemand Interesse hat“, sagte Casey. „Und wenn dir jemand aus deinem Umfeld einfällt, sag mir Bescheid.“

Aber Wren hatte keinen Bekanntenkreis mehr. Vielleicht hatte sie nie einen gehabt.

Er bog in die Einfahrt ein und schaltete den Motor aus. „Ist es in Ordnung, wenn ich mit reinkomme und mich kurz hinlege? Ich bin fix und fertig. Und ich möchte nicht zu meinen Eltern zurückfahren. Sie werden nur da weitermachen, wo sie aufgehört haben, und mich nach meinen Plänen ausfragen.“ Bevor Wren eine Antwort geben konnte, öffnete er die Wagentür. Wren blieb wie festgeklebt auf ihrem Sitz sitzen. „Was? Darf ich nicht mit reinkommen?“

„Nein, das ist es nicht.“ Sie überschlug, wie lange sie noch Zeit hatten, bis Kit nach Hause kommen würde.

„Was ist es dann?“

„Nichts.“ Sie machte sich an ihrer Stiefelschnalle zu schaffen.

„Was ist das mit dir und deiner Tante? Schämst du dich für mich oder so was?“

„Nein, natürlich nicht. Es ist nur – sie ist nicht zu Hause, und ich weiß nicht, ob es ihr recht ist, wenn jemand, den sie nicht kennt, in ihrem Haus schläft.“

Casey schnaubte. „Du machst doch Witze, oder? Ich will doch nur einen kurzen Mittagsschlaf halten, nicht bei euch einziehen."

„Nein, ich weiß." Sie öffnete die Beifahrertür. „Du hast recht." Falls Kit etwas dagegen hatte, dass Wrens bester Freund sich kurz in ihrem Gästebett ausruhte, dann wäre das vielleicht ein weiterer Hinweis darauf, dass es an der Zeit war weiterzuziehen.

Sie suchte in ihrer Tasche nach dem Hausschlüssel. Der Kurs endete gegen fünf Uhr. Und anschließend musste Kit noch aufräumen und alles wegpacken. Vor sechs Uhr kam sie bestimmt nicht nach Hause. Bis dahin war Casey lange weg. Kit brauchte gar nicht zu erfahren, dass er da gewesen war.

Auf der vorderen Veranda stampfte Wren sich den Schnee von den Stiefeln und forderte Casey auf, das ebenfalls zu tun. „Und dann zieh sie aus und stell sie auf diese Fußmatte hier", sagte sie, als sie die Haustür aufgeschlossen hatte.

„Jawohl, Madam." Er bückte sich, um seine Schnürsenkel zu lösen. „Ist sie vielleicht eine ältere Version von Brooke oder so etwas?"

„Nein, aber ich möchte ihre Fußböden nicht versauen."

„Wie du meinst." Mit übertriebenen Bewegungen stellte Casey die Stiefel auf die Fußmatte und achtete darauf, dass sie ganz akkurat und parallel zueinander standen. „Muss ich sonst noch etwas tun, bevor ich eintrete?"

„Ich hänge deinen Mantel auf", sagte Wren schnell, als sie merkte, dass er ihn über eine Stuhllehne werfen wollte. Seufzend und kopfschüttelnd reichte er ihn ihr. „Wo ist dein Zimmer?"

„O– "

Er zog die Augenbrauen in die Höhe.

„Aber es ist nicht aufgeräumt", erklärte sie schnell. „Im Arbeitszimmer steht ein Gästebett. Ich zeige es dir."

„Mann! Was ist denn nur los mit dir?" Er folgte ihr den Flur entlang. „Du verhältst dich ganz schön komisch."

„Nein, das stimmt nicht."

„Doch. Du reagierst sehr seltsam. Entspann dich doch mal. Ich beiße nicht."

„Niemand hat gesagt, dass du –"

„Okay, hör auf. Hör einfach auf. Du kannst manchmal schrecklich nerven, weißt du das?" Er drängte sich an ihr vorbei in das Zimmer und warf sich aufs Bett.

„Ich hole dir eine Decke."

Er riss eine Wolldecke, die über dem Fußende des Bettes hing, herunter und wickelte sich darin ein. „Und pass nur auf, dass du mich einschließt, damit ich nicht im Haus herumgeistere. Das wäre zu gefährlich, nicht? Ich könnte ja etwas durcheinanderbringen. Oder jemanden erschrecken."

„Hör auf damit."

„Ich sage ja nur, dass man gar nicht vorsichtig genug sein kann, wenn man einen fremden Mann ins Haus lässt."

„Casey, bitte." Vielleicht war es keine gute Idee, ihn allein im Gästezimmer zu lassen. In diesem Zustand war er unberechenbar. Wren forderte ihn mit einem Handzeichen auf, zur Seite zu rutschen. Da war Platz genug für zwei. Wenn zwei in der Kälte zusammenlagen, so stand es im Buch der Prediger, konnte einer den anderen wärmen. Sie legte sich neben ihn. Ein zotteliger Hund und ein kleiner Vogel, die sich gegenseitig vor der Kälte schützten.

27

Wren saß auf dem Sofa im Wohnzimmer und las in Vincents Briefen, als Kit um kurz nach achtzehn Uhr nach Hause kam. „Wie war das Seminar?“

Kit wickelte sich aus ihrem Schal und zog die Handschuhe aus. „Ganz gut, denke ich. Der Heilige Geist hat auf wundervolle Weise gewirkt.“

„Das ist gut.“ Wren blätterte eine Seite um und tat so, als würde sie lesen. Dass ihr Herz raste, als wäre sie nur knapp einer Katastrophe entronnen, war einfach lächerlich. Wie ein Teenager, der nach einer Party eilig aufräumte, bevor die Eltern nach Hause kamen.

Aber sie war kein Teenager mehr. Und es gab auch kein Chaos, das aufgeräumt werden musste. Und sie hatte auch nichts Ungebührliches getan, was sie verheimlichen musste. Warum also die ganze Heimlichtuerei?

Nach einem langen Mittagsschlaf war Casey zum Glück gegangen, ohne dass Wren ihn hatte hinauswerfen müssen. Eine SMS eines möglichen Mitbewohners kam gerade rechtzeitig, sodass sie ihn nicht unter einem Vorwand aus dem Haus schaffen musste. „Fahr nur und triff dich mit ihm“, hatte sie ihn ermutigt. „Und schreib mir, was dabei herausgekommen ist.“

Sie gähnte beiläufig und legte ihr Buch auf den Couchtisch. „Ich war nicht sicher, was ich zum Abendessen machen sollte.“

„Es ist nicht mehr viel da, fürchte ich“, sagte Kit. „Ich muss morgen unbedingt einkaufen fahren. Aber heute Abend bin ich zu müde.“ Sie hängte ihren Mantel in den Schrank. „Eigentlich würden mir Rühreier oder Müsli reichen. Ich hoffe, das ist dir recht. Ich will heute Abend nichts Schweres mehr essen und früh zu Bett gehen. Ich bin ziemlich erschöpft."

„Klar, das ist in Ordnung für mich." Wren erhob sich und holte eine Packung Knuspermüsli aus der Vorratskammer.

Kit folgte ihr in die Küche. „Es tut mir leid, dass ich gestern Abend ins Bett gegangen bin, ohne dass wir uns aussprechen konnten, Wren. Aber ich war müde und verärgert und hatte Angst, dass ich etwas Falsches sagen würde."

Wren stellte die Müslischachtel auf den Küchentisch.

„Als ich bemerkt habe, dass du nicht da bist, und weil ich nicht wusste, wo du steckst, hatte ich sofort wieder meine eigenen Ängste und mein Trauma vor Augen und habe entsprechend reagiert. Das tut mir leid. Bitte verzeih mir."

„Mir tut es auch leid. Ich hätte dir eine Nachricht hinterlassen sollen. Das wird nicht wieder vorkommen." Zumal Wren vermutlich nicht mehr sehr viel länger unter Kits Dach leben würde.

„Ich freue mich, dass es dir gut geht", sagte Kit, „dass du Freunde hast, die dir wichtig sind, und dass du dich mit ihnen triffst. All das sind gute Zeichen, Zeichen für Heilung." Sie gab Wren einen Kuss auf die Wange. „Ich hab dich sehr lieb, und ich bin froh, dass du hier bist."

Wrens Kehle wurde eng. „Danke", erwiderte sie knapp. Mehr brachte sie nicht heraus.

Mitten in der Nacht schreckte Wren aus dem Schlaf hoch. Ihr Herz raste. *Ein Albtraum,* dachte sie. Aber nein, es war kein Albtraum. Es war real. Ein Adrenalinstoß schoss durch ihren Körper. Innerhalb weniger Minuten war ihr T-Shirt von Schweiß durchtränkt, ihre Atmung war flach und kam stoßweise. Sie hatte einen Herzanfall. Sie wusste es. Diesmal war es tatsächlich einer.

Sie versuchte zu schreien, aber ihre Stimme versagte ihr den Dienst. Sie würde sterben, ganz allein. „Hilfe!" Aber es war nur ein zittriges

Flüstern. „Hilf mir!“ Sie drehte sich im Bett um, zog die Knie an die Brust und versuchte, ihren Pulsschlag zu beruhigen. Doch jeder Versuch, tief Atem zu holen, scheiterte. Sie bekam einfach nicht ausreichend Luft. Ihre Brust war zu eng. Sie konnte nicht schlucken. Sie würde sterben. Sie ballte ihre Finger zur Faust, spürte ihre Hand aber nicht. *Jesus!* Sie konnte nicht richtig atmen. Es war, als würde sie außerhalb ihres Körpers schweben. *Mach's gut, kleiner Vogel.* Sie versuchte, an der Wand Halt zu finden und sich hochzuziehen, warf dabei jedoch eine Lampe zu Boden.

Gott, hilf mir.

Keine Luft. Nichts, woran sie sich festhalten könnte. Nur Dunkelheit und das Rauschen in ihren Ohren.

Und dann auf einmal helles Licht und eine Stimme, die sagte: „Ich bin da.“ Ganz plötzlich wurde Wren in den Arm genommen. Jemand strich ihr die Haare aus der Stirn. Sie wurde gehalten. Sie würde nicht allein sterben.

„Ich halte dich. Ich bin da.“

Doch gerade als ihr Geist und ihr Körper allmählich wieder in Verbindung miteinander traten, überrollte Wren eine neue Welle der Panik, und ihr Herzschlag beschleunigte sich wieder so stark, dass sie Angst hatte, es würde explodieren.

„Ich halte dich, lass es raus. Du machst das prima. Lass es raus.“

Sie klammerte sich an Kits Nachthemd.

„Hier, schau hierhin, Wren. Siehst du diesen Knopf? Welche Farbe hat er? Kannst du das erkennen?“

Wren versuchte, sich auf Kit zu konzentrieren, aber alles drehte sich. Sie schien zu schweben.

„Du kannst den Knopf berühren, siehst du?“ Ganz sanft bewegte Kit Wrens zitternde Hand. „Spürst du ihn? Er ist glatt, nicht? Glatt wie ein Kieselstein. Genau so. Richte deinen Blick darauf. Kannst du mir sagen, welche Form er hat?“

Ein Herz. Er sah aus wie ein Herz. Wren versuchte, das Wort auszusprechen, hatte aber nicht genügend Luft für ein „H“.

„Du bist so tapfer. Du machst das großartig.“

Wren konzentrierte sich auf den Knopf und versuchte, ihn anzufassen.

Sie habe auch solche Panikattacken erlebt, erklärte Kit, nachdem die letzte Welle endlich abgeklungen war. „Das ist schrecklich." Mit einer langsamen und gleichmäßigen Bewegung strich sie Wren über die Stirn, beinahe so, als würde sie immer wieder das Kreuzeszeichen machen. „Soll ich dir ein Glas Wasser bringen? Oder einen Kräutertee?"

Wren schüttelte leicht den Kopf. Ihre Hand umklammerte immer noch Kits Nachthemd. Sie wollte nicht allein gelassen werden, nicht einmal für einen kurzen Augenblick.

„Soll ich dir etwas aus der Bibel vorlesen? Vielleicht aus den Psalmen?"

Wren nickte. Kits Stimme beruhigte sie. Sie schloss die Augen und lauschte den Worten.

Gebet eines Menschen, der allen Mut verloren hat und dem Herrn sein Leid klagt. Höre mein Gebet, Herr, und achte auf meinen Hilfeschrei! Ich bin in großer Not – verbirg dich nicht vor mir! Höre mir zu und hilf mir schnell! Mein Leben verflüchtigt sich wie Rauch, mein ganzer Körper glüht, von Fieber geschüttelt. Meine Kraft vertrocknet wie abgemähtes Gras, selbst der Hunger ist mir vergangen. Ich bin nur noch Haut und Knochen, mir bleibt nichts als endloses Stöhnen. Man hört mich klagen wie eine Eule in der Wüste, wie ein Käuzchen in verlassenen Ruinen. Tiefe Verzweiflung raubt mir den Schlaf; ich fühle mich wie ein einsamer Vogel auf dem Dach.[6]

Wren öffnete die Augen. Diese Verse hatte sie noch nie gehört. Aber der Verfasser des Psalms beschrieb ganz genau, was sie empfand. Sie war wie ein kleiner Vogel, der verloren in der Wüste hockte; wie ein einsamer Vogel auf der Suche nach Gefährten. Ihr Herz war betrübt und ermattet, sie war erschöpft vom Klagen, sie fühlte sich verdorrt wie Gras in der Sonne. Der Psalmist kannte das. Und Kit auch. Gefährten im Schmerz, im Leiden und in der Not. So viele Gefährten im Laufe der Jahrhunderte, der Jahrtausende. Wren umklammerte Kits Hand, während diese vorlas, was Wren empfand. Und dann schlief sie erschöpft und beruhigt langsam wieder ein.

Im strahlenden Morgenlicht wirkten die Staubkörner, die über ihrem Kopf tanzten, seltsam faszinierend. Wren beobachtete, wie sie im Luftstrom ihres Atems herumwirbelten.

Sie konnte atmen. Sie konnte ihre Lunge mit belebenden, tiefen Atemzügen füllen. Welch herrliches Geschenk! Sie atmete langsam ein und wieder aus.

Aus der Küche drang das Klappern von Töpfen und Pfannen zu ihr herauf. Kit war wach und bereitete das Frühstück zu.

Die arme Kit, mitten in der Nacht aus dem Schlaf gerissen. Ein Wunder, dass sie so ruhig und geistesgegenwärtig reagiert hatte, zumal sie nach dem Seminar ziemlich erschöpft nach Hause gekommen war.

Schuldgefühle und Scham breiteten sich in Wren aus. Noch etwas, für was sie sich entschuldigen musste.

„Ach was, nicht der Rede wert", sagte Kit, als Wren nach unten kam. „Ich weiß doch, wie es ist, wenn man mitten in der Nacht mit einer Panikattacke aufwacht."

„Aber es tut mir wirklich leid. Jetzt hast du wegen mir schon zwei Nächte nicht richtig schlafen können."

Kit schlug ein Ei in die Rührschüssel und lächelte. „Das macht doch nichts. Es ist schön, wieder jemanden im Haus zu haben."

Neue Schuldgefühle, noch bohrender.

In Wrens Augen war Kit bislang diejenige gewesen, die ihr einen Gefallen tat, indem sie Wren bei sich wohnen ließ. Aber dass Kit sich ihrerseits darüber freute, nicht mehr allein zu sein, das war in Bezug auf Wrens Überlegungen, mit Casey zusammenzuziehen, eine Komplikation.

„Sag mir jetzt nicht, dass du kneifst“, sagte Casey, als Wren nach dem Frühstück mit ihm telefonierte.

„Nein, ich kneife nicht. Aber ich muss schauen, was im Augenblick das Beste für mich ist. Vielleicht war die Panikattacke ein Zeichen, dass ich für eine solche Veränderung noch nicht bereit bin. Nicht dass ich nicht irgendwann bereit dafür sein werde, aber vielleicht geht das jetzt alles ein wenig zu schnell.“

„Nun, ich für meinen Teil muss das durchziehen. Und zwar schnell. Wenn du mich hängen lässt, dann weiß ich nicht, wen ich sonst fragen soll. Dann machst du mir einen Strich durch die Rechnung.“

Wren ließ sich auf der Bettkante nieder. Übelkeit stieg in ihr hoch.

„Aber, hey, mach dir keine Gedanken deswegen. Ich werde schon einen Weg finden.“ Das war die Stimme des dunklen, zynischen Casey.

Bevor sie noch eine Antwort geben konnte, wurde die Verbindung unterbrochen.

Wren hatte eigentlich vorgehabt, den Gottesdienst zu schwänzen. Aber je länger sie darüber nachdachte, desto klarer wurde ihr, was sie jetzt brauchte: ein Gespräch mit jemandem, der objektiv war, der ihr betend zuhörte, ohne dass seine eigenen Wünsche oder Sorgen Einfluss darauf hatten, was er ihr riet. Und die einzige Person, die alle diese Kriterien erfüllte, war – abgesehen von ihrer Therapeutin – ihre Pastorin. Bei Dawn hatte sie erst am kommenden Freitag wieder einen Termin, und in Anbetracht von Caseys Gemütszustand war es gut, wenn Wren so bald wie möglich mit jemandem redete.

Es war ein selbstsüchtiger Grund, den Gottesdienst zu besuchen, aber mehr hatte sie nicht zu bieten. *Entschuldigung.*

Als Pastor Neil die Gemeinde dazu aufforderte, sich zum Gebet zu erheben, rechnete Wren damit, dass nun eine Zeit der Anbetung und des Lobpreises folgen würde. Doch stattdessen sprach er Worte der Klage.

„Herr, aus tiefster Verzweiflung schreie ich zu dir! Bitte höre mich an, Herr! Lass mein Flehen doch zu dir dringen!“

Zum zweiten Mal in weniger als vierundzwanzig Stunden fand sich Wren in den Emotionen und Sehnsüchten eines Psalmbeters aus längst vergangenen Zeiten wieder. *Ja, ich warte voller Sehnsucht auf den Herrn, mehr als die Wächter auf den Morgen!*

„Sprecht eure Sehnsüchte vor Gott aus", forderte der Pastor die Gemeinde auf. „Ruft aus tiefstem Herzen zu ihm, bekennt ihm, wie sehr ihr darauf wartet, dass das Licht die Dunkelheit durchbricht. Bittet Gott um den Mut, voller Hoffnung zu warten."

Wren öffnete die Hände in ihrem Schoß.

Es sei der Schrei des Advents, sagte Neil nach der Gebetszeit in seiner Predigt, der Schrei, dass Jesus kommen und erlösen und erretten möge; der Schrei, dass er als Licht und Leben in das Chaos der Welt hineinkommen und leuchten möge wie die Morgendämmerung über allen, die im Schatten der Furcht, der Verzweiflung und des Todes wandelten. Es sei der Schrei des Advents, dass Jesus kommen möge. Dass er *wiederkommen* möge.

Jesus musste zu ihr kommen. Er musste zu ihr kommen und Licht bringen, den dunklen Nebel der Verwirrung und Sorge durchdringen und ihr den Weg zeigen. Er musste für sie der Weg, die Wahrheit und das Leben werden.

Leise flüsterte sie den Schrei des Advents. „Komm, Herr!"

Während sie nach dem Gottesdienst darauf wartete, mit Hannah reden zu können, klangen die Psalmworte in Wrens Seele nach. *Aus tiefster Verzweiflung schreie ich zu dir! Bitte höre mich an, Herr!*

Aus der Tiefe.

De profundis.

Vincent hatte Theo über *De profundis* geschrieben, über dieses Verweilen im Abgrund. Darum war er als Evangelist nach Belgien gereist. Er wollte den Minenarbeitern, die ohne Licht in den Tiefen der Erde arbeiteten, das Licht des Evangeliums bringen. Er fuhr mit ihnen in die erdrückende Dunkelheit hinab, starrte den Minenschacht hinauf, um ein winziges Stück Himmel zu sehen, das kaum größer war als ein Stern, der am weiten Nachthimmel leuchtete. Er zerriss seine Kleider, um sie als Verbände für die Verletzten zu nutzen. Er teilte sein Brot mit ihnen. Er hielt Wache an ihrem Krankenbett. Auf jede erdenkliche Weise wohnte er mit ihnen im Abgrund und versuchte, ein Licht für sie zu sein. Und als der Vorstand der Missionsgesellschaft ihn nicht mehr weiter hatte beschäftigen wollen, war er in dem Dorf geblieben und hatte gezeichnet, weil er die Würde und den Wert dieser Menschen einfangen und für andere sichtbar machen wollte.

Wrens Motivation, sich zur Sozialarbeiterin ausbilden zu lassen, war ähnlich gewesen. Sie wollte Licht und Trost zu denen bringen, die in den Tiefen der Furcht lebten und einen sicheren Zufluchtsort brauchten. Ein paar wenige Jahre hatte sie bei dieser Rettungsmission mitarbeiten können. Sie hatte Eimer um Eimer des Erbarmens getragen. Aber jetzt nicht mehr. Eine Rückkehr in den Stress und die Belastung dieser Art von Arbeit war unmöglich. Sie wusste das. Aber vielleicht wollte Gott ja, dass sie bei seiner Rettungsaktion für Casey mitwirkte? Wäre sie dann nicht bereit, dafür in die Dunkelheit hinabzusteigen, selbst wenn es gefährlich war?

Hannah beendete ihr Gespräch mit einem jungen Pärchen, trat zu Wren und umarmte sie. „Hallo, Wren. Danke, dass du gewartet hat."

„Gern."

„Wie geht es dir?"

Sie schüttelte leicht den Kopf. „Ich belästige dich nur ungern damit, aber …"

„Das ist doch kein Problem", widersprach Hannah. „Ich habe Zeit."

In der Abgeschiedenheit von Hannahs Büro erzählte Wren ihr von Caseys unerwarteter Rückkehr, dem Scheitern seiner Ehe, ihrer langen Freundschaft und Kameradschaft in der Depression und von seinem Vorschlag, eine WG zu gründen. Hannah hörte ihr zu, ohne sie zu unterbrechen. Ihre Körpersprache und ihr Gesichtsausdruck verrieten nicht, was sie dachte, zeugten nur von mitfühlender Aufmerksamkeit.

„Er braucht jetzt dringend eine Unterkunft", berichtete Wren. „Bei seinen Eltern zu wohnen, tut ihm nicht gut. Das war schon immer so.

Doch das bedeutet, dass auch ich schnell umziehen müsste. Auf jeden Fall noch vor Weihnachten, aber vielleicht schon in der kommenden Woche."

„Und er kann nirgendwo sonst unterkommen?", fragte Hannah.

„Nein. Ich glaube nicht. Ich meine, mit Casey ist nicht leicht auszukommen, wenn es ihm nicht gut geht. Und im Augenblick geht es ihm nicht gut." Ihre Stimme begann zu zittern.

Hannah reichte ihr eine Schachtel Papiertaschentücher. „Und du, Wren? Wie geht es dir?"

Sie zuckte mit den Schultern. „An manchen Tagen geht es mir ganz gut, und ich habe die Hoffnung, dass es langsam besser wird. Aber dann wieder fällt es mir unglaublich schwer, aus dem Bett aufzustehen, und ich frage mich, ob ich wohl jemals wieder einen Beruf ausüben und meinen Lebensunterhalt verdienen kann. Und dann bekomme ich eine Panikattacke wie gestern Nacht, und mir wird klar, dass ich im Augenblick nicht allein leben kann. Weil ich nicht weiß, wann die nächste Attacke kommt und mich runterzieht – nicht nur die Angst, sondern auch die Depression. Mein Zustand ist noch sehr instabil."

Hannah nickte. „Und da du das alles weißt: Denkst du, es ist von Vorteil, dass du momentan bei Kit wohnst? Erscheint dir das eine gute Lösung?"

„Sie sagt das und auch, dass sie sich freut, mich bei sich zu haben. Aber dann bekomme ich ein schlechtes Gewissen, weil ich in Erwägung ziehe, mir eine andere Bleibe zu suchen. Und wenn ich bei ihr bleiben würde, hätte ich ein schlechtes Gewissen, weil ich Casey nicht helfe. Denn er braucht dringend Hilfe."

„Aber was ist mit dir, Wren? Was ist deiner Meinung nach das Beste für dich? Du solltest nicht auf lange Sicht denken, sondern nur für den Augenblick."

Erneut zuckte sie die Schultern. „Es ist friedlich in Kits Haus."

„Hilft dir das bei deiner Genesung? Dass du an einem friedlichen Ort bist?"

„Ich denke, schon."

„Und wie wäre es, mit Casey zusammenzuwohnen? Wäre das friedlich für dich?"

„Nein. Definitiv nicht."

„Warum nicht?"

„Weil er schwierig sein kann, selbst wenn es ihm gut geht. Er ist anstrengend. Und dazu käme noch der zusätzliche Stress wegen der Miete und den Lebenshaltungskosten. Aber ich darf gar nicht daran denken, was passiert, wenn ich Nein sage. Ich habe Angst, dass er sich dann etwas antut. Es geht ihm wirklich nicht gut." Sie putzte sich die Nase.

„Ja. Das scheint so zu sein." Hannah beugte sich vor. „Es ist schwer, Menschen, die wir lieben, leiden zu sehen. Wir wollen ihnen helfen, ihnen voller Liebe und Freundlichkeit begegnen. Aber Menschen mit Liebe zu begegnen, ohne Verantwortung für ihr Wohlergehen und ihr Handeln zu übernehmen, ist sehr schwierig. Und nach allem, was du erzählt hast, scheint genau das dein Problem zu sein. Du bemühst dich herauszufinden, wie du deinem Freund beistehen kannst, und versuchst, ihn zu retten. Aber du kannst ihn nicht retten. Das ist nicht deine Aufgabe."

Dawn hätte ihr das Gleiche gesagt. „Das weiß ich. In meinem Kopf. Aber in der Vergangenheit hat es einige Situationen gegeben, wo meine Anwesenheit genau im richtigen Augenblick ihm das Leben gerettet hat. Ich weiß es. Und was, wenn er mich braucht und ich nicht da bin? Was dann?" Von einem solchen Schlag würde Wren sich nicht mehr erholen.

Hannahs Blick ruhte wissend auf ihr. „Was für eine schwere Last, dass du permanent auf ihn aufzupassen versuchst. Ich frage mich, ob es vielleicht noch einen anderen Weg gibt."

Und welchen zum Beispiel? Sollte Wren etwa nichts weiter tun, als Jesus zu bitten, dass er Casey bewahren möge? Jesus zu vertrauen, bedeutete nicht, dass er Casey tatsächlich bewahren würde. Und wenn Wren nicht darauf vertrauen konnte, dass Jesus ihn bewahrte, dann musste sie selbst auf Casey aufpassen.

Sie barg ihr Gesicht in den Händen. Wirklich, was für eine schwere Last!

Teil 4

AUCH DAS DUNKEL

Wünschte ich mir: „Völlige Dunkelheit soll mich umhüllen, das Licht um mich her soll zur Nacht werden!" – für dich ist auch das Dunkel nicht finster; die Nacht scheint so hell wie der Tag und die Finsternis so strahlend wie das Licht.

Psalm 139,11–12

Wenn wir lernen zu leiden, ohne zu klagen, wenn wir lernen, Schmerz ohne Abscheu anzuschauen, besteht die Gefahr, dass uns der Schwindel ergreift. Und doch ist es möglich, und doch sehen wir – wenn auch nur vage – die Möglichkeit, dass uns auf der anderen Seite des Lebens Rechtfertigung für Schmerz erwartet. Von hier ist uns der Blick auf den Horizont manchmal versperrt, der Schmerz nimmt die verzweifelnden Ausmaße einer Flut an. Doch von Ausmaßen wissen wir im Allgemeinen nur sehr wenig, und es ist besser, ein Weizenfeld anzuschauen, und wenn nur auf einem Gemälde.

Vincent van Gogh, Brief an Theo, 2. Juli 1889

28

Unmittelbar nach dem Gottesdienst eilte Jamie durch den Gottesdienstraum zur hinteren Treppe, um ihre SMS abzurufen. Kein Wort von Wren. Seit der kurzen Nachricht am Freitag kein Wort mehr. Keine Entschuldigung, keine Erklärung.

„Jamie! Wie schön, dass ich Sie hier treffe."

Nein. Nicht heute. Ihr stand nicht der Sinn nach einem Gespräch. Oder danach, sich die Klagen dieser Frau anzuhören. Oder den Klatsch unter dem Vorwand, Gebetsanliegen weitergeben zu wollen. Sie steckte das Telefon in ihre Tasche, zwang ein Lächeln auf ihr Gesicht und wandte sich zu der Matriarchin der Gemeinde um, die ihr gefolgt war. „Guten Morgen, Florence. Schön, Sie zu sehen."

„Ich hatte gehofft, mit dem Pastor reden zu können, aber er hat sich zu einem Gespräch in sein Büro zurückgezogen. Kann ich Sie bitten, ihm etwas auszurichten?" Bevor Jamie eine Antwort geben konnte, redete sie einfach weiter. „Nach dem Gottesdienst heute Morgen habe ich mit ein paar Leuten gesprochen –"

Das kann ich mir vorstellen, dachte Jamie. *Das tust du doch immer.*

„– und einige Leute sind der Meinung –"

Ja, es sind immer „einige Leute".

„– sie finden es nicht gut –"

Komm auf den Punkt.

„– dass nur so wenige Weihnachtslieder gesungen wurden."

Oh, oh. Jamie sah, wie Florence' Lippen die Worte „Gitarre" und „Tradition" formten, während sie darauf wartete, dass sie einmal Luft holte. „Ich denke, das sollten Sie einmal mit Dylan und dem

Gottesdienstkomitee besprechen", erwiderte Jamie, als Florence endlich geendet hatte.

„Nun gut, richten Sie ihm bitte einfach aus, dass ich es Ihnen gegenüber erwähnt habe."

Das ist nicht meine Aufgabe. „Natürlich. Ich gebe es weiter."

„Und da wir gerade miteinander sprechen –"

Jamie berührte leicht Florence' Arm. „Es tut mir leid, aber meine Tochter ist krank, und ich muss jetzt unbedingt nach Hause, um nach ihr zu sehen."

„Oh, das ist ja schade! Ich wollte eigentlich gerade fragen, wie es Wren geht, bei all dem Stress auf ihrer Arbeit!"

„Prima. Es geht ihr gut, danke."

„Meine Enkelin, die in Charleston lebt – ich habe Ihnen bestimmt schon von ihr erzählt –"

Oh Gott, bitte. Wenn sie nicht sofort einen Riegel vorschob, würde Jamie sich entweder eine halbstündige Litanei über alle Trophäen anhören müssen, die das Mädchen seit dem Kindergarten gewonnen hatte, oder über jede Niederlage, die sie hatte einstecken müssen.

„Hey, Zoe!", rief Jamie durch den Flur. „Entschuldigen Sie mich bitte, Florence. Da ist meine andere Tochter, und ich muss sie einfangen, solange ich eine Chance habe."

Ohne eine Antwort abzuwarten, eilte Jamie durch den Flur und eine andere Treppe hoch, wobei es ihr gelang, weiteren Gesprächen aus dem Weg zu gehen. Zoe saß in einer Ecke des Gottesdienstraums und malte. „Komm, Zozo, wir müssen los."

„Warte doch, bis ich fertig bin –"

„Nein. Sofort. Wir müssen jetzt nach Hause gehen." Bevor noch jemand sie ansprach und Jamie endgültig die Fassung verlor. Das käme wirklich gut – die Frau des Pastors schnauzte ein Gemeindemitglied an. „Komm, zieh deine Jacke an. Du kannst dein Bild zu Hause weitermalen."

„Ich bin fast fertig."

„Ich habe gesagt, sofort!" Jamie zog Zoe hoch, half ihr in die Jacke („Das kann ich schon allein!", protestierte Zoe) und schob sie durch die Seitentür ins Freie. Erst als sie sicher die Straße überquert hatten und den Berg zum Haus hochliefen, ließ Jamie Zoes Hand los und schaute wieder auf ihr Telefon. Immer noch nichts von Wren. Wenn sich nicht gerade wieder etwas zusammenbraute, war es äußerst gedankenlos von ihrer Tochter, ihre Anrufe nicht zu erwidern und ihrer Mutter nicht mal eine SMS zu schicken.

Zoe hielt eine Eichel in die Höhe. „Schau mal, Mami! Das ist eine lustige Eichel!"

„Wirklich?"

„Ja, siehst du?" Zoe hielt sie ihr hin. „Schau doch!"

Falls es einen Notfall gibt, rufe ich dich an. Das hatte Kit versprochen. Das war ihre Vereinbarung.

„Sieh doch, Mami. Sie ist wirklich lustig!"

Jamie betrachtete die ganz gewöhnliche Eichel. „Wieso ist sie so lustig?"

„Wegen dem Gesicht."

„Das Gesicht, das du ihr malen wirst?"

„Ja." Zoe hatte für jede der Eicheln, die sie sammelte, einen Plan: die traurige ohne Hut, die alte mit dem weißen Bart, die kleine Baby-Eichel. Letzterer gab Zoe einen Kuss, weil sie sooo süß war. „Olivia! Schau nur!" Zoe winkte ihrer Schwester zu und hüpfte über den Rasen zu ihr hin. Ihre Schätze trug sie vorsichtig in ihrem hochgezogenen Rock. Olivia, die offensichtlich auf wundersame Weise von ihrer Migräne, die sie daran gehindert hatte, den Gottesdienst zu besuchen, genesen war, lief mit den Autoschlüsseln in der Hand zur Einfahrt.

„Hey!", rief Jamie. „Wo willst du hin?"

„Jess hat angerufen und mich eingeladen –"

„Nein. Ganz bestimmt nicht. Wenn es dir nicht gut geht und du nicht in den Gottesdienst mitkommen kannst, dann kannst du auch nicht mit deinen Freundinnen ausgehen."

„Mama!"

„Nein. Ich meine das ernst."

„Aber das ist nicht fair!"

„Mein Auto, meine Regeln."

Olivia seufzte übertrieben, stürmte zurück ins Haus und warf die Tür hinter sich zu. Mit weit aufgerissenen Augen starrte Zoe ihre Mutter an. „Geh dich umziehen und wasch dir die Hände fürs Mittagessen."

„Aber ich möchte spielen mit –"

„Sofort!"

Zoe rannte ins Haus, und die gesammelten Eicheln polterten zu Boden.

„Wieso darf Olivia nicht mit ihren Freundinnen ausgehen?", fragte Dylan, als er eine halbe Stunde später das Haus betrat.

Jamie rührte das Geschnetzelte um. „Fang du jetzt nicht auch noch damit an. Was hat sie gemacht? Dir eine SMS geschickt?"

„Ja."

„Nun, ich mag nicht angelogen werden. Wenn sie", Jamie machte Anführungszeichen in die Luft, „zu krank ist, um in die Kirche zu gehen, dann ist sie auch zu krank, um etwas mit ihren Freundinnen zu unternehmen."

„Sei doch nicht so streng mit ihr, Schatz."

„Nein. Sie hätte ganz ehrlich sagen können, dass sie müde ist. Aber sie hat mir vorgespielt, sie hätte ganz fürchterliche Kopfschmerzen. Also, nein. Sie wird nicht mit ihren Freundinnen ausgehen."

„Okay." Dylan hängte seine Gemeindeschlüssel an den Haken und zog die Jacke aus. „Ich rede mit ihr."

Jamie deckte den Fleischtopf wieder zu und drehte die Temperatur herunter. Dylan hängte seine Jacke übers Geländer und stieg die Treppe hinauf. Sie hörte ihn leise an eine Tür klopfen. „Liv?", rief er. Die Tür ging auf und wieder zu.

Was immer er mit ihr besprach, es sollte besser dazu führen, dass Olivia sich bei ihr entschuldigte. Jamie konnte über vieles hinwegsehen, aber sie mochte es überhaupt nicht, wenn sie belogen wurde.

Joel tauchte in der Tür auf. „Zoe hockt draußen und heult."

„Ich weiß", erwiderte Jamie. „Sag ihr, sie soll zum Mittagessen reinkommen." Durch das Küchenfenster zum Garten sah sie, wie Zoe laut schluchzend und den Kopf in den Nacken gelegt im Kreis herumlief. Gelegentlich schaute sie über die Schulter zurück, ob ihr jemand dabei zusah.

Sobald Joel die Tür zum Garten öffnete, wurde das Jammern lauter.

Jamie überprüfte den Reis auf dem Herd. Noch zwei Minuten. Auch der Brokkoli war fast fertig. Für Zoe gab sie kleine Möhren in eine Schale und etwas Butter darüber. Heute würde sie sie nicht zwingen, grünes Gemüse zu essen.

Schritte kamen die Treppe herunter, und als Jamie sich umdrehte, stand Dylan vor ihr. Keine Olivia. „Und?"

„Sie sagt, sie hätte nicht gelogen. Sie hätte wirklich Kopfschmerzen gehabt."

„Sie sprach von Migräne. Eine Migräne ist etwas anderes als Kopfschmerzen."

„Also gut, Migräne. Vielleicht hat sie ein wenig übertrieben. Aber es ging ihr trotzdem nicht gut."

„Eine wundersame Heilung. Preist den Herrn!"

„Tu das nicht, Jamie."

„Was denn?"

„Im Augenblick bist du zornig oder frustriert oder was auch immer wegen Wren. Lass das bitte nicht an Olivia aus."

„Das tue ich nicht."

„Ich glaube, schon."

Die Gartentür fiel wieder ins Schloss. „Sie hat ihre Eichelfamilie verloren", berichtete Joel.

„Du meine Güte!", rief Jamie. „Ihr Zimmer quillt über von Eicheln!"

Dylan hob die Hand und bedeutete ihr, sich zu beruhigen. „Hilf ihr doch, sie wiederzufinden, okay, Joel? Oder such ein paar neue mit ihr."

„Das habe ich versucht. Sie sagt, sie muss die Baby-Eichel unbedingt wiederfinden."

„Also gut", sagte Dylan. Er nahm seine Jacke und ging nach draußen. Joel folgte ihm.

Jamie starrte auf den Herd. *Prima.* Sollten sie doch sehen, wo sie Mittagessen herbekamen. Sie schaltete den Herd aus, stapfte die Treppe hoch und knallte mit dem Fuß die Schlafzimmertür hinter sich zu. Olivias Kopfschmerzen? Erstaunlich. Sie schienen ansteckend zu sein. Oder vielleicht waren sie auch einfach nur auf sie übergesprungen.

Nein, beteuerte Wren bei ihrem Telefonat mit Casey am Sonntagnachmittag, sie würde ihn nicht „hinhalten".

„Der Typ, mit dem ich gestern gesprochen habe, war ein richtiger Idiot", berichtete er. „Mir gehen langsam die Optionen aus. Wenn du jetzt auch noch kneifst …"

„Ich kneife nicht. Aber ich brauche ein paar Tage Zeit, um darüber nachzudenken und zu beten."

Er schnaubte. „Beten? Ja. Das bringt aber auch wirklich was." Er hielt inne. „Weißt du, zu welchem Schluss ich gekommen bin?"

Wren wappnete sich innerlich. Warum nur hatte sie vom Beten gesprochen? „Zu welchem denn?"

„Dass es für mich keine Frage ist, ob es einen Gott gibt oder nicht. Diese Frage habe ich für mich schon vor langer Zeit beantwortet. Nein, die große Frage für mich ist: Was für ein Gott ist er?" Erneut hielt er inne. „Und weißt du was? Diese Frage ist viel schlimmer."

„Casey –"

„Wir reden später weiter."

Dass er sie abwürgte, schien zur Regel zu werden.

Wren legte ihr Telefon auf den Nachttisch und ging nach unten, um sich eine Tasse Kaffee zu machen. Eines hatte Casey im Laufe der Jahre gelernt: Er wusste genau, wie er sie verletzen, wie er erreichen konnte, dass sie sich Sorgen machte.

Aber in diesem Augenblick ging es nicht um sie, ermahnte sich Wren, als sie frisches Wasser in den Behälter goss. Wenn Casey jegliche Hoffnung auf die Güte Gottes verloren hatte, dann war er in größerer Gefahr, als sie befürchtet hatte.

Sie wünschte nur, sie könnte ihn überreden, sich Neils Predigt anzuhören. Was für ein Gott er war? Ein Gott, der auf die Erde gekommen war. Ein Gott, der alles aufgegeben hatte. Ein mitfühlender und demütiger Gott. Die Krippe, die Menschwerdung, all das zeigte, was für ein Gott er war.

Und auch das Kreuz.

Wenn sie mit Casey zusammenzog und er sah, wie sie das Leiden Jesu malte, würde er vielleicht erkennen, was für ein Gott er war. Vielleicht würde ihm das helfen, es zu erkennen.

„Alles in Ordnung?“, fragte Kit, als sie mit einem Buch unter dem Arm die Küche betrat.

„Mhm.“

Kit goss sich ein Glas Wasser ein.

Wren entschied sich für Kaffee mit Haselnussaroma und nahm eine Kapsel aus der Packung. „Eigentlich nicht. Es ist nicht alles in Ordnung.“

Kit musterte sie besorgt. „Möchtest du darüber reden?“

Sicher, dachte Wren. Warum nicht? Vielleicht würde Kit ihr die Entscheidung leicht machen, indem sie sagte, sie wünsche sich, dass sie bei ihr wohnen bleibe. Sie brauche sie. Dann würde sich Wren wenigstens nicht egoistisch vorkommen, wenn sie sich für die leichtere, friedlichere Lösung entschied.

„Bitte erzähl es aber nicht meiner Mutter, okay? Ich weiß, das klingt jetzt ziemlich kindisch, aber …“

„Nein, das ist schon in Ordnung. Wir haben doch eine Vereinbarung, nicht? Dass ich nicht ohne deine Erlaubnis Informationen weitergebe.“

„Okay, danke.“ Wren wartete, bis der Kaffee durchgelaufen war, dann ließ sie sich am Tisch nieder. Und wiederholte alles, was sie Hannah am Morgen erzählt hatte, und auch das, was Casey gerade eben am Telefon zu ihr gesagt hatte. *Was für ein Gott ist er?*

Kit nickte langsam. „Das von deinem Freund zu hören, tut mir sehr leid. Er scheint sehr zu leiden.“

„Allerdings.“

Kit schwieg einen Augenblick. „Wenn wir in einer solchen Situation stecken, können wir nicht darüber nachdenken, wie wir auf andere wirken. Dann geht es einzig und allein ums eigene Überleben."

Wie schön, dass Kit Casey sofort in ihr kollektives „Wir" mit einbezogen hatte, in ihre „Gefährten im Unglück". Dafür liebte Wren sie ganz besonders.

„Es ist, als würden wir untergehen", sagte Kit. „Als würden wir ertrinken. Wir bekommen Panik und greifen instinktiv nach allem, was in greifbarer Nähe ist, um uns selbst über Wasser zu halten. Manch ein Rettungsschwimmer ist schon ertrunken bei dem Versuch, einen Ertrinkenden zu retten, weil er von diesem unter Wasser gedrückt wurde. Das ist kein bewusster Akt – es ist ein verzweifelter Überlebensinstinkt. Darum müssen Rettungsschwimmer unbedingt eine Rettungsleine auswerfen. Etwas Schwimmendes, das den Ertrinkenden über Wasser hält, damit er sich nicht an seinen Retter hängt und ihn mit nach unten zieht."

Wren nickte. Sie verstand die Metapher. Die gleiche Warnung war von Hannah gekommen. „Ich weiß nur noch nicht, was für eine Rettungsleine man Casey zuwerfen könnte", sagte sie. „Wenn nicht ich selbst es bin, die ihm hilft, dann wird es schwierig. Ich weiß nicht, was ich ihm sonst anbieten soll."

Kit griff über den Tisch nach Wrens Hand. „Nun, wir können miteinander für ihn beten, wenn du magst."

Wren wünschte, Casey hätte Kits Gebet für ihn gehört, wie liebevoll sie sein Bedürfnis nach Hilfe und Hoffnung vor Gott brachte, wie leidenschaftlich sie Gott anflehte, ihn von allem zu befreien, was ihn gefangen hielt. „Befreie Casey, und zeige ihm, was für ein Gott du bist, ein Gott voller Erbarmen und Liebe zu ihm. Zeige ihm deine Gnade und Macht. Lass ihn erkennen, dass du voller Zuneigung für ihn bist, auch wenn ihm gerade alles dunkel erscheint und ihm alles zu viel wird. Komm, Herr Jesus. Komm schnell und rette ihn."

Bitte, fügte Wren still hinzu.

Und dann dankte Kit Gott. Sie dankte ihm für die Schönheit von Wrens Seele, für ihre Gabe des Mitgefühls und ihren tiefen Wunsch, ihrem Freund zu helfen und ihm zu zeigen, dass sie für ihn da war. „Du forderst uns dazu auf, Herr, einander zu lieben und unser Leben für den anderen zu geben. Wir brauchen Weisheit, um zu erkennen, wie wir Casey in alldem unsere Liebe versichern und welche Rettungsleine wir ihm in deinem Namen zuwerfen können. Lass unsere Gedanken deine Gedanken sein. Mach uns frei von Angst. Und mögen wir deinen Weg erkennen und ihn demütig gehen, im Vertrauen auf deine Liebe."

Wren unterdrückte die Tränen.

Eine schöne Seele. Wirklich? Das sah Kit in ihr? Nicht ängstliche Abhängigkeit und Zerbrechlichkeit, sondern eine schöne Seele?

Das sah Wren nicht in sich.

Auch wenn sie sich wünschte, dass es so wäre. Sie besäße gern auch nur einen Bruchteil der Freundlichkeit, Güte, Großzügigkeit, Geduld, Mitgefühl und Weisheit, die sie von anderen empfangen hatte. Sie war umgeben von Menschen, die eine außergewöhnlich schöne Seele besaßen, und sie selbst war Nutznießerin dieser guten Eigenschaften.

Und wer war sie, dass sie so viel Fürsorge erfuhr, während so viele andere litten und niemanden an ihrer Seite hatten, der ihnen half? Dass sie so viel Großzügigkeit erfuhr, während andere allein waren in ihrer Verzweiflung, war nicht gerecht.

Jeder Vincent brauchte einen Theo. Doch nicht jeder Vincent hatte einen. Und auch diejenigen, die einen hatten, auch bei denen, die einen Theo an ihrer Seite hatten, der ihnen half, die Last zu tragen, und ihnen Liebe und Fürsorge zuteilwerden ließ – selbst mit einem Theo an der Seite konnte es sein, dass die Traurigkeit und die Angst zu groß wurden, um sie zu ertragen.

29

Dylan hatte dafür gesorgt, dass Olivia ihren Willen bekam und sich mit ihren Freundinnen treffen durfte. Auch Zoe hatte ihren Willen bekommen. Dylan war nicht nur eine halbe Stunde mit ihr im Garten herumgelaufen, um nach den Eicheln zu suchen, die sie verloren hatte. Nein, als sie sie nicht fanden, hatte er beschlossen, sie abzulenken, indem er mit ihr ins Kino fuhr. „Um dir etwas Zeit für dich zu geben", hatte er zu Jamie gesagt, bevor sie ins Auto gestiegen waren.

Übersetzung: Um dir Zeit zu geben, deinen Zorn in den Griff zu bekommen, damit du unseren Kindern nicht schadest.

Nun, vielleicht sollte auch er sich mal ein wenig Zeit nehmen, um darüber nachzudenken, wie sehr er sich von ihnen manipulieren ließ.

Aus dem Schlafzimmerfenster sah Jamie dem Auto hinterher, das den Berg hinunterrollte. Sogar Joel war mit von der Partie – ganz bestimmt nicht, weil er sich unbedingt einen Film für Fünfjährige anschauen wollte, sondern weil er vermutlich mit seiner reizbaren Mutter nicht allein bleiben wollte. Kluger Junge.

Sie wusch ihr Gesicht und ging nach unten, um zu sehen, was von dem Mittagessen noch zu retten war. Der Fleischtopf stand zum Warmhalten im Backofen, den Reis und das Gemüse hatten sie in den Kühlschrank gestellt. Hatte wenigstens einer von ihnen sich dazu herabgelassen zu essen, was sie gekocht hatte? Sie nahm den Deckel ab und schaute nach. Nein. Unberührt. Das bedeutete, dass Dylan mit Joel und Zoe vermutlich auf dem Weg zu einem Fast-Food-Restaurant war.

Na prima. Sie würden die Reste als Abendessen vorgesetzt bekommen. Und auch wenn sie sich darüber beklagten, sie würde nichts anderes für sie kochen.

Jamie machte sich eine Portion Reis warm und gab etwas von dem Fleisch darüber.

Was hatte Dylan ihr noch mal vorgeworfen?

Dass sie ihre Wut auf Wren an Olivia ausließ. Das war es gewesen.

Sie ließ sich am Küchentisch nieder und rührte in ihrem Essen. Vielleicht würde sie Olivia gegenüber tatsächlich zugeben, dass sie wegen Wren nervlich und emotional ziemlich angespannt war. Aber das änderte nichts an Olivias Lüge und daran, dass sie eine Entschuldigung von ihrer Tochter erwartete.

Wäre es denn wirklich so schwer gewesen zu sagen: „Ich bin müde und möchte heute Morgen nicht in den Gottesdienst gehen"? Natürlich hätte sie Olivia erlaubt, zu Hause zu bleiben und sich auszuruhen. Und sie später auch zu ihrer Freundin fahren lassen. Sie war doch keine Rabenmutter. Sie wünschte sich doch nur eine ehrliche, offene Kommunikation. War das zu viel verlangt?

Sie spuckte ein Stück zähes Rindfleisch aus. Das ganze Mittagessen war versaut! Seufzend kippte sie den Inhalt ihrer Schüssel in den Müll und verkroch sich wieder ins Bett.

„Will Casey unbedingt eine komplette Wohnung mieten?", fragte Kit beim Abendessen.

„Du meinst, statt eines WG-Zimmers?"

„Oder eines Einzimmerappartements. Möchte er gern mit anderen zusammenwohnen?"

„Ich weiß es nicht so genau. Aber der Gedanke, dass er irgendwo ganz allein wohnt, begeistert mich nicht gerade. Ich weiß nicht, ob er im Augenblick allein sein kann." Wren nahm noch etwas Salat. „Warum?"

Kit zuckte die Schultern. „Mir ist gerade eine Idee gekommen, und ich weiß gar nicht, warum ich nicht schon früher daran gedacht habe.

Vielleicht ist das eine Rettungsleine, zumindest vorübergehend. Aber es wäre nicht in Gemeinschaft, wie du es dir für ihn erhoffst." Langsam strich sie Butter auf ein Stück Brot. „Das Einkehrzentrum verfügt über eine Reihe von Gästezimmern. Früher haben wir sie häufig für Übernachtungen bei Einkehrtagen genutzt, aber jetzt schon lange nicht mehr. Dir sind sie vermutlich noch gar nicht aufgefallen. Die Türen sind verschlossen."

Wren hatte angenommen, dass es sich um Vorratsschränke handelte.

„Sie sind sehr spartanisch eingerichtet, nur ein Bett, Schreibtisch, Stuhl und ein kleines Bad. Aber ich wäre bereit, ihn dort wohnen zu lassen – natürlich nicht auf Dauer, aber für ein paar Wochen. Miete müsste er nicht zahlen, wenn er dafür ein paar Hausmeistertätigkeiten übernimmt. Anstreichen, Teppiche reinigen, solche Sachen. Denkst du, dass er sich darauf einlassen würde?"

Das wusste Wren nicht. Aber es war ein außerordentlich freundliches Angebot. Und mit einer guten Alternative wie dieser im Gepäck brauchte Wren auch kein schlechtes Gewissen zu haben, wenn sie es ablehnte, mit ihm zusammen in eine WG zu ziehen. Das könnte die perfekte Rettungsleine für sie beide sein.

„Dann machst du also wirklich einen Rückzieher?", fragte Casey, als Wren ihm am Telefon von Kits Angebot erzählte.

Sie suchte eine bequemere Sitzposition auf ihrem Bett. „Ich schaffe das finanziell nicht, und im Augenblick habe ich nicht die Kraft, mit dieser Art von Stress umzugehen."

„Dem Stress des Zusammenlebens mit mir?"

„Nein, dem Stress, für die Miete und meinen Lebensunterhalt aufkommen zu müssen – worum ich mir im Augenblick keine Gedanken machen muss."

„Ja, du hast es gut."

Sie versuchte, den Seitenhieb zu ignorieren. Er merkte nicht, dass er an ihre Schuldgefühle und Scham appellierte. Andererseits, vielleicht hatte er das auch ganz bewusst gesagt. „Nun, dir ginge es ähnlich. Über Miete und Nebenkosten bräuchtest du dir auch keine Sorgen zu machen. Das verschafft dir Zeit, Casey. Und es ist wirklich ein sehr schöner, friedlicher Ort."

„Und was dann? Was mache ich, wenn die paar Wochen vorbei sind? Dann bin ich wieder auf der Suche nach einer Unterkunft und habe keinen, der mit mir zusammenzieht."

„Früher konntest du dir doch auch eine Wohnung leisten. Wenn du erst wieder Aufträge hast –"

„Ja, genau. Diese Brücken habe ich hinter mir abgebrochen, als ich weggezogen bin."

„Ich dachte, dass du auch in Reno an deinen Projekten gearbeitet hast."

Er lachte. „Nicht bei einer Frau, die nicht wollte, dass ich spätabends online bin. Sie hat mir den Laptop weggenommen, weshalb ich meine Termine nicht einhalten konnte. Ich habe einige Leute verärgert. Das war gar nicht schön."

Klassisches Verhalten von Missbrauchstätern, dachte Wren. Zum Glück hatte er sich befreit. „Das tut mir sehr leid", sagte sie. „Du bist wirklich durch die Hölle gegangen."

„*Bin gegangen?* Das tue ich immer noch."

„Ja, ich weiß. Aber vielleicht ist das eine Gebetserhörung – auch wenn du es im Augenblick nicht so siehst. Vielleicht sorgt Gott auf diese Weise für dich."

Er antwortete nicht.

„Ich bin fast jeden Tag im Einkehrzentrum. Einige von Kits Projekten würden wir vermutlich gemeinsam angehen. Und du könntest sofort einziehen. Sogar noch schneller, als wenn du eine Wohnung mieten würdest."

„Hör auf, mir das schönreden zu wollen."

„Okay." Sie richtete sich auf und lehnte sich an die Wand. „Schreib mir eine Nachricht oder lass mich irgendwie wissen, wie du dich entscheidest. Aber ich hoffe, dass du Ja sagst."

„Damit du keine Gewissensbisse haben musst."

Zorn stieg in Wren hoch. „Ich versuche nur, dir zu helfen, schon vergessen? Jetzt tu nicht so, als würde ich egoistisch handeln."

„Ach ja. Weil es dir ja gar nicht um dein eigenes Wohl geht."

Dieses Mal war sie es, die den Anruf beendete.

Als ihr Telefon ein paar Minuten später läutete, nahm sie den Anruf entgegen, ohne auf die Nummer zu schauen. „Was?", meldete sie sich schnippisch.

„Wren?"

Es war nicht Casey. Im Stillen stieß sie ein Schimpfwort aus. Im Augenblick hatte sie nicht die Kraft für ein Gespräch mit ihrer Mutter. „Hallo, Mama. Entschuldige. Ich dachte, es wäre Casey."

„Aha."

„Kann ich dich zurückrufen?"

„Ich weiß nicht. Kannst du?"

Die untypisch kurzen Sätze landeten einen unerwarteten, gut platzierten Schlag in Wrens Magengrube. „Es tut mir leid", sagte sie, als sie wieder zu Luft gekommen war, „aber hier war einiges los."

„Ganz offensichtlich."

Sie stellte die Füße auf den Boden. „Ich wollte mich schon viel früher melden, aber ich habe versucht, Casey bei der Klärung einiger Dinge zu helfen, und das hat in den vergangenen Tagen all meine Aufmerksamkeit gefordert. Es tut mir leid."

Stille. Dann: „Es gibt da eine Regel bei uns. Eine Regel, die ich dir beigebracht habe, als du noch klein warst: Geh niemals zornig zu Bett. Nun, ich habe meine eigene Regel gebrochen. Meine Schuld. Aber heute Nacht will ich nicht schon wieder zornig zu Bett gehen."

Zornig weswegen?, dachte Wren. *Dass ich dich nicht angerufen habe? Ich bin doch keine zwölf mehr!* Aber das sagte sie nicht. Stattdessen wartete sie ab, und der Druck in ihrem Magen verstärkte sich.

„Vielleicht verstehst du eines Tages, wenn du selbst Mutter bist –"

Oh nein, nicht schon wieder diese Leier.

„– wie es ist, wenn man sich um seine Kinder sorgt, auch wenn sie bereits erwachsen sind. Vor allem, wenn es ihnen nicht gut geht. Vielleicht verstehst du dann, wie es ist, wenn die Sorge vorbei ist, doch in der Erleichterung, die du darüber empfindest, schwingt gleichzeitig Zorn mit. Vor allem, wenn das Kind nicht anerkennt, dass es einem Sorgen gemacht hat. Und am Ende bist du verwirrt, weil du weißt, dass das Kind sonst eigentlich nicht so unbedacht und selbstsüchtig ist."

Wren beugte sich vor und legte den Kopf auf die Knie. Casey hatte ihr ebenfalls selbstsüchtiges Verhalten vorgeworfen.

„Aber da sitzt du und hier sitze ich und warte auf eine Entschuldigung, die vielleicht nie kommt, weil du nicht zu begreifen scheinst, wie viele Sorgen ich mir um dich mache. Und so wachsen mein Zorn und meine Verärgerung, und ich lasse es an allen in meiner Umgebung aus, anstatt dir direkt zu sagen, dass ich enttäuscht bin. Und verletzt."

Tränen tropften auf Wrens Schlafanzug und durchnässten ihn. Vielleicht stimmte es. Vielleicht war sie von Natur aus selbstsüchtig und rücksichtslos. Vielleicht konnte sie das alles nicht auf ihre Depression schieben. Vielleicht war sie einfach so. Nicht vergesslich. Sondern selbstsüchtig.

„Es tut mir leid, dass ich dir das so überdeutlich sagen muss, Wren. Glaub mir, ich habe alle möglichen Ängste überwinden müssen, um ehrlich mit dir sein zu können. Denn der größere Teil von mir hat Angst, dass du nicht die Liebe in dem hörst, was ich sage, dass du nur Scham empfinden wirst. Und dann habe ich Angst, dass irgendetwas von dem, was ich gerade gesagt habe, Schaden anrichtet und –"

Sie war eine schreckliche Tochter.

„– und dich in den Abgrund stößt."

Wren umklammerte die Bettdecke. Am liebsten hätte sie gesagt: „Da ist kein Abgrund. Mir geht es gut." Aber sie war nicht sicher, ob das stimmte. Darum sagte sie nichts. Und gab sich alle Mühe, nicht in haltloses Schluchzen auszubrechen, was ihre Mutter nur zusätzlich alarmieren würde.

Sobald Jamie das Gespräch beendet hatte, rief sie Kit an. Es tue ihr leid, sie zu behelligen, sagte sie, und sie wolle auch nicht versuchen, sie in die Auseinandersetzung hineinzuziehen. Aber sie mache sich Sorgen um Wrens Gemütszustand.

„Ich habe ihr gerade einige schwierige Dinge gesagt, und ich weiß nicht, wie sie das aufgenommen hat. Ich habe mich gefragt, ob du sie wohl im Auge behalten könntest?"

„Natürlich", erwiderte Kit.

Eine Autotür schlug zu. Dann noch eine. Jamie schaute aus dem Schlafzimmerfenster. Dylan war gekommen. Er wartete darauf, dass Zoe sich abschnallte, und hielt sie an der Hand, als sie aus dem Wagen sprang. Joel ging zur Garage, hob einen Basketball auf und begann, in der Einfahrt Körbe zu werfen.

„Ich habe das ganze Wochenende mit mir gerungen und überlegt", fuhr Jamie fort, „ob ich ihr sagen soll, wie aufgebracht ich am Freitagabend war. Ich habe das Gefühl, dass ich permanent in dem Zwiespalt stecke, einerseits aufrichtig sein zu wollen, andererseits aber auch immer Angst zu haben, dass ich zu viel sage oder etwas tue, was bei ihr eine Krise auslöst."

„Das verstehe ich", erwiderte Kit. „Das ist schwer abzuwägen."

Dylan streckte Joel seine Arme hin, damit er ihm den Ball zuwarf, und machte einen langen Wurf. Als er den Ball im Korb versenkte, hüpfte Zoe vor Begeisterung auf und ab und klatschte.

„Ich erwarte nicht, dass du irgendetwas preisgibst, Kit. Ich weiß, was wir vereinbart haben. Aber kannst du mir vielleicht sagen, wie es ihr geht? Ganz im Allgemeinen?"

„Recht gut, denke ich, angesichts von allem, was so passiert."

Jamie fragte sich, was dieser Nachsatz wohl zu bedeuten hatte. Das konnte alles und nichts heißen.

„Ich weiß über Casey Bescheid", sagte Jamie.

„Oh, gut. Ich bin froh, dass sie dir das erzählt hat."

Moment mal, dachte Jamie. Das hörte sich an, als gäbe es mehr zu berichten als: „Casey ist wieder in der Stadt, und im Augenblick steht er ziemlich unter Druck."

Zoe lief mit erhobenen Armen umher und bettelte darum, den Ball auch einmal werfen zu dürfen. Joel warf ihr den Ball mit aller Kraft zu, und als Dylan ihn schimpfte, schickte er einen sanfteren hinterher. Zoe konnte ihn trotzdem nicht fangen und rannte dem Ball hinterher.

„Es hörte sich so an, als hätte sie am Wochenende viel Stress gehabt", bemerkte Jamie. „Ich bin froh, dass du für sie da bist."

„Ich helfe gern. Und ich hoffe, dass Casey das Zimmer im Einkehrzentrum annimmt. Ganz unter uns: Ich war ziemlich besorgt, als sie mir von ihren Plänen erzählt hat. Nicht dass es mich etwas angeht, mit wem sie zusammenwohnt, aber …"

Moment mal. Was? Jamie lehnte sich an den Fenstersims. „Entschuldige mal. Ich glaube, dass du über Informationen verfügst, die sie mir vorenthalten hat."

Stille am anderen Ende der Leitung.

„Willst du damit sagen, dass sie vorhat, mit ihm zusammenzuziehen?"

Immer noch Stille. Und schließlich: „Jamie, es tut mir leid. Als du gesagt hast, du wüsstest über Casey Bescheid, dachte ich –"

„Ich weiß, dass er seine Frau verlassen hat und in die Stadt zurückgekommen ist und dass Wren viel Zeit mit ihm verbracht hat. Aber ich wusste nicht, dass sie überlegt, mit ihm zusammenzuziehen." Übelkeit stieg in ihr hoch.

„Nur als Wohngemeinschaft", stellte Kit klar. „Um sich die Miete zu teilen. Aber wenn sie dir von alldem nichts erzählt hat … Meine Annahme war falsch. Es tut mir leid."

Jamie trat vom Fenster weg. „Du denkst also, es besteht immer noch die Möglichkeit, dass die beiden zusammenziehen?"

Kit zögerte, bevor sie antwortete: „Ich möchte in dieser Hinsicht keine Spekulationen anstellen. Aber ich weiß, dass Wren Gott darum gebeten hat, ihr zu zeigen, wie es für sie weitergehen soll. Also sollten auch wir beten."

An ihrem Tonfall merkte Jamie, dass Kit nicht bereit war, noch länger mit ihr darüber zu reden. Sie rieb sich den Nacken. „Nun, wie ich schon sagte, wenn du sie im Auge behalten könntest, gerade jetzt …"

„Das mache ich."

Jamie bedankte sich noch einmal bei Kit und unterbrach das Gespräch. Es gab vieles, was sie tolerieren konnte. Von ihrer Tochter getäuscht zu werden, gehörte allerdings nicht dazu.

Als es leise an der Tür klopfte, wischte sich Wren über die Augen und setzte sich auf ihr Bett. „Ja?", rief sie.

Langsam öffnete Kit die Tür. „Ich koche gerade Tee. Möchtest du auch einen?"

„Nein, danke."

Kit zögerte kurz, bevor sie sagte: „Darf ich einen Augenblick hereinkommen?"

Wren nickte.

Kit zog sich den Schreibtischstuhl ans Bett und nahm Platz. „Ich möchte ganz ehrlich mit dir sein. Deine Mutter hat gerade angerufen. Sie macht sich Sorgen um dich. Ich habe ihr versprochen, nach dir zu sehen und sicherzustellen, dass es dir gut geht." Sie hielt inne. „Tut es das?"

Wren zuckte die Schultern.

„Deine Mutter hat mir nicht erzählt, worüber ihr gesprochen habt, und ich brauche das auch nicht zu wissen. Aber könnten wir vereinbaren, dass du mir Bescheid sagst, wenn es dir nicht gut geht?"

„Ja."

„Ich will dich nicht bedrängen. Ich weiß, dass diese übermäßige Aufmerksamkeit belastend sein kann. Aber ich möchte nur noch einmal betonen, dass ich für dich da bin. Egal, was du brauchst."

„Danke."

Kit legte die Hand auf die Bettkante. „Zu allem anderen, was du im Augenblick zu verarbeiten hast, muss ich dir auch noch etwas gestehen, das, wie ich befürchte, alles noch ein wenig schwieriger für dich macht."

Wren starrte sie an.

„Ich weiß gar nicht mal mehr, wie es dazu gekommen ist, und eigentlich ist das auch egal. Aber in dem Gespräch mit deiner Mutter sagte sie etwas, was mich zu der – falschen – Annahme verleitet hat, dass du mit ihr über deine Überlegungen gesprochen hast, mit Casey zusammen in eine Wohnung zu ziehen."

Wren schloss die Augen.

„Es tut mir so leid. Ich wollte dein Vertrauen nicht missbrauchen, aber genau das habe ich wohl getan. Bitte verzeih mir."

Wren zog die Knie an die Brust.

„Ich habe deiner Mutter keine weiteren Details verraten. Was immer du ihr erzählen möchtest, bleibt dir überlassen. Aber sie weiß, dass ich ihm ein Zimmer im Einkehrzentrum angeboten habe und hoffe, dass er es annimmt."

Wren zog sich die Kapuze ihres Sweatshirts über den Kopf.

„Ich wünschte, ich könnte irgendetwas sagen oder tun, was dir die Situation erleichtert, Wren. Es tut mir unendlich leid, dass ich alles nur noch schlimmer gemacht habe."

Wren antwortete nicht.

Nach einigen Augenblicken der Stille knarrte der Stuhl. Schritte über den Boden. Die Tür strich über den Teppich, fiel aber nicht ins Schloss. Wren wartete, bis sich die Schritte nach unten entfernt hatten. Dann erhob sie sich und schloss die Tür ganz.

30

Nach den Seminaren am Wochenende musste das Gebäude gereinigt werden. Das war der einzige Grund, weshalb Wren nach einer schlaflosen Nacht am Montagmorgen aus dem Bett aufstand.

Vielleicht würden die einfachen Tätigkeiten wie Schrubben, Fegen, Staub wischen und Putzen sie von ihren Grübeleien ablenken. Das würde Dawn ihr vermutlich empfehlen: *Lenke deinen Fokus in eine andere Richtung.*

Auf der Autofahrt zum Einkehrzentrum schwieg Kit. Es war kein strafendes Schweigen – wie sich das anfühlte, wusste Wren nur allzu gut –, sondern ein bedeutungsträchtiges Schweigen. Kit hatte ihr ganz ehrlich gestanden, dass sie vertrauliche Informationen weitergegeben hatte, und es war klar, dass sie ihre Indiskretion nicht noch einmal zur Sprache bringen und sich nicht noch einmal entschuldigen würde. Der nächste Schritt zur Versöhnung, das wusste Wren, musste von ihr kommen.

Sie räusperte sich. „Danke, dass du ehrlich zu mir gewesen bist, wegen meiner Mutter und allem."

Kit wandte sich kurz zu ihr um, bevor sie sich wieder auf die Straße konzentrierte. „Das ist freundlich ausgedrückt. Ich glaube, wenn ich du wäre, würde ich sagen: ‚Ich bin böse auf dich. Ich kann kaum glauben, dass du das gemacht hast!' Oder: ‚Du verrückte alte Frau, was hast du dir nur dabei gedacht?'"

Wren lächelte. „Okay. Das vielleicht auch."

„Was davon?"

„Das ‚Was hast du dir nur dabei gedacht?'."

„Ich habe nicht nachgedacht. Das war das Problem. Ich bin von schen Annahmen ausgegangen. Verzeihst du mir?"

„Ja."

„Und du wirst einen Weg finden, das mit deiner Mutter zu klären?"

„Irgendwie."

„Wenn ich dir dabei helfen kann, sag Bescheid. Zumal ich diejenige bin, die alles versaut hat."

„Nicht wirklich. Ich hätte ihr ja von Casey erzählen können, aber ich wusste, dass sie sich aufregen wird."

„Na ja, wir Mütter machen uns nun mal Sorgen um unsere Kinder, egal, wie alt sie sind."

Wren änderte ihre Sitzposition. „Ja. Aber ich habe meiner Mutter nicht von Casey erzählt, um mir ihre Ermahnungen zu ersparen, nicht damit sie sich keine Sorgen macht. Ich wollte nicht sie schützen, sondern mich. Und das war selbstsüchtig."

Kit schaute erneut zu ihr herüber. „Was für eine wundervolle Erkenntnis."

„Das ist eine schreckliche Erkenntnis."

„Nun, es fühlt sich vielleicht schrecklich an. Aber die eigene Verfehlung zu erkennen – so weh es auch tut –, ist immer ein Wirken des Heiligen Geistes. Der Feind will nicht, dass wir die Wahrheit erkennen. Ihm ist es lieber, dass wir in Leugnung und Dunkelheit leben. Wenn wir also das Schlechte in uns erkennen, können wir darauf vertrauen, dass es Gottes Licht ist, das aufleuchtet und uns überführt, damit wir Heilung finden können. Deshalb bleibe ich dabei: Es ist eine wundervolle Erkenntnis. Ein Geschenk."

„Okay … wenn du das sagst …"

Kit lachte. „Glaube mir, ich erkenne immerzu hässliche Seiten an mir. Solange wir deswegen nicht in Scham- und Schuldgefühlen versinken, sondern Dankbarkeit für Gottes Gnade und Vergebung empfinden, sind wir in der richtigen Richtung unterwegs." Sie beugte sich vor und schaute angestrengt nach draußen. „Da ist aber jemand schon früh auf den Beinen." Sie deutete zum Eingang. „Mein erster Termin ist erst in einer Stunde."

Wren folgte Kits Blick. Eine große Gestalt lehnte an dem Gebäude. Neben ihr stand ein Rucksack. „Das ist Casey!"

Der zottelige Hund hatte beschlossen, aus der Kälte ins Warme zu fliehen.

Kit begrüßte Casey wie einen lange vermissten Enkelsohn. „Leider ist das Zimmer nicht besonders groß und sehr einfach", sagte sie, nachdem sie das Gästezimmer aufgeschlossen hatte. „Aber ich hoffe, Sie werden sich hier trotzdem wohlfühlen, Casey."

„Danke", sagte er und ließ seinen Rucksack auf den Boden fallen.

„In der kleinen Küche am Ende des Flurs finden Sie eine Mikrowelle und einen Kühlschrank. Sind Sie Kaffeetrinker?"

„Ja."

„Dann besorge ich noch eine Kaffeemaschine für Sie." Sie strich die grüne Überdecke auf dem Bett glatt. „Und ein paar zusätzliche Decken. Dort an der Wand finden Sie einen Temperaturregler. Darüber können Sie die Raumtemperatur steuern. Ich habe die Heizung schon ewig lange nicht mehr eingeschaltet und hoffe nur, dass sie funktioniert."

„Das ist alles prima", sagte Wren. „Vielen Dank." Wenn sie Casey, ohne dass Kit es mitbekam, zu einer freundlichen Reaktion hätte bewegen können, dann hätte sie das getan.

„Sie sind vermutlich müde", sagte Kit, „darum werden wir erst morgen über die anstehenden Arbeiten sprechen. Ist das in Ordnung?"

„Ja."

„Okay. Prima."

Casey ließ sich mit Schuhen und vor der Brust verschränkten Armen auf das Bett fallen.

„Dann geben wir Ihnen jetzt erst mal Gelegenheit, sich in Ruhe einzurichten", sagte Kit. „Bis später."

„Ja", sagte Wren. „Ich muss noch die Waschräume putzen, also …"

Er schloss die Augen.

„Dann sehen wir uns später." Wren verließ das Zimmer und schloss leise die Tür hinter sich. Auf dem Weg durch den Flur war Kit auffallend still. Ihre Stirn war gerunzelt. „Danke noch mal, dass du das für ihn tust", sagte Wren.

Obwohl Kits Stirn sich glättete, blieb ihr Lächeln besorgt. „Gern."

Wren fragte sich unwillkürlich, ob Kit die Einladung bereits bereute.

Eine Stunde später schob Wren gerade ihren Reinigungswagen aus dem Waschraum, als sie beinahe mit Mara zusammenstieß, die den Flur entlangkam. „Ich hatte gehofft, dich hier zu treffen", sagte Mara. „Ich meine, natürlich nicht wortwörtlich, aber …"

Wren lächelte. „Entschuldige bitte. Habe ich dich mit dem Wagen getroffen?"

„Nein, alles gut."

Wren stellte die Sprühflaschen wieder auf. „Wie war es in Texas?"

„Das ist aber wirklich nett, dass du mich danach fragst! Es war einfach nur schön. Und dementsprechend schwer ist mir wieder einmal der Abschied gefallen. Mein Sohn fragt mich jedes Mal, wann ich endlich zu ihnen ziehe, aber ich bin noch nicht bereit, meinen Job aufzugeben, so gern ich meine Enkelkinder auch um mich habe." Sie griff in ihre große, bestickte Tasche und holte ihr Telefon heraus. „Hier, ich zeige dir ein paar Fotos." Sie hielt Wren das Telefon hin und scrollte durch die Fotos von Kindern, die Fangen spielten, mit dem Fahrrad fuhren und Meerschweinchen im Arm hielten.

„Sie sind wirklich süß", bemerkte Wren.

Mara lächelte, während ihr Blick auf dem Display ruhte. „Sie sind meine ganze Freude, das kann ich dir versichern." Sie steckte das Telefon wieder in ihre Tasche. „Und du? Wie läuft es bei dir?"

„Okay."

„Nur okay?"

Wren zuckte die Schultern. „Einige Tage sind besser als andere."

„Das kenne ich nur zu gut! Genau aus diesem Grund komme ich einmal im Monat her. Deine Tante hilft mir zu erkennen, dass Gott immer bei mir ist, auch an den schlechten Tagen im Leben. Gerade dann."

„Ja, das kann sie wirklich gut", bemerkte Wren. „Mir hat sie geholfen zu erkennen, dass Jesus in allem, was schwierig ist, bei mir ist. Ein Gefährte im Leid."

„Ohhh, das ist gut. Das gefällt mir. Ich sollte mir das aufschreiben." Mara kramte in ihrer Tasche nach einem Stift und schrieb den Begriff in ihre Hand. „Ein Gefährte im Leid." Sie hielt sich die Hand vor Augen und las die Worte noch einmal. „Ja. Genau das ist er. Dabei muss ich an dieses Gemälde in der Kapelle denken – weißt du, welches ich meine? Das, auf dem Jesus am Kreuz hängt!"

„Ja, das mag ich wirklich gern."

„Ich auch. Aber früher hat es mir regelrecht Angst gemacht – wenn ich das mal so offen sagen darf."

„Klar. Ich verstehe genau, was du meinst."

„Aber heute", fuhr Mara fort, „fühle ich mich eher getröstet davon, verstehst du? Das klingt vielleicht seltsam, wenn man sagt, dass ein Bild von der Kreuzigung tröstlich ist. Aber für mich ist es genau das."

„Ja. Mir geht es da ganz ähnlich." Wie auch immer Maras Weg verlaufen war – auch sie schien eine Gefährtin in Schmerz und Leid zu sein. „Meine Tante hat gefragt, ob ich dieses Jahr die Gebetsstationen für den Kreuzweg malen möchte. Hast du das schon einmal mitgemacht?"

„Jedes Jahr in den vergangenen zehn Jahren. Ich würde das auf keinen Fall verpassen wollen. Wie schön, dass du die Bilder malen wirst. Jetzt freue ich mich umso mehr darauf."

„Na ja, ich weiß noch nicht, ob ich das schaffe, aber ich werde es auf jeden Fall versuchen. Als geistliche Übung sozusagen."

„Du wirst deine Sache schon gut machen, da bin ich mir sicher. Wenn ich nur an die Skizze denke, die du von der Tochter meiner Freundin im Crossroads-Haus gemacht hast … Die war unglaublich! Es war, als hättest du Bethanys Wesen eingefangen, als hättest du in ihre Seele hineingeschaut und ans Licht gebracht, was sie so besonders macht."

Wren schluckte.

Mara berührte sanft ihren Arm. „Oh, entschuldige bitte! Habe ich etwas Falsches gesagt?"

„Nein. Es ist nur … Das ist das schönste Kompliment, das ich jemals für meine Zeichnungen bekommen habe."

Mara tat so, als würde sie sich mit dem Ärmel über die Stirn wischen. „Puh! Ich dachte schon … Denn wenn irgendwo jemand ins Fettnäpfchen tritt, dann bin ich das in der Regel."

Wren fuhr sich mit ihrem Ärmel über die Augen.

„Ach … komm mal her", sagte Mara und breitete die Arme aus. „Liebes, komm her."

Vincent hätte sie gemalt. Er hätte Mara Payne immer und immer wieder gemalt, so wie er Augustine Roulin gemalt hatte, die Frau seines lieben Freundes Joseph, des Postmeisters, der ihm immer die Briefe, das Geld und die Malutensilien von Theo brachte. Vincent liebte diese Familie. Sie waren freundlich zu ihm, während die meisten anderen nur Verachtung für ihn übrighatten.

In ihrem Atelier studierte Wren die unterschiedlichen Porträts von Augustine, wie sie in einem Sessel saß, in den Händen ein Seil, um eine unsichtbare Wiege in Bewegung zu halten. *Ein Wiegenlied* hatte Vincent das Gemälde genannt. Dadurch dass die Wiege nicht zu sehen war, entstand beim Betrachter das Gefühl, er selbst läge darin und würde sich von einer aufmerksamen, in sich ruhenden und liebevollen Mutter trösten und in den Schlaf singen lassen.

Augustine mit ihrer ausladenden Brust, den stämmigen Hüften, roten Haaren und ihrem sanften Blick erinnerte Wren ein wenig an Mara. Manch einer würde sich durch diesen Vergleich beleidigt fühlen. Aber Vincent fand Augustine wunderschön, und in seinen Gemälden fing er ihr Wesen ein. Das war sein Wunsch für alle seine Porträts:

Er wollte die Würde und Schönheit zeigen, die sich hinter der Bescheidenheit und Menschlichkeit seiner Modelle verbargen. Und genau das war ihm bei Augustine so meisterlich gelungen: ihr Strahlen, ihre Heiligkeit zu vermitteln. Trotz all seiner Fehler und Makel – wenn Vincent eine Gabe besessen hatte, dann die, dass er andere Menschen voller Mitgefühl anschaute.

Diese Gabe besäße Wren auch gern. Und Mara hatte eben gesagt, sie habe sie in ihr erkannt. *Es war, als hättest du Bethanys Wesen eingefangen, als hättest du in ihre Seele hineingeschaut und ans Licht gebracht, was sie so besonders macht.*

Mara hätte ihr kein größeres Lob aussprechen können. Diese Ermutigung würde Wren wie einen Schatz hüten und sich ins Gedächtnis rufen, wenn sie sich wieder einmal ihrer Begrenzungen bewusst wurde, sowohl ihrer künstlerischen als auch ihrer menschlichen.

„Ich habe nie wirklich verstanden, warum du so fasziniert von ihm bist."

Beim Klang von Caseys Stimme fuhr Wren zusammen und drückte ihre Hand an ihre Brust.

Er lachte. „Ich meine, schau dir doch nur mal diese Frau an, so verkrümmt und hässlich. Ich sehe sie vor mir, wie sie auf das fertige Porträt starrt und denkt: Um alles in der –"

„Okay. Hör auf damit. Soll ich dir mal was sagen?" Wren klappte das Buch zu. „Mit seinen Porträts wollte er nicht die Realität abbilden, sondern eine tiefere Wahrheit zum Ausdruck bringen."

„Na gut, aber diese da schreit: ‚potthässlich!'"

„Du musst nicht immer so gemein sein."

„Und du nicht immer so empfindlich."

Sie hätte die Tür abschließen sollen. Das war ihr heiliger Raum, und wenn Casey so abfällig und unfreundlich reagierte, dann sollte er keinen Zugang zu diesem Raum haben.

Er streckte sich und gähnte. „Gibt es hier in der Nähe ein gutes Restaurant?"

„Normalerweise nehmen wir uns etwas zum Mittagessen mit."

„Hast du auch für mich etwas eingepackt?"

„Wusste ich denn, dass du herkommst?“

„Sei doch nicht so unfreundlich. Es war doch nur eine Frage.“

Eine dumme Frage, dachte Wren. „Ich habe noch ein paar Müsliriegel in der Schublade dort drüben. Und du kannst meine Banane haben.“

„Ich gehe lieber auswärts essen. Kommst du mit?“

„Ich muss weiterarbeiten.“

„Woran?“

„Ich habe Kit versprochen, neue Bilder für die Wände auszusuchen.“

Er schnaubte. „Das kann doch sicher warten.“ Er nahm ihre Jacke vom Tisch und reichte sie ihr. „Komm schon. Ich brauche was zu essen.“

Wren seufzte. „Okay, gut. Aber ich kann nicht so lange wegbleiben.“

„Du verdirbst einem allen Spaß.“

Ja, dachte Wren. *Und du auch.*

„Was ist eigentlich los mit dir?“, fragte Casey, als sie sich im Restaurant gegenübersaßen. „Du wolltest doch unbedingt, dass ich in dieses Zimmer ziehe. ‚Dann sehen wir uns ganz oft, arbeiten miteinander‘, bla, bla, bla. Und jetzt verhältst du dich so, als wolltest du mich nicht in deiner Nähe haben.“

„Das stimmt doch gar nicht.“

„Doch, das tut es.“

„Nun, du bist einfach in mein Atelier geplatzt –“

„Oh, *entschuldige bitte.* Ich wusste nicht, dass das *dein Atelier* ist.“

„Siehst du? Hör dir doch nur mal zu!“ Beinahe hätte sie gesagt: *Kein Wunder, dass Brooke …* Aber zum Glück riss sie sich gerade noch rechtzeitig zusammen und erwiderte nur: „Du bist nicht der Einzige, der gesund werden und wieder Anschluss finden muss, okay? Ich muss das auch. Und das Malen hilft mir dabei. Vincent hilft mir dabei.“ *Und Jesus auch,* hätte sie gern gesagt, aber sie würde es nicht ertragen können, wenn Casey auch darüber spottete. Und da er im Augenblick so zornig auf Gott war, würde das bestimmt kommen.

Sie biss sich auf die Lippe.

Er schaute sie an und sein Blick wurde weicher. „Okay. Es tut mir leid, Wrinkle.“ Er reichte ihr die Hand. „Wollen wir einen Waffenstillstand schließen?“

„Gut.“ Sie legte ihre Gabel zur Seite und ihre Hand in seine.

„Es tut mir leid, dass ich mich über das Gemälde lustig gemacht habe. Und das nächste Mal klopfe ich an.“

„In Ordnung. Und wirf mir nicht noch mal vor, dass ich mir nichts aus dir mache und dich nicht in meiner Nähe haben will. Es tut mir weh, wenn du so etwas sagst.“

„Okay. Abgemacht. Sonst noch was?“

„Sei kein Idiot.“

Er lachte. „Du kennst mich doch schon so lange. Du kannst doch nicht allen Ernstes erwarten, dass ich mich von jetzt auf gleich ändere. Das ist, als würde ich zu dir sagen: Sei nicht so sensibel.“

Wren starrte ihn an. Eigentlich sollte sie beleidigt sein. Aber sein Gesichtsausdruck war so liebevoll, so aufrichtig, dass sie in sein Lachen einstimmte. Und es war so schön, dass sich zwei alte Freunde am Tisch gegenübersitzen und über ihre Schwächen und ihre absurde Menschlichkeit lachen konnten.

31

Okay“, sagte Casey, als sie ins Einkehrzentrum zurückkamen, „gib mir noch eine Chance. Ich möchte mir das Bild von der Frau noch mal anschauen.“ Er nahm das Buch über van Gogh zur Hand und blätterte darin herum.

Wren nahm es ihm aus der Hand. „Ich zeige es dir.“ Sie schlug den Teil auf, in dem die Gemälde aus Vincents Zeit in Arles zu finden waren, und hielt es ihm hin. Dort waren fünf verschiedene Versionen abgebildet.

„Was ist das? Ein Suchbild, bei dem du die Unterschiede finden musst?“ Er beugte sich vor und begann zu deuten. „Schwarzes Oberteil, grünes Oberteil, gelbes Gesicht – sie sieht aus, als hätte sie Gelbsucht. Sieh nur! Auf dem hier haben ihre Hände nicht einmal die gleiche Farbe wie ihr Gesicht. Mürrischer Blick, gelangweilter Blick. Hier sieht sie aus, als würde sie sich fragen: ‚Wie lange muss ich wohl noch hier sitzen?‘ Und auf dem hier sieht sie aus, als hätte sie Verstopfung oder so.“

„Okay. Es reicht.“ Wren wollte das Buch zuklappen.

Er legte seine Hand auf die Seite. „Nein, warte, ich bin noch nicht fertig. Ich habe noch nichts zu der psychedelischen Tapete mit dem Blumenmuster gesagt. Sieh nur“, er deutete auf das Bild in der untersten Reihe, „hier hat ihr Gesicht die gleiche Farbe wie diese Blume dort. Echt schräg!“

Sie strich mit dem Finger über die Stelle auf der Armlehne von Augustines Stuhl, wo Vincent seinen Namen verewigt hatte. „Das ist das Bild, das Augustine für sich ausgesucht hat, und Vincent sagte ihr, sie habe einen guten Geschmack. Das sei das beste von allen.“

„Keine große Konkurrenz, nicht?"

Sie stieß ihn mit dem Ellbogen in die Seite. „Hör auf, so zu reden. Du hast gesagt, du wolltest noch eine Chance."

„Also gut. Dann erkläre es mir. Denn ich verstehe es nicht."

Nein, dachte sie, die meisten von Vincents Zeitgenossen, selbst die Impressionisten, die mit ihren Werken die Kunstwelt auf den Kopf gestellt hatten, hatten seine Kunst nicht verstanden oder wertgeschätzt. Vincents Anliegen war es gewesen, Emotionen zu vermitteln, ob in seinen Porträts oder in seinen Landschaften, und er hatte versucht, dies durch die fantasievolle Verwendung von Farben zu erreichen. „Sieh dir ihr Gesicht und ihre Haare an", sagte Wren, „wie er Fäden von Grün und Blau dort hineingewoben hat. Sein Ziel war nicht, ein realistisches Porträt von ihr zu malen. Er wollte ihr Wesen zeigen, dieses innere Leuchten. Er wollte tiefe Gefühle ausdrücken."

Wren fragte sich, was Vincent gefühlt haben mochte, als er Augustine malte. Sehnte er sich nach zu Hause? Nach seiner Mutter? Nach einem Gefühl der Intimität und Zugehörigkeit? Nach etwas, was ihm Nahrung gab? Nach Liebe? Oder vielleicht nur nach einem Ort, an den er gehörte? Nach einem Ort der Ruhe? „Kurz nachdem er sie gemalt hatte, erlitt er seinen ersten größeren Zusammenbruch", erklärte sie leise.

Sie merkte an Caseys Gesichtsausdruck, dass er eine beißende Bemerkung auf der Zunge hatte, sich jedoch eines Besseren besann.

„Mit seinen Bildern wollte er Menschen trösten", fuhr sie fort, „und er hoffte, dass ihm das auch mit diesem gelingen würde. Er dachte an die Seeleute, die von den Wellen hin und her geworfen wurden, und er wollte etwas malen, was sie sich in die Kabine ihres Fischerbootes hängen konnten, etwas, was sie beruhigen würde, wenn Gefahr drohte – wie eine Mutter, die sie in den Schlaf wiegte und ihnen Wiegenlieder vorsang."

Seeleute seien wie Kinder und Märtyrer, hatte er Theo geschrieben. Wren hatte sich oft gefragt, ob Vincent sich auch so gesehen hatte: entfesselt auf einem stürmischen Meer, verletzlich wie ein Kind und aufopferungsvoll wie ein Märtyrer.

„Ich verstehe es immer noch nicht", sagte Casey. „Wenn dieses Ding in meinem Schlafzimmer hängen würde, dann bekäme ich Albträume." Er nahm ihr das Buch aus der Hand und hielt es weit von sich, legte den Kopf nach rechts und links und wieder zurück, während er sich die Seiten anschaute. Dann hielt er das Buch höher über seinen Kopf und machte das Gleiche noch einmal. „Man kann ihren Blick nicht einfangen", sagte er. „Ist dir das schon mal aufgefallen? Egal, wo du stehst, du kannst sie nicht dazu bringen, dich anzusehen." Er gab Wren das Buch zurück. „Vielleicht wollte er das ja damit sagen: dass man, so sehr man sich auch bemüht, niemals das Wohlwollen der eigenen Mutter erringen wird. Sie wird immer enttäuscht sein und missbilligen, was du tust."

Wren schüttelte den Kopf. „Er hatte großen Respekt vor Müttern. Seiner Meinung nach war die Mutterschaft eine hohe und heilige Berufung. Er hat sich nach einer eigenen Familie gesehnt, wollte Ehemann und Vater sein. Aber seine Träume haben sich immer wieder zerschlagen."

„Wenn du mich fragst, wird das überbewertet", schnaubte Casey. Er stopfte seine Hände in die Taschen und stapfte aus dem Raum.

Wren ließ ihn gehen. Wenn die Kunst eine emotionale Reaktion bei ihm ausgelöst hatte, dann hatte Vincent sein Ziel erreicht. Auch wenn es nicht die Reaktion gewesen war, die er beabsichtigt hatte, als er diese Frau malte.

Das war die Macht der Kunst, dachte Wren, während sie Augustine genau betrachtete; die Macht, die Seele eines Menschen zu spiegeln und die Wahrheit offenzulegen; die Macht, aufzuwühlen oder zu trösten, zu verwirren oder zu inspirieren. Das entsprach dem, was Kit über die *Visio Divina* gesagt hatte. Nur dass Casey vermutlich nicht dazu angeregt worden war zu beten. Vielmehr war sein Zorn aufgeflammt.

Wren tat es Casey gleich und versuchte, Augustines Blick einzufangen. Rechts, links, oben, unten. Wren hatte ihn immer als nachdenklich und versonnen interpretiert; Augustine wirkte so abwesend und losgelöst, weil sie in Gedanken versunken war. Aber Casey hatte recht.

Egal, aus welchem Blickwinkel man es probierte: Es war unmöglich, ihre Aufmerksamkeit zu erregen.

Allerdings, fand Wren, wäre es viel verstörender, wenn ihr Blick einem folgen würde, wohin man auch ging.

Je länger Wren sie anschaute, desto mehr musste sie Casey recht geben. Dieses Gemälde strahlte keine mütterliche Zuneigung aus. Aber war es wirklich Missbilligung, die in Augustines Gesicht lag? Oder war es Leid? Vielleicht war auch sie eine Gefährtin im Unglück, eine Mutter, die Schmerz kannte. Das hätte Vincent an ihr angezogen, dieses Gefühl der Verbundenheit mit jemandem, der erschöpft war von der Last und den Widrigkeiten des Lebens.

Sie klappte das Buch zu.

„Okay, schon verstanden", murmelte sie und nahm ihr Telefon zur Hand.

Nachdem sie ihrer Mutter alles über sich und Casey erzählt hatte – von dem Plan, den sie gefasst hatten, und der Lösung, auf die sie sich schließlich verständigt hatten –, entschuldigte sich Wren dafür, dass sie so gedankenlos und rücksichtslos gewesen war. Sie sagte, es tue ihr leid, dass sie so mit sich selbst beschäftigt gewesen sei, dass sie gar nicht bedacht habe, welche Ängste sie bei Jamie ausgelöst hatte. Es tue ihr leid, dass sie ihrer Mutter nicht zugetraut habe, sich ihre Kämpfe und Auseinandersetzungen anzuhören, ohne zornig zu werden oder sich vorschnell ein Urteil zu bilden. „Bitte verzeih mir", sagte Wren. „Es tut mir leid, dass ich dich verletzt habe."

Ihr tue es auch leid, erwiderte ihre Mutter. Es tue ihr leid, dass sie Wren nicht zugetraut habe, vernünftige Entscheidungen zu treffen, und dass sie zugelassen habe, dass ihre Verärgerung in Zorn umschlug. Es tue ihr leid, dass sie Wren Vorhaltungen machen würde und immer schnell mit Vorwürfen bei der Hand sei. „Ich will so eine Mutter nicht sein", gestand Jamie. „Ich habe dich sehr lieb, und ich werde einen Weg finden, wie meine Ängste dir nicht noch mehr Stress bereiten. Vor allem aber sollst du das Gefühl haben, immer ehrlich zu mir sein zu können."

„Danke, Mama." Wenn nur alle Konflikte so würdevoll gelöst werden könnten.

„Also, erzähl mir mehr von Casey", forderte ihre Mutter sie auf. „Du denkst also nicht, dass er nach Reno zurückkehren wird?"

„Nein."

„Keine Hoffnung auf Versöhnung?"

„Nicht bei dem Missbrauch, wie er ihn beschrieben hat, nein. Das kann ich mir nicht vorstellen."

Ihre Mutter seufzte. „Das ist so traurig."

„Ja. Und ich weiß nicht, wie ich ihm helfen kann."

Ihre Mutter zögerte kurz, bevor sie sagte: „Er muss für sich selbst erkennen, welchen Weg er gehen soll. Das kannst du ihm nicht abnehmen."

„Ich weiß." Wren ließ langsam den Atem entweichen. „Die Wahrheit ist: Ich wollte eigentlich gar nicht mit ihm zusammenziehen, aber ich hatte Angst vor dem, was passieren könnte, wenn ich es nicht tue. Darum habe ich mir alle guten Gründe herausgepickt und mir einzureden versucht, ich müsste das tun, um ihm meine Freundschaft zu beweisen. Aber eigentlich hatte ich nur Angst. Angst davor, mit ihm unter einem Dach zu leben; Angst, seine Bitte abzulehnen. Momentan ist es so, dass ich ihn ständig beobachte und auf seine Reaktion achte, weil ich Angst habe, ihn zu verärgern oder ihm zu schaden oder irgendetwas Falsches zu sagen oder zu tun."

„Das verstehe ich", erwiderte ihre Mutter.

Ja. Sie verstand es wirklich, dachte Wren, nachdem sie ein paar Minuten später das Gespräch beendet hatte. Ihre Mutter kannte diese Art von Angst nur zu gut. Und auch das tat ihr leid.

„Und? Alles wieder gut?", fragte Dylan, während er sich eine Tasse Kaffee einschenkte.

„Mit Wren schon."

Aber bei Olivia hatte Jamie einiges wiedergutzumachen, und das würde sie in Angriff nehmen, sobald ihre Tochter aus der Schule nach Hause kam. Sie würde sich bei ihr entschuldigen, weil sie die Beherrschung verloren und überreagiert hatte. Sie würde sich bei ihr entschuldigen, dass sie sie der Lüge bezichtigt und sich nicht die Zeit genommen hatte, ihr zuzuhören oder ihr zu erklären, warum sie so aufgewühlt gewesen war. Und sie würde sich bei ihr bedanken, dass sie ihr so viel im Haushalt half, besonders in der Zeit, als Jamie bei Wren gewesen war. Das hatte sie noch gar nicht gemacht. Sie war so auf Wrens Bedürfnisse fixiert gewesen, dass sie Olivia keine Beachtung geschenkt hatte. Und Joel auch nicht. Sie würde sich auch bei ihm entschuldigen.

Und bei Zoe. Die arme Zoe und ihre verlorene Eichelfamilie!

Jamie fand Zoe oben in ihrem Zimmer, wo sie an ihrem Schreibtisch saß und malte.

„Hallo, Zoe, mein Schatz. Darf ich reinkommen?"

Zoe nickte, ohne aufzusehen.

Jamie ließ sich auf der rosafarbenen Tagesdecke nieder, die auf Zoes Bett lag. „Es tut mir so leid, dass du deine Eichelfamilie verloren hast. Ich weiß, dass sie dir wichtig war, und es tut mir leid, dass ich mir nicht die Zeit genommen habe, dir zuzuhören und dich zu trösten. Verzeihst du mir?"

Zoe nahm einen anderen Buntstift aus der Schachtel. „Es war ein ganz kleines Baby."

„Ich weiß, Schätzchen. Und das tut mir wirklich leid. Und es tut mir leid, dass du und Papa es nicht wiedergefunden habt."

Zoe antwortete nicht.

Jamie griff in ihre Tasche. „Es ist zwar nicht deine Baby-Eichel, aber als ich bei Wren zu Besuch war, habe ich auch eine ganz besondere Eichel gefunden. Hatte ich dir das erzählt?"

Zoe blickte von ihrer Zeichnung hoch und schüttelte den Kopf. Jamie klopfte auf den Platz neben sich auf dem Bett. „Komm her. Ich zeige sie dir."

Schweigend kam Zoe der Aufforderung ihrer Mutter nach. Ihre Neugier war stärker als die verletzten Gefühle, die sie vielleicht noch in sich spürte, oder die neu erwachte Traurigkeit, als sie daran erinnert wurde, was sie verloren hatte.

Jamie legte den Arm um ihre Tochter. „Das ist eine ganz besondere Eichel, denn ich habe sie gefunden, als ich traurig war und Angst hatte. Es fühlte sich an wie eine Botschaft von Gott, der mich daran erinnern wollte, dass er uns liebt und für uns sorgt. Und dass er immer bei uns ist, auch wenn wir traurig sind und Angst haben." Jamie reichte Zoe die Eichel. „Möchtest du sie in deine Sammlung legen, damit sie auch dich daran erinnert?"

Zoe nickte ernst und drückte ein Küsschen auf die Eichel. „Ich werde gut auf sie aufpassen", versprach sie und kuschelte sich an ihre Mutter.

Wren ging den Korridor entlang zu Caseys Zimmer. Die Tür stand offen. „Klopf, klopf", rief sie. Keine Reaktion. Sie spähte ins Zimmer. Keine Spur von ihm. Sie schaute durch das Fenster zum Parkplatz hinüber. Sein Auto stand noch da.

Kit saß in ihrem Büro am Schreibtisch und arbeitete. „Hast du Casey gesehen?"

„Ist schon länger her. Er saß in der Kapelle."

Dort hätte Wren nie nach ihm gesucht. „Oh! Danke." Sie lief durch den Flur. Vielleicht wirkte der Heilige Geist in ihm. Vielleicht tat ihm der Frieden dieses Hauses gut, das Gefühl von Gottes Gegenwart. Sie hoffte es.

Vor der Kapelle blieb sie stehen und spähte hinein. Dort saß er, vor dem Bild von Jesus am Kreuz und schaute es an. Als er ihre Schritte hörte, drehte er sich um.

„Hallo", sagte sie leise.

„Hallo."

Sie ließ sich neben ihm auf der Bank nieder.

Er deutete auf das Bild. „So etwas willst du malen? Du willst ihn malen?“

Sie schüttelte den Kopf. „Nein, ich bin nicht gut genug, um so etwas zu malen. Aber vielleicht etwas Einfacheres oder Abstraktes. Ich weiß es noch nicht genau.“

„Deine Tante hat mir von dem Auftrag erzählt. Wieso hast du es nicht getan?“

„Was denn? Dir davon erzählt?“

„Ja.“

Wren zuckte leicht die Schultern. „Ich wusste, dass du gerade Probleme mit deinem Glauben hast, und hatte den Eindruck, dass es einfach nicht der richtige Zeitpunkt war.“

Er schwieg lange. Schließlich sagte er: „Ich habe meinen Glauben nicht aufgegeben, Wrinkle. Es geht nur um die Art, wie ich glaube. Einige der Antworten, auf die ich früher vertraut habe, passen einfach nicht mehr.“ Er rutschte nervös auf seinem Platz herum. „Und jetzt sitze ich hier und versuche, das Gleiche zu tun wie mit dieser Frau, die van Gogh gemalt hat. Ich versuche, den Blick von Jesus einzufangen. Was meinst du? Kommt er dir nicht enttäuscht vor?“

Sie schaute das Bild genauer an. „Enttäuscht? Nein, überhaupt nicht.“

„Wirklich nicht? Denn das ist es, was ich in seinem Blick sehe.“

„Ich sehe Leid“, erklärte sie. „Mitgefühl, Liebe, Erbarmen. Aber keine Enttäuschung.“

„Hast du es gut.“ Immer noch probierte er verschiedene Blickwinkel aus. „Egal, aus welchem Winkel ich auch schaue, ich sehe nichts anderes. Als könnte er es nicht ertragen, mich anzusehen.“

„Casey …“

„Ich sage doch nur, dass es das ist, was ich sehe. Ich sage nicht, dass es das ist, was ich weiß. Ich weiß, was ich eigentlich sehen sollte, aber ich sehe es einfach nicht.“

Wren nickte. „Ich schätze, aus genau diesem Grund hat Kit mich gebeten, seinen Weg zum Kreuz zu malen. Sie will, dass ich die Liebe erkenne, die Jesus dort hingeführt hat. Ich soll erkennen, dass er bei mir ist, egal was auch passiert, dass er in allem, was schwierig und traurig ist, bei mir ist. Darum war ich bereit, diese Stationen zu malen. Ich möchte seine Liebe deutlicher erkennen."

Casey drehte sich zu ihr um. „Denkst du, dass Vincent sie gesehen hat?"

Wren überlegte einen Augenblick, bevor sie antwortete: „Er hat das Leiden gesehen, ganz bestimmt. Aber die Liebe? Vielleicht hatte er eine leise Ahnung davon." Vincents Lieblingsvers kam ihr in den Sinn. „‚In allen Traurigkeiten bleiben wir fröhlich'", murmelte sie. „Das war sein Motto, sein Lebensvers. Ich weiß, dass er versucht hat, danach zu leben, aber …"

„Ja, aber am Ende …" Casey legte den Finger um den Abzug einer imaginären Pistole.

Wren zuckte zusammen.

„Viel Traurigkeit, wenig Fröhliches", sagte er.

Und doch, Vincent musste eine Ahnung davon gehabt haben. Seine Bilder hätten nicht diese Strahlkraft und Lebensfreude, wenn er nicht die Hoffnung auf Erlösung, auf Auferstehung gekannt hätte. Er malte Hoffnung im Kreis der Jahreszeiten, in den Blüten der Bäume im Frühling, in den zarten Flügeln eines Schmetterlings, in den Samenkörnern, die der Sämann ausstreute, in den goldenen Weizenfeldern, die reif zur Ernte waren.

Vor ihrem inneren Auge leuchteten seine Sterne, die herumwirbelten wie himmlische Blumen, die die Dunkelheit mit goldenen Lichtkörnern bestäubten.

Obwohl diese Arbeit später als Meisterwerk deklariert worden war, war seine Sternennacht für Vincent ein Fehlschlag gewesen, und er war davon überzeugt, dass er irregeleitet war, dass er gefährliche Abstraktionen gemalt hatte, die seine Genesung in der Anstalt verhinderten. Émile und Theo gegenüber äußerte er, er dürfe sich nicht wieder auf dieses Gebiet vorwagen. Er würde nicht mehr nach Sternen greifen, die zu hoch für ihn waren. Etwas an dieser Vision schien ihn zu ängstigen, vielleicht waren die Emotionen zu stark. Er hatte schreckliche Angst davor, wieder Halluzinationen zu bekommen. Um seiner psychischen Gesundheit willen musste er versuchen, alle Aufregung zu meiden. Trotzdem kamen die Anfälle immer regelmäßiger und setzten ihn außer Gefecht. Und da er nur malen konnte, wenn es ihm gut ging –

„Hat er es getan?“, fragte Casey mit leiser Stimme.

„Was denn?“

„Hat er sich umgebracht?“

Sie zögerte und schließlich zuckte sie die Schultern. So viele Recherchen, Verschwörungstheorien und Spekulationen … Die Wahrheit würde nie ans Licht kommen. „Er hat dem Gastwirt, seinem Arzt und den Beamten gegenüber gesagt, er habe sich selbst auf dem Feld angeschossen. Und man solle die Schuld bei niemandem sonst suchen.“ Was eigentlich seltsam war. Aber selbst wenn er die Wahrheit verschleiert hatte, um einige freche Jungs zu schützen, wie manch einer behauptete, schien er trotzdem froh gewesen zu sein über diesen ihm gelegen kommenden Schlussstrich unter sein gepeinigtes, einsames Leben. „Theo war bei ihm, als er starb“, erklärte sie, „und er war der Meinung, dass es Absicht gewesen sei, dass das Leben für Vincent zu schwer gewesen sei.“

Casey nickte. „Das große Finale in der Geschichte des gepeinigten Malers. Poetisch, findest du nicht?“

Nein, dachte Wren, *nicht poetisch. Tragisch.*

Die Traurigkeit werde für immer andauern, hatte Vincent kurz vor seinem Tod zu Theo gesagt.

Aber Wren gefiel die Vorstellung, dass Vincent stattdessen von der Pracht des immerwährenden Lichts überrascht und überwältigt worden war.

32

Als Kit ihn einlud, zum Abendessen mit ihnen nach Hause zu kommen, lehnte Casey ab mit der Begründung, er sei müde und werde vermutlich früh zu Bett gehen. „Gut, dann gebe ich Ihnen die Schlüssel für das Einkehrzentrum." Sie öffnete einen Schrank in ihrem Büro und nahm einen Schlüsselring heraus. „Der hier ist für die Vordertür. Ich schließe ab, wenn wir gehen, aber falls Sie noch einmal nach draußen wollen, denken Sie bitte daran, hinterher wieder abzuschließen. Und der hier ist für Ihr Zimmer. Möchten Sie auch einen für das Büro?" Sie schaute sich in dem Raum um. „Vielleicht wenn Sie einen Drucker oder Papier oder so etwas benötigen. Das ist der hier. Und das wäre auch schon alles. Alle Außentüren lassen sich mit diesem Hauptschlüssel öffnen. Habe ich noch etwas vergessen?"

Als er nicht antwortete, sagte Wren: „Ich glaube, nicht. Fällt dir noch etwas ein, was du brauchst, Casey?"

Er starrte in die Ferne.

„Casey?"

„Nein, ich glaube nicht. Vielen Dank, Mrs Rhodes."

„Nennen Sie mich doch bitte Kit." Sie tätschelte seine Schulter. „Ich wünsche Ihnen eine gute Nacht."

„Danke."

„Ich rufe später noch mal an", versprach Wren.

„Vermutlich schalte ich mein Telefon ab, damit ich in Ruhe schlafen kann."

„Soll Augustine dir Gesellschaft leisten? Ich lasse dir mein Buch hier …"

Er lachte. „Lieber nicht."

„Bist du sicher, dass du nicht mit uns zusammen zu Abend essen willst?"

„Bin ich."

„Und es ist auch wirklich alles in Ordnung und ich muss mir keine Sorgen um dich machen?"

„Du bist so fürsorglich. Und du wirst dir trotzdem Sorgen machen, egal, was ich dir erzähle."

Wren nestelte an dem Kragen ihrer Jacke. „Da hast du vermutlich recht."

Casey drückte ihr einen Kuss auf den Kopf. „Das brauchst du aber nicht. Alles gut."

Sie musterte sein Gesicht und suchte nach möglichen Warnsignalen. Entspannte Stirn, ein kleines Leuchten in seinen Augen, kein Schatten der Dunkelheit. Er schien im Reinen mit sich zu sein. Müde, aber im Reinen.

„Also gut." Wren stellte sich auf die Zehenspitzen und umarmte ihn. „Wir sehen uns dann morgen früh."

Er schloss sie fest in die Arme. „Ja", sagte er. „Mach's gut."

Und sie erwiderte: „Du auch."

Nach dem Abendessen nahm Wren sich noch einmal die Texte vor, die Kit ihr für die Gebetsstationen gegeben hatte. Wenn sie dazu etwas malen wollte, musste sie anfangen, über die Geschehnisse nachzudenken und zu beten. Sie musste sich Bilder überlegen, die jede der Szenen einfangen würden. Vielleicht einen Becher für Gethsemane. Oder Bäume wie bei Vincent, nicht nur die Bäume in seinen Olivenhainen, sondern auch die Bäume im Garten der Nervenheilanstalt, krumm und düster. Sie suchte in ihrem Buch das Gemälde von dem Baum heraus, in den der Blitz eingeschlagen hatte, und legte es auf ihr Bett neben ihre Bibel.

Kein Wunder, dass dieser Baum ihn während seiner Genesung angesprochen hatte – die gnadenlose Amputation hatte Vincent durch die schwarzen Linien besonders hervorgehoben. Aber trotzdem stand der Baum widerstandsfähig und trotzig da, ein lebendes Gleichnis. Über seinen Wurzeln wuchs frisches Grün, und der verbliebene Ast strebte nach oben. Links von dem Baum stand eine leere Steinbank, die einem Sarg ähnelte. Wren fragte sich, ob das wohl Absicht war.

Sie las den Brief von Vincent an seinen Freund und Kollegen Bernard. „Die Kombination aus rötlichem Ocker und durch Grau abgeschwächtes Grün, die schwarzen Linien, die die Umrisse definieren, dies alles lässt ein Gefühl der Ängstlichkeit entstehen, an dem einige meiner Gefährten im Unglück leiden und das ‚Rotsehen' genannt wird." Er arbeite noch an einer anderen Leinwand, schrieb er, an einer Sonne, die über einem Feld mit neuem Weizen aufging, ein Bild, das große Ruhe und Frieden ausdrücken solle. „Ich erzähle dir von diesen beiden Bildern – und vor allem von dem ersten –, um dich daran zu erinnern, dass du den Eindruck von Ängstlichkeit vermitteln kannst, ohne den historischen Garten Gethsemane abzubilden. Ebenso ist es nicht nötig, die Personen aus der Bergpredigt darzustellen, um Trost und Sanftheit zum Ausdruck zu bringen."

Den Eindruck von Ängstlichkeit.

Sie las diese Stelle aus Vincents Brief mehrmals hintereinander, anschließend schaute sie sich die Beschreibung von Jesus im Markusevangelium noch einmal genauer an. *Angst* und *Entsetzen.* Das waren die Worte, die ihr ins Auge sprangen und sie nicht mehr losließen. „Angst und Entsetzen überfielen Jesus."[7]

Diese Worte hatten nichts zu tun mit den meisten Bildern, die Wren von Christus im Garten Gethsemane gesehen hatte. Auf den meisten wirkte Jesus sehr ruhig: das Gesicht friedlich, den Blick zum Himmel gewandt, die Hände in gefasster Kapitulation gefaltet. Das Licht der Gegenwart und Gunst Gottes hüllte ihn ein mit seinem warmen Schein. Vielleicht wollten die Maler damit zum Ausdruck bringen, dass dieser phlegmatische Jesus das Vorbild für jeden Betenden sein sollte und dass diejenigen, die Jesus in seine Nachfolge gerufen hatte, sich ebenfalls mit Gleichmut in den Willen Gottes fügen sollten, ungeachtet der Kosten.

Das war zumindest das, was Wren immer in diesen Bildern gesehen hatte. Sie hatte sich durch sie nie getröstet gefühlt, hatte beim Anschauen nie das Gefühl gehabt, dass Jesus ihre Ängste und ihr Ringen, sich in den Willen Gottes zu fügen, nachvollziehen konnte.

Aber *Angst* und *Entsetzen.* Sie suchte nach einer Definition in ihrem Online-Lexikon. Die griechischen Wörter, die an dieser Stelle verwendet wurden, bedeuteten auch „vor Angst erstarrt“, „betrübt“ und „ängstlich“. Jesus war kein gefühlloser Erlöser, der sich kampflos ergab. Er war überwältigt, eingehüllt von Schmerz und Angst. Er war gepeinigt und quälte sich. Aber vor Angst erstarrt?

War es möglich, dass Jesus Todesangst gehabt hatte?

Sie starrte auf ihre geöffnete Bibel.

Vor Jahren war ihr bei einer Jugendfreizeit vermittelt worden, dass es ohne Glauben unmöglich sei, Gott zu gefallen. Und dass jede Form von Angst Sünde sei. Folglich wäre es unmöglich, dass Jesus jemals Angst empfunden hatte. Er war immer vollkommen in Gehorsam und Vertrauen gewesen.

Aber war es möglich, dass Vertrauen und Angst sich doch nicht gegenseitig ausschlossen? Dass jemand voll Vertrauen sein und trotzdem Angst haben konnte?

Sie las die Geschichte noch einmal. Hier in der Dunkelheit des Gartens … War es hier, dass Jesus die menschliche Zerbrochenheit noch intensiver erlebte, weil er Angst verspürte?

Durch sein Opfer am Kreuz hatte Jesus den Schmerz und das Leiden der Menschen geteilt. Dafür war Wren dankbar. Aber hatte er auch ihre Angst geteilt?

Hatte er sich nicht einmal vor Todesangst verschont?

War auch das ein Beweis für sein Mitgefühl und seine Liebe?

Sie schloss die Augen und stellte ihn sich vor, wie er den Vater anflehte, vor Angst erstarrt, und wie sein Schweiß wie Blutstropfen zu Boden fiel.

Und in diesem Moment liebte sie ihn umso mehr.

Es gab ein Gemälde von den Olivenhainen, das ein Gegenstück zu *Sternennacht* sein sollte, eine Tagszene mit wirbelnden Wolken und schroffen Bergen, wo Felsformationen wie dunkle Gestalten Wache hielten über knorrige Bäume und wo Wolken sich wie weiße Engelsroben über einer Erde bauschten, die in Bewegung war und das Wirbeln des Himmels widerspiegeln sollte. Da keine sichtbare äußere Lichtquelle dargestellt war, schien das ganze Bild von innen heraus zu leuchten.

Wren blätterte in ihrem Buch, bis sie die Abbildung dieses Bildes gefunden hatte, und legte es auf ihr Bett.

So etwas wollte sie gern durch ihre Arbeit vermitteln, dass die Schönheit und der Schrecken Gethsemanes nicht voneinander zu trennen waren, dass in all dem Leid und Leiden eine geheimnisvoll schimmernde Saat verborgen war, die, sobald sie in die Erde gesteckt wurde, den Weg für die Begegnung mit dem Göttlichen eröffnete.

Aber wie konnte ihr das gelingen? Und wer würde sehen, was sie sah?

Sie wünschte, Casey könnte es sehen.

Vielleicht würde er sich, nachdem er nun von ihrem Auftrag wusste, mehr für ihre Malerei und ihre Überlegungen interessieren. Trotz ihrer Meinungsverschiedenheit in Bezug auf van Gogh hatte Wren Caseys künstlerische Sensibilität immer bewundert – seine Gabe, die gleiche Verbindung von Pathos und Schönheit im Film einzufangen, die Vincent in seinen Porträts und Landschaften auf Leinwand gebracht hatte. Wenn es ihm gut ging, besaß Casey die Fähigkeit, es zu erkennen. Er musste nur noch einmal daran erinnert werden.

Vielleicht konnte Wren ihn überreden, zu seiner Kunst zurückzukehren, um Heilung darin zu finden. Vielleicht konnte er in dem Mann der Schmerzen einen Gefährten für seine Reise finden und sich in die Liebe Gottes hineinziehen lassen. Vielleicht konnten sie gemeinsam an einem Projekt arbeiten, sie mit ihrer Malerei, er mit seinem Film. Sie konnten etwas schaffen, was Hoffnung trotz Leiden vermittelte, etwas, was die unglaubliche Schönheit von Mut und Glauben widerspiegelte.

In allen Traurigkeiten bleiben wir fröhlich.

Was für ein Paradoxon.

Ein Rascheln an der Tür riss sie aus ihren Gedanken. Kit stand im Bademantel und mit Pantoffeln an den Füßen da. „Störe ich?"

„Nein. Ich beschäftige mich nur wieder mit Gethsemane."

„Denkst du denn, dass du bereit bist, es zu malen?"

Wren lächelte. „Ich weiß nicht, ob ich jemals dazu bereit sein werde. Ich glaube nicht, dass es mir gelingen wird, diese Gefühle auf die Leinwand zu bringen. Das übersteigt meine Fähigkeiten."

Kit setzte sich auf den Stuhl am Schreibtisch. „Die Angst und die Gnade, die Ehrfurcht vor Gethsemane übersteigt unser aller Fähigkeiten, denke ich."

Ehrfurcht. Das war ein gutes Wort.

Es war sogar eines der Worte, das die Bedeutung des griechischen Wortes wiedergab: Angst. Ehrfurcht. Furcht. Sie erzählte Kit, worüber sie gerade nachgedacht hatte. „Das Wissen, dass Jesus Angst gehabt hat, dass er weiß, wie sich Angst anfühlt, macht mich noch dankbarer für das, was er getan hat."

Kit schwieg.

„Oder ist das nicht richtig? Vielleicht ist das gar nicht die Bedeutung des Verses?"

„Doch, doch. Ich verstehe ihn auch so. Und im Laufe der Jahre ist es ein großer Trost für mich geworden, mir bewusst zu machen, dass Jesus weiß, wie es ist, wenn man gegen Widerstand und Furcht ankämpft." Kit hielt inne. „Ich glaube nicht, dass man wahrhaftig Mensch sein kann, wenn man niemals mit diesen Gefühlen konfrontiert wurde. Es kommt nur darauf an, wie wir mit ihnen umgehen. Und das ist, was wir bei ihm sehen: seine ängstliche Pein und seine vertrauensvolle Hingabe gegenüber dem Vater. Beides ist Ehrfurcht gebietend. Beides ist wunderschön."

Ja, dachte Wren. *Alles. Eine Ehrfurcht gebietende Schönheit.*

„Ich werde jetzt gleich meine Christuskerze anzünden und beten", sagte Kit nach einer Weile. „Möchtest du dich mir anschließen?"

Es war Jahre her, seit Wren das letzte Mal das Gebet der liebenden Aufmerksamkeit gebetet hatte. Aber das Zusammenspiel von Trost und Trostlosigkeit klang in ihr nach, vor allem, nachdem sie die Trostlosigkeit von Gethsemane mit neuen Augen gesehen hatte und diese ihr zum Trost geworden war.

In der kameradschaftlichen Stille mit Kit brachte sie vor Gott ihre Dankbarkeit zum Ausdruck. Sie bekannte ihm ihre Angst. Sie bat ihn um die Gnade, ihm mehr und mehr vertrauen zu können, im Licht wie auch in der Dunkelheit. Und sie bat um seinen Segen für alle, die sie liebte, und darum, dass jeder von ihnen seine Treue spüren möge. *Vor allem Casey,* betete sie.

Als sie die Augen aufschlug, schaute Kit in die flackernde Kerze. „Amen?", fragte sie.

Wren nickte. „Amen."

In dieser Nacht schlief sie so tief und fest wie lange nicht mehr.

33

Ich war gestern Abend noch lange wach", sagte Kit, als sie am nächsten Morgen mit zerzausten Haaren in die Küche kam.

Wren stellte ihren Kaffeebecher ab. „Das tut mir leid. Habe ich geschnarcht oder so etwas?"

Kit lachte. „Nein, Liebes, das hat nichts mit dir zu tun. Oder eigentlich doch. Es hat doch mit dir zu tun." Sie drohte ihr mit dem Finger. „Es ist wegen deines Freundes Vincent. Ich habe noch lange in seinen Briefen gelesen. Ein faszinierender Mann. Und wie er mit Worten malen konnte! Ich glaube, er hat mich am Haken."

„Oh, gut. Das freut mich. Was hast du gelesen?"

„Seine ersten Briefe und auch seine erste Predigt. Oh, wie Gottes Wort aus ihm herausfloss! Faszinierend, findest du nicht? So voller Überzeugung und Leidenschaft."

Wren nickte. So viel von Gottes Wort, so viel Überzeugung und Leidenschaft, dass selbst sein Vater, ein Pastor, von Sorge erfüllt gewesen war. Vincent machte keine halben Sachen. Er war immer mit dem ganzen Herzen dabei.

Kit füllte Wasser in den Kessel. „Das Thema Trost zieht sich durch sein ganzes Leben, genau wie du es beim Besuch deiner Mutter gesagt hast. Sein größter Wunsch scheint gewesen zu sein, die Armen im Geist zu trösten, ob nun als Prediger, Evangelist oder Maler."

Das war die Ironie an der Sache, dachte Wren, dass sein Wunsch, anderen durch seine Kunst Trost zu geben, zu seinen Lebzeiten nicht in Erfüllung gegangen war. Und auch sein Wunsch, selbst Trost zu finden, hatte sich nicht erfüllt.

„Und nachdem ich diese Briefe gelesen hatte, fing ich an, über das Gemälde nachzudenken, das er, wie du erzählt hast, zerstört hat, und ich suchte nach allem, was er über Gethsemane gesagt hat." Kit ließ sich Wren gegenüber am Tisch nieder, während sie darauf wartete, dass das Wasser zu kochen begann. „Der Engel, der Jesus tröstete, schien es ihm angetan zu haben. Das war die Szene, die er malen wollte, nicht?"

„Mhm. Hast du gelesen, was er vorhatte? Die Beschreibung, welche Farben er dafür nehmen wollte?"

„Ja. Blau- und Gelbtöne, eine Sternennacht als Hintergrund, nicht?"

„Genau." Vincent hatte sich die leuchtendsten Blautöne für Jesus und Zitronengelb für den Engel vorgestellt. Für die Landschaft wollte er unterschiedliche Violetttöne verwenden.

„Als ich das las", fuhr Kit fort, „musste ich an das denken, was du gesagt hast: dass er seinen Glauben mit Farbe ausgedrückt hat. Ich fing an, die einzelnen Links anzuklicken, und dabei bin ich auf etwas gestoßen, was mich fasziniert hat. Kennst du die Theorie, dass die *Sternennacht* Vincents Interpretation von Gethsemane ist?"

„Was? Nein." Die Theorie, *Caféterrasse am Abend* sei eine Darstellung des letzten Abendmahls, die kannte Wren. Auf dem Gemälde waren eine Gestalt in weißem Gewand unter einer Laterne sowie elf Gäste an Tischen zu sehen, von denen sich einer davonstahl. Aber Vincent selbst hatte so etwas nie geäußert. Zumindest nicht in seiner Korrespondenz mit Theo.

Kit zuckte die Schultern. „Ich weiß nicht, ob diese Ansicht weitverbreitet ist, aber was ich gelesen habe, ist interessant. Vincent war wohl wie besessen von der Idee, eine Sternennacht zu malen, und das Bild habe ihm Trost gespendet, so wie der Engel Jesus im Garten Trost spendete. Und als er Jesus und den Engel in Gethsemane nicht auf die Leinwand bringen konnte, hat er mit genau diesen Farben den Himmel, den Mond und die Sterne gemalt."

Das war durchaus vorstellbar, dachte Wren, zumal dieses Bild eine Einheit mit dem Olivenhain bilden sollte. Wenn die Theorie stimmte, dann war *Sternennacht* ein Gemälde, das großen Schmerz und großen Trost zugleich ausdrückte. Wie Gethsemane.

Sie stellte sich das Meisterwerk vor, die monumentale, düstere Zypresse, die die linke Bildhälfte dominierte, und den Kirchturm, der in der Mitte abgebildet war, beide wie himmlische Fühler, die in den Himmel ragten und die Dunkelheit erforschten. Rechts der Olivenhain unter dem wirbelnden Himmel. Viele behaupteten, die dunkle Kirche, eines der wenigen unbeleuchteten Gebäude in dem Dorf, sei ein Symbol für Vincents Ablehnung der institutionalisierten Religion, ja, des christlichen Glaubens. Aber was, wenn sie vielmehr ein Bild dafür war, dass die Kirche ihn im Stich gelassen hatte? Er hatte Theo einmal gesagt, er sei kein Anhänger des zeitgenössischen christlichen Glaubens, obwohl er den Begründer dieses Glaubens für unvergleichlich hielt. Was, wenn das Gemälde zum Ausdruck bringen sollte, dass er sich mit dem einen identifizierte, der wusste, wie es war, von den sogenannten religiösen Menschen zurückgewiesen und verlassen zu werden? Vielleicht hatte Vincent die Bilder vom Garten doch eingebunden, den Kampf, den Schmerz und das Leid, aber auch das Licht, das in der Dunkelheit leuchtete und denen, die Schmerz und Leid erdulden mussten, Hoffnung, Kraft und Trost brachte. Wie der Engel, der Jesus in Gethsemane aufgesucht hatte.

„Das ist zwar alles nur eine Annahme“, sagte Kit. „Aber ich finde, genau das ist das Schöne an diesen Dingen, nicht? Die Kunst lässt Raum für Interpretation, und jeder von uns kann darin etwas finden, was ein Spiegel für die eigenen Sehnsüchte und Wünsche ist.“

Genau, dachte Wren.

Und wie es schien, wollte jeder Vincent als einen der Seinen reklamieren, ob nun Atheisten, Skeptiker oder Gläubige. Was ebenfalls ironisch war, wenn man bedachte, wie wenige Menschen zu seinen Lebzeiten etwas mit ihm zu tun haben wollten. Welche Bilder oder Themen er nun bewusst oder unbewusst in seine Arbeiten eingewoben hatte, blieb sein Geheimnis. Aber es war ein Zeugnis seiner Genialität, dass seine Kunst so viele Menschen auf so tiefer geistlicher und emotionaler Ebene ansprach. Vincent hatte in viel größerem Maß, als er sich je hätte vorstellen können, erreicht, was er erreichen wollte. Er gab anderen Menschen Trost und Zuspruch.

„Heute ist im Einkehrzentrum nicht viel zu tun", sagte Kit. „Du kannst dir also Zeit in deinem Atelier nehmen. Hast du alles, was du brauchst? Farben? Leinwände? Pinsel?"

„Noch nicht. Aber vielleicht können Casey und ich einkaufen gehen."

„Das ist eine gute Idee. Und denk dran, die Kosten übernehme ich."

„Vielen Dank."

„Ich danke *dir,* Wren. Du hast mit deiner Leidenschaft etwas Neues in mir angerührt. Dafür bin ich sehr dankbar." Kit erhob sich, um sich eine Tasse Tee zu machen. „Unterwegs könnten wir doch in einer Bäckerei haltmachen, nicht? Und Casey etwas Leckeres mitbringen." Sie lächelte. „Bevor ich ihn an die Arbeit schicke."

Als sie mit einer Tüte Gebäckstücke beim Einkehrzentrum ankamen, war der Parkplatz leer. „Vielleicht ist er zum Frühstück ausgegangen", meinte Wren. Sie schaute auf ihrem Telefon nach, für den Fall, dass sie eine SMS von ihm überhört hatte. Aber da war nichts. Und als Kit ihren Schlüssel in die Eingangstür steckte, musste sie feststellen, dass diese nicht verschlossen war. Ihre Verärgerung brauchte sie gar nicht in Worte zu fassen; ihre zusammengekniffenen Lippen sprachen für sich.

„Ich spreche mit ihm", bot Wren an, „und rede ihm ins Gewissen." Sie hoffte nur, dass er nicht noch mehr angestellt hatte. Sie war nicht sicher, wie tolerant Kit war. Und ob Caseys Vergesslichkeit oder Nachlässigkeit ein schlechtes Licht auf sie als seine Freundin warf …

Kit stieß die Tür auf. Ein Zettel, der an einem Schlüsselring befestigt war, fiel zu Boden. Wren hob ihn auf. *Fahre nach Hause,* stand da. *Danke für alles.*

Sie starrte auf den Zettel, und ihr Körper reagierte, bevor ihr Geist verarbeiten konnte, was sie da gerade gelesen hatte. Ihre Hände begannen zu zittern, ihr Mund wurde trocken, eine Welle der Übelkeit erfasste sie und ließ sie schwanken. Den Zettel in ihren Händen rannte sie durch den Flur zum Gästezimmer, das leer war. In dem Bett schien niemand geschlafen zu haben, die Handtücher lagen noch ordentlich gefaltet auf dem Schreibtisch.

Kit kam ihr im Flur entgegen. „Er ist fort?"

„Er hat geschrieben, dass er nach Hause fährt."

„Welches Zuhause? Das bei seinen Eltern?"

„Das bezweifle ich." Wren nahm ihr Telefon aus der Tasche und schrieb ihm eine SMS. Wenn er tatsächlich zu seinen Eltern hätte zurückgehen wollen, hätte er ihr eine SMS geschickt, die etwa so lautete: *Hey! Habe beschlossen, nicht hierzubleiben. Gehe zurück zu meinen Eltern. Ich melde mich später.*

Sie las die Nachricht erneut. *Fahre nach Hause.* Nach Reno? Zu Brooke? Kehrte er zum Missbrauch zurück? Wren hatte oft erlebt, dass gerade die Frauen, die am meisten von den Angeboten im Bethel-Haus profitierten, nach Hause zurückkehrten. Sie waren nicht in der Lage, sich zu befreien. Und wenn Casey tatsächlich nach Reno zurück kehrte, dann hatte er womöglich sicherstellen wollen, dass er schon einige Kilometer hinter sich gebracht hatte, wenn sie davon erfuhr. Vermutlich war er direkt nach ihrer Verabschiedung aufgebrochen.

Wren schaute auf die Uhr. Wenn er gestern Abend losgefahren war, dann war er mittlerweile auf halbem Weg nach Reno.

Vergiss die SMS. Sie wählte seine Nummer. Und landete sofort bei seiner Mailbox.

„Vielleicht solltest du mit seinen Eltern sprechen?", fragte Kit.

Seine Mutter sagte, sie habe nichts von ihm gehört. „Er kommt erst Weihnachten wieder her", erklärte sie.

„Sie meinen –", Wren ließ sich auf eine Bank im Foyer sinken. „Sie sagen also, er war am Wochenende nicht bei Ihnen?"

„Bei uns? Nein. Er lebt doch in Reno." Ihr Tonfall ließ deutlich werden, dass sie vermutete, Wren hätte einen Nervenzusammenbruch erlitten. „Sie wissen doch, dass er verheiratet ist, nicht?"

„Ja. Ja, ich weiß. Ich – ach, egal. Dann habe ich seine SMS wohl missverstanden. Entschuldigen Sie bitte die Störung." Wenn er seinen Eltern nicht erzählt hatte, dass er Brooke verlassen hatte, dann würde er ihnen auch nicht erzählen, dass er zu ihr zurückkehrte. Ganz offensichtlich wussten sie nichts davon.

„Ich verstehe das nicht", sagte Kit, nachdem Wren ihr von dem Gespräch erzählt hatte. „Hat er nicht gesagt, er würde bei seinen Eltern wohnen?"

„Doch, das hat er."

Aber wo hatte er das Wochenende tatsächlich verbracht? Und welche Lügen hatte er Wren sonst noch aufgetischt?

Sie konnte nichts anderes tun, als darauf zu warten, dass er sich meldete. *Falls* er sich meldete. Wenn er beschlossen hatte, zu Kontrolle und Missbrauch zurückzukehren, dann würde er sich sicher auch Brookes Forderung beugen und den Kontakt zu Wren abbrechen.

In der Stille ihres Ateliers spielte sie ihr letztes Gespräch noch einmal durch. Hatte es Anzeichen gegeben, die sie übersehen hatte? Etwas in seinem Tonfall? In seinem Gesichtsausdruck? Irgendetwas Unaufrichtiges oder Endgültiges?

Er hatte ein wenig bedrückt gewirkt, aber sie hatte ihm geglaubt, als er ihr sagte, er sei nur müde. Sie hatte ihm angeboten, ihm Vincents *Wiegenlied* dazulassen. Aber er hatte gesagt, davon bekomme er Albträume. Doch vielleicht hatte er das auch früher am Tag gesagt. Hatte er gelacht, als sie ihm angeboten hatte, Augustine bei ihm zu lassen? Sie konnte sich nicht erinnern. Aber sie konnte sein Lachen in ihrem Geist hören, also war es durchaus vorstellbar, dass er gelacht hatte. Sie hatte gesagt, sie werde ihn anrufen, aber er hatte geantwortet, er werde sein Telefon abschalten.

Hatte er sie wieder mal manipuliert? War sein Plan bereits fertig gewesen? Oder hatte er diesen Entschluss erst später gefasst?

Wren wählte seine Nummer und hinterließ erneut eine Nachricht. „Bitte ruf mich an." Bald wäre seine Mailbox voll.

Er hatte ihr gesagt, sie solle sich keine Sorgen um ihn machen, dass es ihm gut gehe. Er hatte sie geneckt, sie verhalte sich wie eine Mutter.

Er hatte sie oft mit diesen Worten geneckt. Sie hatte ihn gemustert, nach Dunkelheit gesucht, nach einem Anzeichen dafür, dass sie sich Sorgen machen musste, aber er hatte friedlich gewirkt. Vielleicht weil seine Entscheidung zu gehen bereits gefallen war.

Und dann hatte er sie fest in seine Arme geschlossen und gesagt: „Mach's gut."

Ihre Kehle brannte.

Das war sein Abschied gewesen. Sie hatte es nicht erkannt. Aber es waren die gleichen Worte wie damals, als er ihr sagte, er müsse den Kontakt abbrechen. *Mach's gut, Wrinkle.*

Wie hatte sie das übersehen können?

Casey hatte sich verabschiedet. Endgültig. Sie würde nie wieder etwas von ihm hören.

„Vielleicht ruft er dich ja an, wenn er zu Hause ankommt", sagte Kit, als sie in ihrem Büro ihre Sandwiches aßen.

„Das bezweifle ich. Er will sich keine Vorhaltungen anhören."

Wren schaute auf das zusätzliche Sandwich, das sie für ihn eingepackt hatte, und unterdrückte die Tränen. *Danke, Mami,* hörte sie ihn sagen, ein Lächeln in seiner Stimme. Oder war es Kummer? Wenn Wren sich nicht immer solche Sorgen um ihn gemacht hätte, hätte er sich ihr dann anvertraut? Hatte er sich *irgendjemandem* anvertraut?

„Dir fällt keiner ein, den du anrufen könntest? Niemand, mit dem er sonst Kontakt aufgenommen haben könnte?"

„Nein." Bei den Freunden, deren Kontaktdaten sie hatte, hatte sie nachgefragt. Niemand hatte ihn gesehen. Einer allerdings bestätigte, dass Casey ihn gefragt habe, ob er bei ihm übernachten könne, aber er habe keinen Platz gehabt. Das wenigstens war die Wahrheit gewesen. „Vielleicht hat er in einem Hotel übernachtet, obwohl ich mir nicht vorstellen kann, warum er so viel Geld ausgeben sollte. Oder er hat in seinem Wagen geschlafen." Draußen war es sehr kalt, aber wenn er einen Schlafsack in seinem Kofferraum hatte …

Sie starrte auf Kits Schreibtisch, und plötzlich fiel ihr noch eine andere Möglichkeit ein. Er hatte schon einmal im Crossroads-Haus übernachtet. Vielleicht war er dorthin gegangen.

„Ja, er war ein paar Tage hier", bestätigte Mara, als Wren sie am Nachmittag anrief. Sie konnte mit seiner Beschreibung etwas anfangen. „Allerdings stellte er sich als Kevin vor. Das weiß ich genau, weil mein Sohn auch so heißt. Sein Portemonnaie sei ihm gestohlen worden, darum habe er keinen Ausweis. Und keine Kreditkarte, um sich ein Hotelzimmer zu nehmen. Netter Typ, sehr höflich. Er hat mir erzählt, er sei auf der Durchreise und wolle nur ein paar Tage bleiben. Er kam irgendwo aus dem Westen, glaube ich. Aus Vegas vielleicht?"

„Reno", murmelte Wren.

„Ja, Reno. Und seine Frau sei gestorben. Das habe ihn aus der Bahn geworfen. War wohl noch nicht lange verheiratet, der arme Junge."

Oh Casey! „Weißt du zufällig, wann genau er hier war?"

„Nun, lass mal sehen. Er war schon da, als ich am vergangenen Mittwoch aus Texas zurückgekommen bin." Wren hatte ihn erst am Freitag getroffen. Ihr hatte er gesagt, er sei gerade erst angekommen. „Aber am Wochenende war ich nicht da, darum weiß ich nicht, wann er wieder gegangen ist. Warum? Steckt er in Schwierigkeiten?"

Wren drückte ihre freie Hand an die Stirn. „Vielleicht."

Nein, erklärte sie Kit, er sei nicht schizophren. Bipolar, ja, teilweise mit Wahnvorstellungen. Aber solange er seine Medikamente nehme, sei er recht stabil. Als Wren ihn danach gefragt hatte, hatte er behauptet, seine Medikamente zu nehmen, darum hatte sie seinen depressiven und düsteren Gemütszustand auf die Tatsache geschoben, dass er Missbrauch erlitten hatte und diesem entkommen war – nicht als Indikator für einen akuten Krankheitsschub.

Sie hätte es erkennen müssen. Sie hätte es wissen müssen.

„Mach dir keine Vorwürfe", beruhigte Kit sie und griff nach ihrer Hand. „Selbst Ärzte haben Schwierigkeiten, solche Dinge zu erkennen."

„Mir wäre es fast lieber, wenn er bewusst gelogen und mich manipuliert hätte", sagte Wren. „Dann hätte ich weniger Angst um ihn."

„Das verstehe ich."

Wren nahm ihr Telefon zur Hand. Sie musste seine Eltern noch einmal anrufen. Und diesmal würde sie ihnen alles erzählen.

34

Ihre Eltern beteten. Mara betete. Ebenso wie Hannah und Kit. Das war gut, denn Wren konnte nicht beten. Oder lesen. Oder sich konzentrieren. Darum schmierte sie Farbe auf ihre einzige freie Leinwand, Hellblau und Burgunder und Violett. Sie ließ die Farben zu einem leidenschaftlichen Wirbel zusammenfließen und sah zu, wie ein schwarzes Loch der Dunkelheit entstand, das sie zu verschlingen drohte. Manchmal flüsterte sie „hilf“ oder „bitte“. Zu mehr war sie nicht in der Lage.

Stunde um Stunde wartete sie auf eine Information von Caseys Eltern, wenn auch nur den kleinsten Informationsbrocken. Aber sie meldeten sich nicht. Als Wren am Abend noch einmal bei ihnen anrief, sagte sein Vater, sie würden alles tun, um ihn ausfindig zu machen. Und im Hintergrund hörte sie seine Mutter weinen. „Das ist ihre Schuld. Sag ihr, dass das alles ihre Schuld ist!“

„Warum um alles in der Welt geben sie dir die Schuld?“, fragte Kit, als sie die Suppe wegstellte, von der Wren nicht einen Löffel gegessen hatte.

Sie putzte sich die Nase. „Ich weiß es nicht.“ Zum hundertsten Mal wählte sie Caseys Nummer. Keine Antwort.

Wenn sie doch nur Brooke anrufen könnte! Aber auf keinen Fall würde sie Caseys Eltern nach ihrer Telefonnummer fragen.

„Nimm dir eine solche Anschuldigung nicht zu Herzen“, sagte Kit. „Wenn wir Angst haben, sagen wir vieles, was wir nicht so meinen. Und ich kann die Angst seiner Eltern gut nachvollziehen. Aber vielleicht tut er genau das, was er gesagt hat – er fährt nach Hause und ist dort nur noch nicht angekommen. Wie du gesagt hast, will er vermutlich nicht mit dir reden, weil er weiß, dass du das nicht billigen würdest. Und wenn seine Eltern nicht einmal wussten, dass er überhaupt in der Stadt war …"

Das war eine logische Erklärung. Aber Wren glaubte nicht, dass Casey logisch handelte. Nein. Er war in Gefahr. Das spürte sie.

Aber auf der anderen Seite, wie verlässlich war ihre Intuition? In der Nacht hatte sie tief und fest geschlafen, ohne zu spüren, dass etwas nicht stimmte. Kein inneres Drängen, ihn anzurufen oder ihm eine Nachricht zu schicken, um sich zu vergewissern, dass es ihm gut ging. Sie hatte ihm geglaubt. Aber er hatte sie belogen.

„Hat er gestern in der Kapelle mit dir gesprochen?", fragte Wren. „Du hast ihm wohl erzählt, dass ich die Bilder für die Stationen male. Hat er daraufhin etwas zu dir gesagt?"

Kit dachte kurz nach. „Er kam herein, als ich gerade dort saß und betete. Ich hatte mir einen Platz in einer Ecke gesucht. Anfangs hat er mich gar nicht bemerkt und ließ sich vor dem Bild von der Kreuzigung nieder. Ich wollte leise durch die hintere Tür verschwinden, um ihn nicht zu stören, aber er hat mich gesehen. Ich erzählte ihm ein wenig über die Entstehung des Bildes und dass ich dich gebeten hätte, einige Bilder für unseren Kreuzweg im Frühjahr zu malen. Aber ich erinnere mich nicht, ob er darauf reagiert hat. Wenn er überhaupt etwas gesagt hat, dann so was wie: ‚Das ist gut.' Vielleicht aber auch: ‚Sie ist gut.'" Kit hielt inne. „Ich kenne ihn ja nicht so gut, aber er schien nicht in der Stimmung für ein Gespräch zu sein, darum ließ ich ihn in Ruhe."

Wren strich sich mit den Fingern durch die Haare. Wenn sie nur die Anzeichen erkannt hätte, als sie mit ihm in der Kapelle gewesen war: seine Fragen zu Vincent, seine Bemerkung, dass Jesus enttäuscht aussehen würde. Aber sie war so glücklich darüber gewesen, dass er sich für das Gemälde interessierte, und so voller Hoffnung, dass der Heilige Geist in ihm wirkte, dass sie taub gewesen war für den verzweifelten Unterton. Seine Mutter hatte recht. Es war tatsächlich ihre Schuld. Diese Impulsivität, seine Stimmungsschwankungen, die

Zornesausbrüche – sie hätte die Warnzeichen erkennen müssen. Sie hätte Alarm schlagen müssen. Aber sie hatte seine Geschichte geglaubt. Sie hatte ihm vertraut.

Und wenn er in Bezug auf seine Eltern gelogen hatte, welche Märchen hatte er ihr sonst noch aufgetischt? Was, wenn er auch in Bezug auf Brooke nicht die Wahrheit gesagt hatte? Was, wenn sie gar keine Missbrauchstäterin war? Was, wenn sie selbst ein Opfer seiner unberechenbaren Stimmungsschwankungen und Aggressionen war? Was, wenn sie mit seinen Abhängigkeiten und seinen manischen und depressiven Schüben nicht umgehen konnte? Was, wenn sie ihn rausgeworfen hatte?

Und wenn er jetzt nach Reno zurückkehrte, war dann vielleicht Brooke diejenige, die in Gefahr schwebte?

Oh Gott.

Übelkeit stieg in ihr hoch.

Sie musste mit Brooke reden. Sie musste sie dringend warnen.

Sie wollte gerade erneut die Nummer seiner Eltern wählen, als ihr eine andere Idee kam. Wenn Brooke seine SMS überprüft hatte, dann besaß sie vielleicht immer noch Caseys altes Telefon. Einen Versuch war es wert.

Wren schrieb eine SMS an seine alte Nummer. *Brooke, wenn Du diese Nachricht liest, ruf mich bitte an.*

Sie legte ihr Telefon auf den Tisch und schaute auf die Uhr. Sie würde eine halbe Stunde warten. Und dann würde sie noch einmal seine Eltern anrufen – auch auf die Gefahr hin, dass sie ihnen auf die Nerven ging.

Diese ganze Sache mit Casey war genau das, was Wren den Rest geben konnte, befürchtete Jamie.

Warum nur? Warum ausgerechnet jetzt?

Sie brachte Zoe zu Bett und gab ihr einen Gutenachtkuss. „Ich brauche meinen Bumble", sagte Zoe.

„Ich hole ihn dir. Du bleibst im Bett." Jamie hob die Plüschbiene vom Boden auf.

„Und Biggie."

„Okay, auch Biggie." Sie kramte in der Netztasche mit Kuscheltieren, bis sie den rosa Elefanten gefunden hatte. „Hier, bitte. Bumble und Biggie." Sie machte Kussgeräusche, als sie mit der Biene Zoes Gesicht abschleckte, und imitierte das Trompeten eines Elefanten.

Zoe lachte. „Papa kann das besser."

„Ich weiß. Ich hole ihn. Aber heute Abend keine weiteren Geschichten, in Ordnung? Du musst jetzt schlafen."

„Habe ich da gerade ein Schwein quieken gehört?", fragte Dylan von der Tür aus.

Zoe lachte und warf Biggie in die Luft.

Er lehnte den Kopf zurück, hob den Arm wie einen Rüssel und blies die Luft durch seine geschlossenen Lippen. Zoe ahmte ihn nach. „Gut gemacht, Zo!" Er ließ sich auf ihrem Bett nieder. „Aber du musst deine Lippen noch fester zusammenpressen. So." Er trötete erneut. Zoe machte es ihm nach, diesmal noch lauter.

„Wir haben schon vorgelesen", erklärte Jamie.

„Okay."

„Schattenspiele!", forderte Zoe.

Jamie schüttelte den Kopf. „Nicht heute Abend."

„Biiiitte!"

„Mami hat Nein gesagt", erklärte Dylan.

Jamie warf ihm einen Blick zu, den er sofort verstand.

„Und Papa sagt auch Nein", schob er schnell hinterher.

Zoe schmollte.

„Du musst jetzt schlafen, Süße, es ist schon spät." Er drückte ihr einen Kuss auf die Stirn. „Wir machen ein anderes Mal Schattenspiele, in Ordnung?"

„Aber ich will noch eine Geschichte aus der Bibel hören!"

Oh, sie war wirklich gut.

Dylan blickte Jamie an. „Eine", sagte sie. „Aber lass uns zuerst das Nachtgebet singen."

Zoe schloss die Augen und faltete die Hände. Jamie sang zwar mit, aber ihr Herz war nicht bei der Sache. Im Augenblick konnte sie nur für Wren beten. Sie hatte versprochen, auch für Casey zu beten, dass ihm nichts zustieß und für seinen Gemütszustand, aber alle diese Worte klangen hohl in ihren Ohren. Eigentlich empfand sie ihm gegenüber nichts als Zorn. Zorn, dass er nach Kingsbury zurückgekommen war, Chaos angerichtet hatte, wieder verschwunden war und dabei noch mehr Chaos hinterlassen hatte.

„Vielleicht hatte er ja einen guten Grund, so zu verschwinden, wie er es getan hat", sagte Dylan, als er sich wenig später zu Jamie in die Küche setzte. „Vielleicht hat er die Entscheidung getroffen, zu seiner Ehefrau zurückzukehren und an der Beziehung zu arbeiten." Er hielt inne. „Ich hoffe, sie finden einen guten Therapeuten und schauen, was noch zu retten ist."

„Aber diese Sache mit dem Missbrauch", wandte Jamie ein. „Wren hat immer nur seine Seite der Geschichte gehört. Sie hat ihm geglaubt. Und jetzt muss sie sich eingestehen, dass er sie in vielen Dingen belogen hat … Das ist eine große Enttäuschung für sie."

Dylans Telefon in seiner Tasche summte. Er rief die Nachricht auf und schüttelte den Kopf. „Da wir gerade über Ehekrisen reden – hier geht genau in diesem Moment eine in die Brüche. Entschuldige bitte, Schatz. Ich lasse dich wirklich nur ungern allein, aber –"

„Ich weiß", erwiderte sie. „Geh ruhig."

Eine halbe Stunde verging, ohne dass sie eine Antwort von Brooke bekam. Nicht, dass Wren damit gerechnet hätte. Es war weit hergeholt zu denken, dass Brooke die Nachricht bekommen würde, und dann auch noch zu hoffen, sie würde antworten.

Wren starrte ihr Telefon an.

Moment mal. Was, wenn –?

Er hat gesagt, seine Frau sei gestorben, hatte Mara ihr erzählt, *und er war sehr traurig.*

Was, wenn er gar nicht gelogen hatte?

Und warum war sie nicht schon viel früher auf diesen Gedanken gekommen?

Oh Gott.

Was, wenn Brooke ihn so sehr gereizt hatte, dass er ausgerastet war? In der Zeitung las man immerzu von solchen Sachen. Was, wenn er etwas Schreckliches getan hatte und dann geflohen war? Vielleicht hatte er hier in Kingsbury nur untertauchen wollen?

Oh Gott.

Mit klopfendem Herzen nahm Wren ihr Telefon zur Hand und wählte erneut die Nummer seiner Eltern. Seine Mutter meldete sich. „Warum kannst du uns nicht einfach in Ruhe lassen?"

„Es tut mir leid. Ich hatte gehofft, Brooke zu erreichen, um mich zu vergewissern, dass es ihr gut geht."

„Dass es ihr gut geht? Natürlich geht es ihr nicht gut! Wie könnte es anders sein? Sie macht sich schreckliche Sorgen."

Präsens. Brooke war nicht tot. *Gott sei Dank!* Wren ließ sich auf einen Stuhl sinken. „Nein, ich verstehe schon, ich meine nur –"

„Du *verstehst?* Wie kannst du es wagen zu sagen, du verstehst?!" Im Hintergrund sagte Caseys Vater: „Lass gut sein, Sue." – „Nein, ich werde es nicht gut sein lassen! Du – hast du überhaupt eine Ahnung, was du ihnen angetan hast, welchen Stress du verursacht hast? Du konntest ihn einfach nicht loslassen, nicht? Immer wieder bist du zu ihm gerannt, wenn du Hilfe brauchtest."

„Nein, ich –"

„Und wie hast du ihn hierhergelockt? Was hast du ihm versprochen?"

„Nichts! Ich –"

„Dass er bei dir einziehen kann? Und so nicht mehr für seine Frau und das Baby sorgen muss?"

Wren umklammerte ihr Telefon, beugte sich über den Tisch und presste die Worte hervor. „Das Baby?"

„Oh!", rief seine Mutter. „Hat er dir das nicht erzählt? Doch keine so enge Vertraute, was?"

„Nein.“ Wrens Augen brannten.

Seine Mutter stieß ein zynisches, verächtliches Lachen aus. „Das ist typisch“, sagte sie. „Absolut typisch.“ Und dann war das Gespräch beendet.

„Aber das alles ergibt doch gar keinen Sinn, Wren.“ Jamie schaute durch das Schlafzimmerfenster nach draußen und hoffte, dass Dylan bald nach Hause käme. „Warum hat Brooke seine Eltern nicht angerufen, als er weggefahren ist? Hat sie sich denn überhaupt keine Sorgen gemacht?“

Wren sagte, sie verstehe es doch auch nicht. Vielleicht stimme die Missbrauchsgeschichte doch, und Brooke wolle nicht, dass seine Eltern davon erfuhren. Vielleicht habe Casey seiner Frau ja auch vorgemacht, er würde eine Geschäftsreise machen. Oder einen kranken Freund besuchen. Oder ein lange verschollener Onkel wäre gestorben und hätte ihn in seinem Testament bedacht. Wer wusste schon, was für eine Geschichte er sich ausgedacht hatte? Oder welche Wahnvorstellungen er gehabt hatte? Wren sagte, sie habe sich alle möglichen Szenarien vorgestellt, aber keine würde Sinn ergeben.

„Und ein Baby!“, sagte Jamie. „Meinst du, das Baby ist schon auf der Welt, oder ist Brooke nur schwanger?“

„Mama!“

„Tut mir leid. Ich versuche nur, das Ganze zu verstehen. Wie konnte er dir nicht davon erzählen? Du warst doch seine engste Freundin!“

Wren begann erneut zu weinen.

„Ach, mein Schatz. Es tut mir leid. Was kann ich tun?“

„Ich weiß es nicht.“

„Ist Kit da?“

Es hörte sich an wie ein Ja.

„Gib sie mir doch mal, Schätzchen, ja?“ Unruhig lief Jamie auf und ab.

„Hallo, Jamie.“

Als sie ihren Namen so kraftvoll und zuverlässig ausgesprochen hörte, füllten sich ihre Augen mit Tränen. „Gott sei Dank bist du für sie da, Kit. Wieder einmal."

„Ich gehe nirgendwohin, nur morgen zur Arbeit. Aber ich nehme sie auf jeden Fall mit ins Einkehrzentrum."

„Und heute Nacht? Denkst du, dass sie in Gefahr ist?"

„Ich glaube, nicht. Ich werde mit ihr darüber reden."

„Danke. Ich weiß, ich habe versprochen, nichts hinter ihrem Rücken zu tun, aber … Bitte, Kit, wenn du nur die leiseste Gefahr spürst …"

„Natürlich. Dann sage ich dir sofort Bescheid." Jamie nahm Wrens Skizze von ihrem Nachttisch und drückte sie an ihre Brust. „Ich verstehe das alles nicht, Kit. Und ich weiß, ich habe diese Frage bereits gestellt, und vermutlich gibt es auch keine Antwort darauf. Aber wenn man sich dieses ganze Chaos anschaut, das Casey verursacht hat, diese ganzen Lügen, dann muss man sich doch fragen, wo die Grenze zwischen einer psychischen Erkrankung und Sünde ist, oder?"

Es folgte ein Moment der Stille. Schließlich sagte Kit: „Wir können das eine nicht vom anderen trennen, nicht? Wir wissen nichts über seinen Geisteszustand. Das Einzige, was wir mit Gewissheit sagen können, ist, dass alles zerbrochen ist. Und unheimlich schwer."

„Ja." Jamie starrte auf die leere Einfahrt hinunter. „Einfach alles."

Wren zog ihre Jeans aus und streifte sich ihre Schlafanzughose über, als ihr plötzlich noch eine andere Möglichkeit in den Sinn kam. Was, wenn das Bild von der Mutter, die eine unsichtbare Wiege schaukelte, Casey dazu veranlasst hatte, wieder nach Hause zu fahren?

Sie hatte gedacht, er würde nur auf ein, wie er fand, hässliches Gemälde reagieren. Aber als sie diese Szene gedanklich noch einmal durchspielte, wurde ihr klar, was ihn tatsächlich so getroffen hatte: Er war aus ihrem Atelier gestürmt, nachdem sie von Vincents Bewunderung für Mütter und von seiner unerfüllten Sehnsucht, Vater zu sein, gesprochen hatte. *Überbewertet,* hatte Casey gemurmelt.

So wie er dieses Wort hervorgestoßen hatte, hätte Wren nie gedacht, dass er selbst Vater war.

Aber jetzt war seine Reaktion auf Augustines Gesichtsausdruck nachvollziehbar, seine Interpretation, dass sie nicht glücklich sein konnte, dass sie ihn nicht billigte, dass er in ihrem Blick keine Zärtlichkeit entdecken konnte. Es ging nicht um seine Mutter. Oder besser, es ging nicht *nur* um seine Mutter. Vielleicht ging es auch um Brooke.

Oder um ihn selbst. Auf das Gemälde von Jesus am Kreuz hatte er genauso reagiert wie auf Augustine. „Kommt er dir nicht enttäuscht vor?", hatte er sie in der Kapelle gefragt. „Als könnte er es nicht ertragen, mich anzusehen."

Vielleicht konnte Casey es selbst nicht ertragen, sich anzusehen.

„Willst du schlafen gehen?", rief Kit vom Flur aus.

Wren lehnte sich an ihren Sekretär und zog ihre Socken aus. „Ich weiß nicht. Ich kann nicht sagen, ob ich müde bin oder nicht."

„Nun, ich wollte gerade beten. Vielleicht möchtest du dich mir ja anschließen."

„Ich fürchte, ich kann mich im Augenblick gar nicht richtig konzentrieren."

„Das ist verständlich." Kit kam herein und setzte sich auf das Bett. „Ich habe deiner Mutter versprochen, auf dich aufzupassen. Wie geht es dir?"

Wren warf ihre abgelegten Kleidungsstücke in den Wäschekorb. „Ich bin traurig. Habe Angst, bin verwirrt." Sie hielt inne. „Und auch wütend. Ein einziger großer Wirrwarr."

Kit nickte. „Das ist ganz normal. Und es ist ein gutes Zeichen, dass du alle diese Gefühle benennen kannst."

Wren ließ sich neben ihr nieder. „Ich spiele unser Gespräch von gestern immer wieder durch und suche nach Dingen, die ich überhört habe. Aber ich kann nichts erkennen. Ich kann keine Andeutungen finden, die er fallen gelassen hat. Nichts. In den ganzen letzten Monaten, meine ich."

Wren ging noch einmal alles durch. Wenn das Baby bereits auf der Welt war, dann war die Sache klar. Das erklärte ihre kurze

Verlobungszeit und die überstürzte Hochzeit im Ausland. Eigentlich erklärte das alles. Allerdings nicht, warum Casey ihr nichts davon erzählt hatte.

„Ich weiß, hier geht es nicht um mich", sagte sie. „Ich sollte mich doch freuen, dass Casey beschlossen hat, zu seiner Frau und seinem Kind zurückzukehren. Und ich hoffe wirklich, dass es für alle das Beste ist. Aber nach allem, was wir beide miteinander erlebt haben, tut es weh, dass er nicht das Gefühl hatte, mir vertrauen zu können. Und ich frage mich natürlich, was er in den vergangenen Jahren sonst noch alles vor mir verheimlicht hat."

Alles, was Wren in Bezug auf ihre Freundschaft zu wissen und verstehen geglaubt hatte, war zerbrochen. Und sie wusste nicht so recht, wie sie damit umgehen sollte. Sie konnte nichts dagegen tun, erst recht nicht, weil sie kein klärendes Gespräch mit Casey führen konnte. Sie wischte mit dem Handrücken über ihre Augen. „Du denkst, du kennst jemanden, und dann …"

Kit zog ein Taschentuch aus der Schachtel auf dem Schreibtisch und reichte es ihr. „Ich weiß. Das tut weh."

Nach ihrem Gesichtsausdruck zu urteilen, teilte Kit diesen bestimmten Schmerz. Gefährten im Leid. In der Verwirrung. Und im Verrat.

Vielleicht konnte Wren doch beten, wenn sie es anders anging. „Hast du Zeitschriftenfotos für eine Collage?"

Ein steiniger Weg, der sich durch goldene Wälder wand, ein Bücherregal mit Buchrücken in verschiedenen Farben, ein Schwarm Vögel am Himmel, ein zarter Sonnenaufgang über den Bergen. Wren saß am Küchentisch, die flackernde Christuskerze vor sich, und durchforstete Kits Fotosammlung auf der Suche nach Bildern, die sie trösteten, aufwühlten, anzogen oder abstießen.

Da. Sie hatte eins gefunden: das brennende Wrack eines Flugzeugs auf einem Feld.

Wren nahm das Foto zur Hand und betrachtete es genauer. Welche Nachrichten waren damit verbunden gewesen? Hatte es Überlebende gegeben?

Sie legte es auf den Tisch zurück und schob es unter andere Fotos. Warum hatte Kit ein solches Bild ausgeschnitten? Wer würde das aussuchen?

Sie überflog die restlichen Bilder, um ihre Gedanken in eine andere Richtung zu lenken. Ein Paar rote Schuhe mit hohen Absätzen. Ein kleiner Junge mit einem gelben Ballon. Ein Mann und eine Frau, die ins Gespräch vertieft einen Strand entlangliefen. Auch das versteckte sie.

Kit, die ihr gegenübersaß, ordnete Fotos auf ihrer Pappe an, verschob sie und tauschte sie aus.

Wren erhob sich und griff nach einigen Fotos, die sie sich noch nicht angeschaut hatte: eine Schale mit Äpfeln, ein Regenschirm mit rosa Punkten und ein Frühstückstablett, auf dem eine kleine Vase mit Blumen, Muffins und Obst standen.

Aber sosehr sie es auch versuchte, sie bekam das Foto von dem Flugzeugabsturz einfach nicht aus dem Kopf. Genau wie das Bild von den Walen, das sie nicht abschütteln konnte. *Arbeite damit,* drängte sie die Stimme in ihrem Kopf. Sie starrte die Fotos an, die sie daraufgelegt hatte, und holte es wieder hervor.

Sie wollte es nicht in ihrer Collage haben. Es war zu traurig. Zu brutal.

Zu ehrlich.

Zu wahr.

Seien Sie offen für das, was das Bild Ihnen vielleicht zu sagen hat, hatte Dr. Emerson ihr in Bezug auf die gestrandeten Wale geraten. *Versuchen Sie nicht, es zu ignorieren. Dadurch verleihen Sie ihm umso mehr Macht.*

Also gut, prima.

Sie legte das Foto von dem Wrack auf ihr Blatt, genau in die Mitte. Dann nahm sie das von dem Mann und der Frau, die am Strand spazieren gingen, und schnitt es in der Mitte durch.

Ein dunkler und stürmischer Himmel, über den Blitze zuckten, das war ihres. Genau wie das kleine Fischerboot, das im aufgewühlten Wasser hin und her geworfen wurde. Und dieser lächerliche Schirm mit rosa Punkten – denn, mal ehrlich, welchen Schutz bot der bei einem Sturm?

Alle diese Fotos legte Wren auf ihre Pappe, ordnete sie an, verschob sie wieder und klebte sie schließlich fest.

Gescheitert. Diesen Titel würde sie ihrer Gebetscollage geben.

Sie wollte gerade erklären, dass sie fertig war, als ihr das Foto von einem kleinen Baby, das Kit ausgesucht und doch wieder beiseitegelegt hatte, ins Auge fiel und sie lockte. Ein winziges Frühchen, an Schläuche angeschlossen, das weinte. Wren nahm das Bild zur Hand. Das Baby war so klein, dass es in eine Hand hineinpasste. Wessen Hand war das? Die eines Arztes? Eines Elternteils? Wren betrachtete die Finger, die das Kind hielten, und staunte. Wie konnte ein Wesen, das so zerbrechlich und verletzlich war, überleben? Und doch, da war es, lebendig und stark genug, um zu schreien.

Sie griff erneut nach der Schere und schnitt vorsichtig um die Finger herum. Dann legte sie die Hand mit dem schreienden Baby auf das Wrack, genau in die Mitte. Es gab Überlebende. Es gab Rettung. Sie war nicht verlassen und allein. Sie wurde sicher gehalten, selbst hier.

Während sie ihre Collage betrachtete, kamen ihr Worte aus Psalm 139 in den Sinn. Ein Gefährte in Schmerz und Hoffnung hatte sie ihr vor langer Zeit mitgegeben:

Wie könnte ich mich dir entziehen; wohin könnte ich fliehen, ohne dass du mich siehst? Stiege ich in den Himmel hinauf – du bist da! Wollte ich mich im Totenreich verbergen – auch dort bist du! Eilte ich dorthin, wo die Sonne aufgeht, oder versteckte ich mich im äußersten Westen, wo sie untergeht, dann würdest du auch dort mich führen und nicht mehr loslassen. Wünschte ich mir: „Völlige Dunkelheit soll mich umhüllen, das Licht um mich her soll zur Nacht werden!" – für dich ist auch das Dunkel nicht finster; die Nacht scheint so hell wie der Tag und die Finsternis so strahlend wie das Licht.

„Amen", flüsterte sie. *Für mich. Und für Casey. Bitte.*

Am nächsten Morgen kam Wren mit ihrem Reinigungswagen gerade aus der Damentoilette, als Kit ihr im Flur entgegentrat. In der Hand hielt sie einen einfachen weißen Umschlag. „Das lag in der Kapelle, auf einem Stuhl vor dem Gemälde von der Kreuzigung."

Für Wren, stand da in Caseys unleserlicher Handschrift.

Wren drückte den Umschlag an ihre Brust.

„Ich bin gestern gar nicht in der Kapelle gewesen", sagte Kit. „Deshalb habe ich ihn gerade erst gefunden."

Wren war gestern auch nicht in der Kapelle gewesen. Sie hatte den ganzen Tag in ihrem Atelier verbracht. Doch jetzt zog sie sich in die Kapelle zurück und ließ sich auf dem Stuhl nieder, auf dem Casey den Brief für sie hinterlassen hatte. Mit zitternden Händen nahm sie ein unliniertes Blatt Kopierpapier heraus.

Wenn Du einen krähenden Hahn malst, denk an mich.
Wenn Du Jesus malst, wie er sagt: „Vater, vergib ihnen", denk an mich.
Und wenn Du den Dieb am Kreuz malst, der sagt, dass es ihm leidtut, gib ihm mein Gesicht, und denk an mich.
Mach's gut, Wrinkle.

In Liebe, Casey

Sie schaute hoch zu dem Gemälde von Jesus mit ausgebreiteten Armen, den Kopf gesenkt. Als sie auf die Knie sank, den Brief fest an sich gedrückt, glaubte sie, ihn vor Schmerz schreien zu hören. Aber es war sie selbst, der der Schrei über die Lippen kam; ein Schrei aus ihrem tiefsten Inneren.

35

Als ihr Telefon am späten Nachmittag summte und anzeigte, dass sie eine SMS erhalten hatte, wusste Wren, dass sie nicht von Casey sein konnte. Sie war von seinem Vater. Die Polizei in Utah hatte Caseys Wagen gefunden, auf dem Dach liegend in einer Felsspalte. Die Familie bat sie darum, Wren möge ihren Wunsch nach Privatsphäre in dieser schwierigen Zeit respektieren. Es würde einen privaten Gedenkgottesdienst in Reno geben.

Sie reichte Kit das Telefon, damit sie keine Erklärung abzugeben brauchte.

„Mein Gott, mein Gott …“, murmelte Kit, während sie auf das Display starrte. „Warum?“

Wenn Wren hätte sprechen können, sie hätte es nicht besser formulieren können.

MANILA; UTAH. Unfallopfer identifiziert. Das war die Schlagzeile, auf die Jamie nach langer Suche im Internet stieß. Es handle sich um Casey Matthew Wilson, 28, aus Reno, Nevada. Zeugen hätten ausgesagt, er sei in Schlangenlinien auf dem Highway 44 unterwegs gewesen, als sein Wagen von der Straße abkam und in eine Felsspalte stürzte. Die Obduktion der Leiche habe ergeben, dass Wilson, der allein in dem Fahrzeug gesessen habe, an den Verletzungen gestorben sei, die von dem Unfall herrührten. Die Ergebnisse der Bluttests lägen noch nicht vor.

Sie schickte Kit den Link, für den Fall, dass sie der Meinung war, Wren sollte das sehen.

„Ich befürchte, Wren wird niemals richtig mit der Sache abschließen können", sagte Jamie zu Dylan, als sie ihren Laptop zuklappte und ihn auf den Couchtisch stellte. „Zumal die Familie nicht möchte, dass sie an der Beisetzung teilnimmt."

Und selbst wenn Wren zur Beisetzung ginge – wie sollte sie jemals damit abschließen, wenn keine ihrer Fragen in Bezug auf Caseys Absichten mit absoluter Sicherheit beantwortet werden konnten? Alle Fragen, die Jamie sich stellte, waren zweifellos auch Fragen, die Wren quälten.

Hatte er Kingsbury verlassen in der Absicht, zu seiner Frau und seinem Kind zurückzukehren? Hatte er unterwegs seine Meinung geändert? War es wirklich ein Unfall gewesen? Hatte er sich mit dem Brief, den er für Wren hinterlassen hatte, nur vorübergehend von ihr verabschieden wollen, oder war es ein Abschied für immer gewesen?

Dylan legte den Arm um Jamie und zog sie näher zu sich. „Eine Sache verstehe ich nicht", sagte er. „Warum behandeln seine Eltern Wren so, als wäre sie schuld an Caseys Tod?"

„Ich weiß es nicht. Vielleicht behauptet Brooke, Wren hätte ihre Ehe zerstört. Offensichtlich war sie nicht gerade begeistert von ihrer Freundschaft, und deshalb hat sie Casey gebeten, den Kontakt zu Wren abzubrechen." Ein Detail, das sie erst jetzt preisgegeben hatte.

„Du meinst, eine Art emotionale Abhängigkeit?", fragte Dylan.

„Brookes Meinung nach waren die beiden kodependent. Zu stark voneinander abhängig."

„Nun …"

„Ich weiß." Vielleicht hatte Brooke gar nicht mal unrecht damit.

„Verständlich, dass Caseys Eltern seiner Frau glauben", erklärte Dylan. „Sie wollen sich auf ihre Seite stellen, zumal sie ein Enkelkind haben. Wenn ich an ihrer Stelle wäre, würde ich alles tun, um dafür zu sorgen, dass ich eine Beziehung zu meinem Enkelkind aufbauen kann."

„Ich weiß. Ich auch."

Und, oh! Wie es sich wohl für Wren anfühlte zu wissen, dass Casey einen Teil von sich zurückgelassen hatte, dass sie sein Kind jedoch niemals kennenlernen würde?

Wenn schon der Stress, Casey als Freund zu verlieren, Wren in tiefe Verzweiflung gestürzt hatte, was würde dann jetzt passieren?

Sie schlief. Wren schlief Tag und Nacht. Morgens weckte Kit sie auf, und an manchen Tagen gelang es ihr, Wren dazu zu überreden, ein kleines Stückchen Toast zu essen. Dann fuhren sie gemeinsam ins Einkehrzentrum, wo Wren weiterschlief, nicht in Caseys ehemaligem Zimmer, sondern in dem daneben. Kit wollte nicht, dass sie allein zu Hause blieb. Wren verstand das. Sie wollte das auch nicht.

Ihre Mutter bot ihr an zu kommen. „Nein", sagte Wren. „Nicht jetzt." Ihre Mutter bat sie, über Weihnachten nach Hause zu kommen. „Nein", sagte Wren. Sie habe im Augenblick nicht die Kraft zu reisen. Oder irgendetwas zu feiern.

Kit fuhr sie zu ihren Terminen bei Dawn – wie viele, das wusste Wren nicht. Dawn riet ihr, vielleicht in die Glenwood-Klinik zurückzukehren, wo man ihr besser helfen könne. „Nein", sagte Wren. Kein Klinikaufenthalt mehr. Es bestand keine Gefahr, dass sie sich etwas antun würde. Sie wollte nur schlafen. Und nicht aufwachen. Oder aufwachen und feststellen, dass alles nur ein schrecklicher Albtraum gewesen war.

Ihre Mutter schickte ihr den Link zu Caseys Todesanzeige. Wren konnte sie nicht lesen. Seine Tochter hieß Estelle Rose, aber Jamie wusste nicht, wie alt sie war. Davon stand nichts in der Todesanzeige. Eines Tages würde Wren die Anzeige vielleicht selbst lesen. Oder auch nicht.

Kit las ihr Psalmen vor, während sie im Bett lag. „Tag und Nacht weine ich, meine Tränen sind meine einzige Speise." – „Herr, aus tiefster Verzweiflung schreie ich zu dir." – „Mein Gott, mein Gott, warum hast du mich verlassen?"

Ihre Eltern schickten Wren Geld, damit sie Malutensilien kaufen konnte. Sie wollte nicht wieder malen. Auch wenn Dawn sagte, das wäre gut für sie. Aber sie konnte es nicht.

Hannah kam sie besuchen, manchmal im Einkehrzentrum, manchmal bei Kit zu Hause. Wren wusste nicht, wie oft. Als sie anbot, ihr das Abendmahl zu reichen, öffnete Wren den Mund, damit Hannah ein Stück Brot auf ihre Zunge legen konnte. Sie kaute langsam und versuchte, die Worte zu glauben, die Hannah sagte. Dann hielt Hannah sanft einen Becher an ihren Mund, damit sie trinken konnte. Und sie versuchte zu empfangen.

Kit schenkte ihr zwei gerahmte Drucke: *Sternennacht* und *Olivenbäume.* Wren stellte sie nebeneinander auf den Sekretär in ihrem Zimmer. Manchmal schaute sie sie an und dachte an Jesus oder an Vincent. Aber die meiste Zeit schlief sie. Und hoffte, sie würde in ihren Träumen nicht von Autounfällen gequält werden oder von verlassenen Babys, die weinten, oder von Stimmen, die schrien, dass das alles ihre Schuld war.

Sie betete. Tag und Nacht betete Jamie, weil sie keinen Schlaf finden konnte. Oder sie versuchte es zumindest. Meistens hatte sie das Gefühl, mit sich selbst zu reden. Es gab keine Augenblicke der Ermutigung und keine Anzeichen für Befreiung oder Rettung. Darum befolgte sie Kits Vorschlag und fing an, die Klagepsalmen zu lesen. „Ist seine Gnade für immer zu Ende?“ – „Schweres Leid drückt mich nieder.“ – „Wie lange noch, Herr?“ – „Warum verbirgst du dich vor uns? Hast du unsere Not und unser Elend vergessen?“

Sie redete sich ein, dass Wren alle Unterstützung hatte, die sie brauchte, und dass ihre Anwesenheit in Kingsbury nichts bewirken würde, obwohl Jamie wünschte, sie könnte bei ihrer Tochter sein. Dylan sagte, er wisse, dass das schwer sei, aber für die Kinder wäre es wichtig, dass sie geistig und emotional bei ihnen war, zumal Weihnachten vor der Tür stand. Es sei eine so hektische Zeit des Jahres und auch er brauche sie. Sie wisse das, sagte sie. Es tue ihr leid. Sie würde es versuchen.

Sie kaufte Geschenke. Sie gab Partys. Sie half mit, die Kostüme für das Krippenspiel anzufertigen. Aber sie war nicht mit dem Herzen dabei.

Das Wort wurde Mensch, ermahnte sie sich. Das Wort stieg herab in all das Leiden und den Schmerz der Welt. Aber Jamie wollte, dass Jesus mehr tat. Sie wollte, dass er alles gutmachte. Aber er tat nichts, damit alles wieder gut wurde. Sie hätte gern selbst etwas getan, damit alles wieder gut wurde. Aber sie konnte es nicht. Und sie war traurig und enttäuscht, dass er es nicht tat. Er hatte doch die Macht dazu, aber er tat nichts.

Mein Gott, mein Gott, warum?

36

Estelle, hatte ihre Mutter ihr erzählt. Der Name des Babys war Estelle. Wie ein Stern. Estelle Rose. Himmlische Blume. Das war sein Baby. Er hatte sein Baby verlassen. Er war auf dem Rückweg zu seinem Kind gewesen. Doch unterwegs war er verunglückt. Er war tot.

Er hatte ein Baby mit Namen Estelle. Wie ein Stern. Wie blumige Sterne an einem Sternenhimmel. Sie hatten ihr Baby nach den Sternen benannt. Armes Baby. Armes kleines Baby.

Estelle, ein Stern, der in der Nacht funkelt.

Wren drehte sich im Bett um und starrte an die Decke.

Casey hatte seine Tochter nach den Sternen benannt, unter denen er so gerne schlief. Was für ein wunderschöner Name. Estelle. Sie konnte für sie beten. Für Estelle, seinen kleinen Stern.

Die kleine Estelle würde ihn niemals lachen hören. Sie würde nie von ihm in die Arme geschlossen werden, sie würde nie seine Stimme hören, die sagte: „Hab keine Angst." Sie würde nur das über ihn erfahren, was ihre Mutter oder seine Eltern ihr erzählten. Sie würde nie erfahren, wie er Theo und die anderen Kätzchen aus der Mülltonne gerettet hatte. Sie würde nie erfahren, dass er einmal davon geträumt hatte, Filme zu machen, die Menschenleben veränderten. Sie würde es nie erfahren. Es war niemand da, der es ihr erzählen würde.

Armes Baby. Armer, trauriger, kleiner Stern.

Sie würde dem Baby schreiben. Sie würde Baby Estelle von ihrem Papa erzählen.

Ob ihr Papa sie geliebt hatte?

Sie wusste es nicht.

Sie würde dem Baby nicht schreiben.

Sie wollte seine Todesanzeige sehen.

Kit druckte sie aus, damit Wren sie in ihren Händen halten konnte. Kit saß neben ihr auf der Couch, als sie sie las.

Casey Matthew Wilson, 28, verstorben am 13. Dezember. Er hinterlässt seine Ehefrau und seine Tochter Estelle Rose …

Wren schüttelte den Kopf. Sie konnte nicht mehr weiterlesen.

„Wie lange?", fragte sie.

Kit nahm ihre Hand. „Wie lange, bis was, Liebes?"

Wren starrte auf das Blatt. „Wie lange ist es her, dass Casey …"

„Zwei Wochen", erwiderte Kit.

„Ich habe die Beerdigung verpasst."

„Sie hat in Reno stattgefunden."

Wren nickte.

„Hannah hat angeboten, einen Gedenkgottesdienst für ihn zu halten", sagte Kit.

„Wirklich?"

„Würde dir das gefallen? Ein Gottesdienst, in dem an ihn gedacht wird?"

„Niemand wird kommen."

„Ich werde da sein", sagte Kit. „Wir könnten gemeinsam vor dem Gemälde in der Kapelle sitzen und uns an ihn erinnern."

Wren erinnerte sich, wie er vor dem Gemälde in der Kapelle gesessen hatte, und weinte.

„Ich komme", sagte Jamie zu Kit, als sie miteinander telefonierten. „Wenn sie das wirklich möchte, dann werde ich da sein." Nachdem Weihnachten nun hinter ihnen lag, nahm der Alltag in der Schule und in der Gemeinde wieder seinen Lauf. Dylan hatte bestimmt nichts dagegen, dass sie nach Kingsbury flog, auch wenn der Flug teuer war. Wenn Wren über einen Gedenkgottesdienst nachdachte, dann war das ein Zeichen von Leben. Ein seltsames Zeichen von Leben zwar, aber trotzdem ein Zeichen. An diesem Punkt nahm Jamie alles, was sie kriegen konnte.

„Erzähl mir von dir, Jamie. Wie geht es dir?"

Niemand hatte ihr in letzter Zeit diese Frage gestellt. Dylan war mit den Aufgaben und Krisen in der Gemeinde voll und ganz ausgelastet, und die Pastorenfrauen hatten ihre Treffen während der Weihnachtszeit ausgesetzt und warteten darauf, dass Jamie wieder die Initiative ergriff, und sie hatte sich auch noch nicht auf die Suche nach einem geistlichen Mentor oder einem Therapeuten gemacht. *Selbst schuld,* das wusste sie. Aber die Suche erforderte Kraft, die Jamie im Augenblick nicht hatte. „Ich bin erschöpft", erwiderte sie.

„Natürlich bist du das. Mit einem geliebten Menschen mitzuleiden, ist anstrengend. Ein bitterer Kelch."

Jamie ließ sich auf ihrem Bett nieder. Das war ein gutes Bild, zumal dieser Becher scheinbar keinen Boden hatte. Vielleicht wurde er aber auch immer wieder aufgefüllt. „Ich fühle mich so schrecklich hilflos in allem", gestand sie Kit. „Mir fällt es manchmal schwer zu erkennen, inwiefern meine Gebete erhört werden. Und dann will ich wieder die Kontrolle übernehmen, ich will aktiv werden und alles selbst in die Hand nehmen. Alles in Ordnung bringen. Aber das kann ich nicht. Und das gibt der Entmutigung wieder neue Nahrung."

„Ich weiß", sagte Kit, „aber du hast dich bisher gut gehalten."

Jamie kam es nicht so vor. „Ich habe nichts anderes getan, als mir Sorgen zu machen. Ich bin den Kindern und Dylan gegenüber nicht aufmerksam gewesen, nicht wirklich. Ich habe es versucht, aber …“

Kit schwieg einen Augenblick, bevor sie sagte: „Du hast es versucht und du versuchst es immer noch. Du hoffst immer noch und wartest darauf, wie Gott sich in alldem offenbaren wird. Und das ist genug.“

37

Sie wollte Estelle Rose sehen. Sie musste sie sehen. Sie wollte wissen, wann sie auf die Welt gekommen war und ob sie aussah wie ihr Papa.

Wren griff nach ihrem Telefon auf dem Nachttisch und richtete sich im Bett auf. Sie hatte sich vorgenommen, Brooke niemals im Internet aufzuspüren. Selbst nach Caseys SMS, in der er ihr geschrieben hatte, Brooke habe ihn gebeten, den Kontakt abzubrechen, hatte Wren dieses Abkommen mit sich selbst eingehalten. Weil es in ihren Augen richtig gewesen war.

Sie starrte auf ihr Display. Sie war diejenige gewesen, die diese Regel für sich aufgestellt hatte. Sie konnte sie auch brechen. Nur dieses eine Mal.

Brooke legte in den sozialen Medien keinen Wert auf Privatsphäre, wie sich herausstellte. Sie im Krankenhaus. Casey im Krankenhaus. Casey mit der kleinen Estelle Rose im Arm. Er wirkte glücklich, gleichzeitig auch ängstlich. Wren entdeckte Angst in seinen Augen. Große Angst sogar.

Estelle war an Thanksgiving zur Welt gekommen.

Sie hatte doch gewusst, dass etwas nicht stimmte. An dem Tag, der der glücklichste in seinem Leben hätte sein sollen, hatte Casey Angst gehabt. *Alles in Ordnung,* hatte er geschrieben. Doch es war eben nicht alles in Ordnung gewesen. Vielleicht wollte er nur, dass alles in Ordnung war. Aber es war nicht so.

Es konnte nicht alles in Ordnung gewesen sein. Er wäre nicht weggegangen, wenn alles gut gewesen wäre.

Die kleine Estelle war bei der Beerdigung dabei gewesen. Sie trug ein schwarzes Band mit einer Schleife um den Kopf. Brooke trug ein kurzes schwarzes Kleid. Sie postete Selfies. *Ich vermisse meinen geliebten Casey.* Sie postete Fotos von Estelle. *Ich vermisse meinen Papa.* Sie postete Fotos von ihnen beiden. *Wir lieben und vermissen dich. Umarmungen und Küsse von deinen beiden Lieblingsmädchen.* Die Fotos hatten Hunderte Likes und Herzen und traurige Gesichter und Kommentare bekommen.

Wir denken an dich.

Sei stark!

So traurig.

Wir beten für dich.

Du siehst schön aus.

Wir lieben dich!

Casey wacht über dir und deinem kleinen Engel.

Er wird immer bei dir sein.

Eigentlich sollte Wren sich nicht darüber ärgern, dass Brooke so viel Unterstützung bekam. Aber das tat sie. Sie sollte eine trauernde Frau nicht dafür verurteilen, dass sie sich Aufmerksamkeit wünschte oder diese suchte. Aber das tat sie. Erneut scrollte sie durch die Posts. Was immer sich Brooke einzureden versuchte, was immer sie in Bezug auf Caseys Leben, seinen Tod und ihr gemeinsames Leben glauben wollte, um trauern zu können und Heilung zu finden – es ging sie nichts an.

Es sollte ihr egal sein. Aber es war ihr nicht egal. Die Wahrheit war ihr wichtig. Aber sie würde die Wahrheit nie erfahren. Niemals. Über nichts.

Sie starrte auf das Foto von Casey, der im Krankenhaus Estelle im Arm hielt. Was war das für ein Mann, der sein Baby im Stich ließ? Und es auch noch verleugnete? Was war das für ein Mann?

Sie sollte sich das alles nicht anschauen. Aber sie kam nicht dagegen an. Einblicke in sein Leben mit Brooke zu haben, war für sie unwiderstehlich. Stundenlang beschäftigte Wren sich mit jedem Post vom vergangenen Jahr, mit jedem Foto von ihm, mit jedem Foto von ihnen zusammen, mit jeder Nachricht von dem, was sie aßen, was sie unternahmen und mit wem. Fotos, wie sie gemeinsam den Jakobsweg pilgerten, Fotos von ihrer Verlobung, ihrer Hochzeit, ihren Flitterwochen. Einige davon hatte Wren schon gesehen. Casey hatte sie ihr geschickt. Aber nachdem Brooke die Nachricht von ihrer Schwangerschaft verbreitet hatte, ging es nur noch um sie selbst. Auf den wenigen Fotos, auf denen Casey zu sehen war, wirkte er irgendwie ausdruckslos.

Wren berührte sein Gesicht auf dem Display.

Wenn sie den Verlauf seiner Beziehung mit Brooke gezeichnet hätte, dann hätte sie es erkannt. Sie hätte erkannt, dass seine Augen nicht mehr aufleuchteten, wenn er lächelte, dass sich eine Wolke der Melancholie über ihn legte. Und über ihm hängen blieb.

Er hätte es ihr sagen sollen. Warum hatte er es ihr nicht gesagt?

Hatte sie ihm jemals einen Grund gegeben, nicht darauf zu vertrauen, dass sie ihn bedingungslos unterstützen würde, komme, was wolle?

Es war selbstsüchtig von ihm gewesen, sie zu täuschen und ihr das alles zu verheimlichen. Aber das hatte er gewusst. Er hatte gewusst, dass es falsch war, und das hatte ihm leidgetan. Er hatte ihr eine Nachricht hinterlassen. Das war etwas, das ihr niemand nehmen konnte.

Wenn er nur den Mut gehabt hätte, sein Bedauern laut auszusprechen. Sie hätte ihm helfen können. Wenn sie nur schon vor Monaten Brookes Profil aufgerufen hätte, dann hätte Wren gewusst, dass seine Frau schwanger war, und sie hätte Casey auf seine Heimlichtuerei ansprechen können. Wenn nur, wenn nur, wenn nur …

Sie scrollte zurück zu den Posts von seinem Todestag. *Schreckliche Nachricht. Unfall. Auf dem Heimweg von einer Reise. Wir haben unseren geliebten Casey verloren. Ich vermisse dich, Schatz. Liebe dich für immer. Kann nicht aufhören zu weinen.*

Verschwieg Brooke die Wahrheit? Sagte sie die Wahrheit? Kannte sie die Wahrheit vielleicht gar nicht?

Casey hatte die Wahrheit verheimlicht. Hatte er jemals die Wahrheit gesagt? Hatte er die Wahrheit überhaupt gekannt?

Was war die Wahrheit?

Er hatte Reno verlassen, um Missbrauch zu entfliehen; er hatte Reno verlassen, um der Verantwortung zu entfliehen.

Er wollte in Kingsbury bleiben; er wollte nicht in Kingsbury bleiben.

Er verließ Kingsbury, um zu seiner Familie zurückzukehren; er verließ Kingsbury in dem Wissen, dass er niemals dort ankommen würde.

Wren drückte seine Mütze an ihre Brust. Es war ihre Schuld; es war nicht ihre Schuld.

Es ist nicht deine Schuld, sagte Hannah.

Es ist deine Schuld, sagte Brooke.

Es ist nicht deine Schuld, sagte Kit.

Es ist deine Schuld, sagten seine Eltern.

Es ist nicht deine Schuld, sagten ihre Eltern.

Es ist deine Schuld, sagte ihre innere Stimme.

Es ist nicht deine Schuld, sagte Dawn.

Doch, das ist es, sagte sich Wren im Stillen. *Es ist meine Schuld.* Aber wenn jemand sie fragte, warum es ihre Schuld war, konnte sie keine Antwort geben.

Es würde nie eine Antwort geben. Weil der Einzige, der die Wahrheit kannte – falls er sie gekannt hatte –, Casey war.

Sie legte ihr Telefon zur Seite. Sie wollte Brooke nicht stalken. Aber sie konnte sich die Posts von Estelle anschauen und sehen, ob sie ihrem Papa ähnlich sah. Sie konnte die Posts lesen und Fotos und Videos anschauen, wie sich Estelle zum ersten Mal drehte, aufsetzte oder feste Nahrung zu sich nahm oder krabbeln lernte oder ihre ersten Worte sprach oder ihre ersten Schritte machte oder zur Schule ging oder heiratete. Brooke würde ihr gemeinsames Leben mit der Öffentlichkeit teilen, und Wren konnte zuschauen und beten.

Casey war tot. Aber er hatte seinen kleinen Stern zurückgelassen. Wren konnte sie sehen, wann immer sie wollte. Und Brooke würde das nie erfahren. Es war ihr Geheimnis. Ihr Geheimnis mit Casey.

Wren stand aus dem Bett auf und wusch sich das Gesicht. Vielleicht würde sie sogar unter die Dusche gehen. Das musste für diesen Tag reichen.

Kit blickte von ihrem Buch auf, als Wren am Sonntagnachmittag zum ersten Mal seit Wochen nach unten kam und etwas anderes als ihren Jogginganzug oder Schlafanzug trug. „Hast du mir von einem Gedenkgottesdienst erzählt?“, fragte sie, als sie Kit gegenüber Platz nahm. „Oder habe ich mir das nur eingebildet?“

Kit zögerte. „Das war vor etwa sechs Wochen. Die Beisetzung hat in Reno stattgefunden.“

„Ja, das weiß ich. Ich erinnere mich. Ich konnte nicht dabei sein.“

„Das stimmt.“

„Aber von einem anderen Gedenkgottesdienst, den Hannah leiten wollte. Hast du mir davon erzählt?“

„Ja. Sie hat angeboten, einen Gedenkgottesdienst in der Kapelle zu halten.“

Brooke hatte sich ihre eigene Version ausgedacht, wie sie Caseys Andenken ehren konnte. Aber Brooke kannte ihn nicht, wie Wren ihn kannte. Brooke würde ihn nie kennen, wie sie ihn kannte.

Wren traf ihre Entscheidung. Sie musste diejenige sein, die einen Gedenkgottesdienst für Casey organisierte, und zwar den richtigen. „Das fände ich schön“, sagte sie deshalb.

Kit nickte. „Das freut mich. Soll ich Hannah anrufen und alles in die Wege leiten?“

„Nein, das mache ich selbst.“

Sechs Wochen. Hatte sie wirklich die vergangenen sechs Wochen verschlafen?

Aber das war jetzt vorbei. Auch wenn es wehtat, sie musste wieder am Leben teilnehmen. Estelle brauchte eine Patentante, die über ihr wachte, wenn auch nur aus der Ferne. Casey würde das so wollen.

Für den Gedenkgottesdienst wollte sie Blumen. Sonnenblumen, wie bei Vincents Beisetzung. Falls Sonnenblumen im Januar zu bekommen waren. Casey hätte keinen Wert auf Blumen gelegt, aber Hannah sagte, bei einer Beerdigung gehe es genauso um die Menschen, die trauerten, wie um den Verstorbenen. Und Wren wollte Sonnenblumen. Sie würde sie von dem Geld kaufen, das ihre Eltern ihr zu Weihnachten geschickt hatten.

„Was hättest du sonst noch gern?“, fragte Hannah, als sie sich am Montagnachmittag in der Kapelle des New Hope-Zentrums trafen. „Hatte er irgendwelche Lieblingslieder?“

„Nichts, was in einen Gedenkgottesdienst passen würde.“

„Und Bibelverse? Hatte er einen Lieblingsvers?“

Wren überlegte eine Weile und sagte schließlich: „Ich bin nicht sicher. Als wir jünger waren, mochte er die Seligpreisungen. Und er mochte den Vers aus dem Philipperbrief, in dem davon gesprochen wird, dass wir vergessen sollen, was hinter uns liegt, und uns ausstrecken sollen nach dem, was vor uns liegt. Aber in den letzten Jahren hat er nicht viel über seinen Glauben gesprochen. Ich weiß nicht, ob er angesichts des vielen Leids nur abgestumpft ist oder zynisch geworden ist wegen allem, was in seinem eigenen Leben vorging, oder …“

Hannah wartete.

Wrens Augen füllten sich mit Tränen. „Ich glaube, er hat es mit Absicht getan.“

Falls Hannah überrascht war, ließ sie es sich nicht anmerken.

„Das wird man natürlich niemals mit Sicherheit sagen können, aber es ging ihm nicht gut. Und ich konnte ihm nicht helfen.“

Hatte sie dieses Gespräch mit ihrer Pastorin bereits geführt? Sie konnte sich nicht erinnern. Vielleicht hatte sie es jedes Mal wiederholt, wenn Hannah mit dem Brot und dem Becher zu ihr gekommen war, immer auf der Suche nach einem Abschluss, den sie nie finden würde, weil sie die Wahrheit nie erfahren würde. „Ich konnte ihn nicht retten.“

Hannah beugte sich vor. „Nein“, sagte sie voller Mitgefühl. „Aber das war auch nicht deine Aufgabe. Du warst seine Freundin. Und du hast ihn geliebt und warst immer für ihn da.“

„Das war nicht genug.“

„Du hast dein Bestes gegeben, Wren. Du bist nicht verantwortlich für die Entscheidungen, die er getroffen hat oder nicht hat treffen können. Du kannst diese Bürde nicht tragen. Sie wird dich kaputtmachen.“

Dawn hatte ihr bei ihrer letzten Sitzung vermutlich genau das Gleiche gesagt. Die Sätze kamen ihr jedenfalls bekannt vor.

Sie griff in die Tasche ihres Sweatshirts und nahm den Brief heraus, den Casey ihr hinterlassen hatte. „Habe ich dir den schon gezeigt?"

Hannah zögerte, bevor sie nickte.

„Oft?"

„Ein paar Mal."

Sie würde die letzten sechs Wochen in ihrer Erinnerung niemals zurückrufen können. Vielleicht war das gut so, wie ein Beruhigungsmittel, das einem traumatisierten und leidtragenden Menschen verabreicht wurde.

„Aber ich würde ihn gern noch einmal sehen."

Wren reichte ihn an sie weiter. Hannah las schweigend.

„Denkst du, dass das ein Abschiedsbrief ist?", fragte Wren nach einer Weile.

Hannah antwortete nicht.

„Es ist ein Abschiedsbrief, nicht?", fragte Wren. „Er hat sich verabschiedet. Ich weiß nur nicht, ob es ein Abschied für immer war oder nicht. Ich meine, er hätte ja die Entscheidung treffen können, nach Hause zurückzukehren und sich an die Regeln zu halten, die Brooke für ihn aufgestellt hatte, wie auch immer diese aussahen. Dass wir keinen Kontakt haben, meine ich. Es hätte auch diese Art des Abschieds sein können. Oder die andere. Es könnte auch die andere sein."

Hannah legte ihre Hand auf Wrens. „Eines ist sicher", sagte sie. „Es ist ein Brief, in dem er schreibt, dass er dich lieb hat und dass es ihm leidtut, dass er dir wehgetan hat. Es ist ein Brief, in dem er schreibt, dass er an Jesus denkt und sich ihm zuwendet und seine Vergebung sucht. Und das ist ein schönes Geschenk, das er dir hinterlassen hat."

Wren nickte und blinzelte die Tränen zurück. Wenn das alles war, was sie jemals erfahren würde, dann wäre es eines Tages vielleicht sogar genug.

38

Natürlich komme ich“, versicherte Jamie Wren, als sie am Dienstagmorgen miteinander telefonierten. Sie gab sich Mühe, nicht allzu begeistert zu klingen, schließlich handelte es sich um einen Gedenkgottesdienst, aber endlich gab es einen Fortschritt, eine Gebetserhörung. Sie schnitt die Kruste von Zoes Sandwich ab und legte es in ihre Brotdose. „Ich spreche mit Papa, wie seine Termine in der Woche liegen, aber geh mal davon aus, dass ich am Freitag komme und am Montag wieder zurückfliege. Und falls du Sonnenblumen bekommst, die bezahlen wir. Nimm dein Weihnachtsgeld für etwas anderes.“

„Danke, Mama.“

Wren hörte sich gut an. Stärker. Als gäbe es in ihr wieder einen Funken Leben. „Ich bin froh, dass du das machst, Schatz. Es ist wichtig, sich zu verabschieden und Caseys Leben zu feiern. Nicht, dass das die einzige Gelegenheit dafür ist, aber …“

„Nein, ich weiß.“ Wren hielt inne. „Gestern Abend habe ich in einem von Vincents Briefen etwas gelesen. In seinem Brief an den Pastor, für den er in England gearbeitet hat, entschuldigte er sich für seine plötzliche Entscheidung wegzugehen, und er bat den Pastor und seine Frau, ihn in Erinnerung zu behalten und ihre“, Wrens Stimme brach, „‚ihre Erinnerung an ihn in den Mantel der Barmherzigkeit zu hüllen‘.“

Jamie legte die Hand auf ihr Herz. Wren las wieder! Und sie führten ein zusammenhängendes Gespräch über etwas, was sie gelesen und was sie bewegt hatte. Gott sei Dank für Vincent! Wieder einmal. „Das ist wunderschön, Liebes.“

Wren putzte sich die Nase. „Das möchte ich für Casey tun. Ich möchte nicht verbittert werden über das, was er getan hat. Obwohl ich manchmal denke, wenn ich ihm weiterhin böse sein könnte, dann würde es nicht so wehtun.“ Sie begann zu weinen.

„Ich weiß, Schatz. Ich weiß.“ Am Freitag würde sie ihre Tochter in die Arme schließen und halten können, während sie weinte. Sie wünschte, das wäre jetzt schon möglich.

Zoe kam in ihren Elefantenpantoffeln und im Schlafanzug in die Küche geschlurft, stellte sich auf die Zehenspitzen und spähte in ihre Brotdose. „Ich will keine Möhren.“

Jamie legte die Hand über den Hörer und flüsterte: „Du musst ein paar Möhren essen. Möhren sind gesund.“ Sie wuschelte in Zoes Haaren. Zoe strich sie wieder glatt. Das würde ein anstrengender Vormittag werden. Ohne Zoe aus den Augen zu lassen, nahm Jamie die Hand vom Hörer und fragte: „Fährst du heute mit Kit ins Einkehrzentrum?“

Wren schniefte. „Ja. Und anschließend habe ich eine Therapiesitzung. Obwohl ich viel lieber im Bett liegen bleiben würde.“

„Ein fester Tagesablauf ist gut.“ Jamie hoffte, ihre Worte klangen wie eine Bestätigung, nicht wie eine Belehrung. „Und es ist gut, dass du dich regelmäßig mit deiner Therapeutin triffst.“

„Ja, ich weiß. Allerdings ist mir von den Sitzungen in den vergangenen Wochen nicht viel in Erinnerung geblieben. Aber das ist vermutlich in Ordnung so.“

Jamie hoffte, dass Wren Dawn erzählt hatte – oder noch erzählen würde –, dass sie sich im Internet über Brooke auf dem Laufenden hielt und sich selbst als Estelles Patentante betrachtete. Irgendwann, wenn sich eine Gelegenheit ergab, würde Jamie vorsichtig andeuten, dass es vielleicht nicht gut für sie war, das zu tun.

Aber auf der anderen Seite: Vielleicht sollte sie sich da lieber nicht einmischen.

Warte den Wachstumsprozess geduldig ab, würde Kit vermutlich sagen. Nicht nur für Wren. Auch für sie selbst.

Zoe holte die Tüte mit den Möhren aus der Brotdose und ging damit zum Mülleimer. „Zoe Noelle, wag es nicht!“

Zoe starrte sie an, während die Tüte über dem Abfalleimer baumelte.

„Leg sie zurück. Sofort." Jamie beobachtete, wie sich Zoes Gedankenräder drehten: Wie böse würde ihre Mutter werden? Wie viel Ärger würde sie bekommen? Mit einem dramatischen Seufzer knallte sie die Tüte auf den Tisch und rannte nach oben.

„Entschuldige bitte, Wren. Ich habe gerade eine Auseinandersetzung mit Zoe. Ist es in Ordnung, wenn ich dich später zurückrufe?"

„Sicher."

„Ich meine, ist es wirklich in Ordnung, wenn ich –"

„Alles gut."

„Okay, Schatz. Dann rufe ich dich später noch mal an und gebe dir meine Flugdaten durch."

Sie wollte gerade nach oben gehen, als Dylan ihr auf der Treppe entgegenkam, die Aktentasche in der Hand. „Was ist mit Zoe?", fragte er.

„Ich regle das. Sie versucht mal wieder, ihren Willen durchzusetzen." Jamie stieg einige Stufen hoch, dann sagte sie: „Ich habe gerade mit Wren telefoniert. Sie möchte am Samstag einen Gedenkgottesdienst für Casey abhalten. Ich habe ihr gesagt, ich würde mit dir die Termine absprechen, aber soweit ich weiß, steht nichts Wichtiges an."

Er starrte sie fassungslos an. „Diesen Samstag?"

„Ihre Pastorin will den Gottesdienst leiten. Ich habe ihr gesagt, ich würde vielleicht schon am Freitag kommen und am Montag zurückfliegen."

„Jamie!"

Sein Gesichtsausdruck sagte ihr, dass sie etwas Wichtiges vergessen hatte. Aber auf dem Wandkalender in der Küche war nichts eingetragen. Sie hatte nachgeschaut. Und wenn sie vielleicht einen Last-minute-Flug bekam …

Oh nein. Moment mal.

Sie stieß langsam den Atem aus. „Samstag ist der 27. Januar, nicht?"

Er nickte.

„Joel", murmelte sie. Sie hatte seinen dreizehnten Geburtstag nicht im Kalender vermerkt, denn welche Mutter vergaß schon den Geburtstag ihres Kindes?

Sie drehte sich um und folgte Dylan nach unten. Hoffentlich hatte Joel in seinem Zimmer von ihrem Gespräch nichts mitbekommen.

„Vielleicht macht es ihm ja nichts aus“, sagte Dylan, als sie in die Küche kamen.

„Aber mir ist es wichtig. Ich kann kaum glauben, dass ich das vergessen habe.“

Er wolle keine Feier, hatte Joel gesagt. Seine Freunde würden ihren Geburtstag auch nicht mehr feiern. Aber sie und Dylan hatten ihm angeboten, mit ihm zum Abendessen und anschließend ins Kino zu gehen, ohne seine kleine Schwester. Und er hatte erwidert: „Okay. Das klingt gut“, was bei Joel auf das höchste Maß an Begeisterung schließen ließ, zu dem er überhaupt fähig war.

Ganz ehrlich, was für eine Mutter war sie denn? Sosehr sie sich auch bemühte …

„Jetzt bleib aber nicht hier, weil dich dein Gewissen plagt“, sagte Dylan, als er seinen Kaffeebecher nahm und zur Tür ging. „Tu, was du für richtig hältst, und den Rest bekommen wir auch noch hin.“

Aber sein Tonfall verriet, welche Entscheidung sie seiner Meinung nach treffen sollte.

Gerade als sie das Telefon zur Hand nahm, um Wren anzurufen, kam Olivia mit ihrem Rucksack in die Küche. „Zoe hockt in ihrem Zimmer und heult. Ich habe versucht herauszufinden, was los ist, aber …“

Jamie legte das Telefon wieder auf den Tisch. „Danke, Liv. Ich schaue mal nach ihr.“ Sie ging nach oben.

Wren sagte, sie könne das verstehen. „Du wirst mir zwar fehlen, aber ich komme schon klar.“

Jamie winkte Zoe zum Abschied nach, bevor sie zu ihrem Wagen zurückkehrte. „Ich habe überlegt, ob du den Gedenkgottesdienst nicht um ein paar Tage verschieben könntest? Dann könnte ich kommen. Ich wäre wirklich sehr gern dabei.“

„Das geht nicht, Mama. Ich habe bereits alles mit Kit und Hannah besprochen, und ich muss das durchziehen, solange ich den Mut dazu habe. Tut mir leid."

Jamie spürte Enttäuschung in sich aufkeimen. Sie hatte gehofft, sie müsste nicht zwischen ihren Kindern wählen. Sie hatte gehofft, die Gewissensbisse, weil sie etwas Wichtiges im Leben eines ihrer Kinder verpasste, vermeiden zu können. „Nein, mir tut es leid. Es tut mir leid, dass ich nicht bei dir sein kann, um dich zu unterstützen."

„Ich habe viel Unterstützung."

„Sagst du das nur, um mich zu beruhigen?"

„Nein. Ich habe alles, was ich brauche."

„Du würdest mir doch sagen, wenn …"

„Wenn ich dich brauche, sage ich es dir. Aber im Augenblick bin ich wirklich von vielen lieben Menschen umgeben."

„Das weiß ich, Liebes. Und dafür bin ich sehr dankbar." Jamie sollte eigentlich Erleichterung empfinden und beruhigt sein. Doch es tat weh.

„Ich muss Schluss machen, Mama. Wir müssen los zur Arbeit."

Auch darüber sollte sie erleichtert und beruhigt sein. Doch es tat weh.

Das war nicht das Leben, das sie für ihre Tochter gewählt hätte, nicht diese Krankheit, nicht diese Einschränkungen, nicht diese fortdauernde Abhängigkeit von anderen Menschen. „Ich werde weiter für dich beten", versprach Jamie.

„Danke", erwiderte Wren.

„Ich habe das Gefühl, meine Angst ist von Traurigkeit abgelöst worden", sagte Jamie, als sie später am Morgen vom Gemeindebüro aus mit Kit telefonierte. „Zumindest für den Augenblick."

„Das ist eine wichtige Erkenntnis", erwiderte Kit.

Jamie betrachtete eine Kopie von *Weemoed,* die sie gerahmt und auf ihren Schreibtisch gestellt hatte. „Nachdem die Krise jetzt abgeflaut ist, wird mir wieder bewusst, dass Wren an einer chronischen Krankheit leidet. Und das macht mich traurig. Traurig, dass ich ihr nicht helfen kann und weil das ein Kampf ist, der sie vermutlich für den Rest ihres Lebens begleiten wird."

„Das ist ein bitterer Kelch", sagte Kit. „Für euch beide."

Jamies Augen brannten vor Tränen. „Und ich glaube nicht, dass er weggenommen wird, wie intensiv ich auch dafür bete."

Kit schwieg eine Weile. „Vielleicht nicht, meine Liebe. Und das ist wirklich schwer zu akzeptieren. Aber ich habe die Erfahrung gemacht, dass wenn der Herr den Becher des Leidens nicht wegnimmt, er uns befähigt, daraus zu trinken. Und er trinkt ihn mit uns. Darauf vertraue ich."

Jamie strich mit dem Finger über Wrens Skizze. Die Hand sah beinahe aus wie ein Becher. Vielleicht kniete die Frau nieder, um zu trinken, wohl wissend, dass sie sicher gehalten war. „Ich wünschte, mir würde es nicht so schwerfallen zu vertrauen. Ich wünschte, ich würde schneller erkennen, wo ich feststecke und warum es mir so schwerfällt loszulassen."

„Das geht uns allen doch so", sagte Kit. „Vor allem wenn viel auf dem Spiel steht."

Dylans Bürotür öffnete sich und er kam mit dem Ehepaar heraus, das gerade in einer Krise steckte. Jamie hatte den Eindruck, dass sie nicht mehr ganz so weit auseinanderstanden wie beim letzten Mal. Jamie drehte sich zur Seite, um ihr Gespräch mit Kit zu beenden, und wartete ab, bis das Ehepaar durch den Flur verschwunden war.

„Alles in Ordnung mit Wren?", fragte Dylan.

Für den Augenblick schon, dachte Jamie. „Sie sagt, ich brauche nicht zu kommen. Sie hat viele Menschen um sich herum, die sie unterstützen."

Er trat an ihren Schreibtisch. „Und was ist mit dir? Ist das auch für dich okay?"

Jamies Blick wanderte erneut zu Wrens Skizze. „Das wird schon", erwiderte sie. Und für den Augenblick war das genug.

Später am Nachmittag saß Wren mit Kit in deren Büro. „Ich überlege, einen Hahn zu malen", sagte Wren. „Ich habe heute mit Dawn über Caseys Brief gesprochen, und sie sagte, es wäre vielleicht gut für mich, einen Hahn zu malen. Auch wenn wir ihn nicht für die Gebetsstationen nehmen, könnte es ein Weg für mich sein, meine Trauer zu verarbeiten."

„Das ist eine tolle Idee", erwiderte Kit. „Und wann immer dir danach ist, fahre ich gern mit dir einkaufen."

„Ich weiß nicht. Wenn wir das Bild nicht für eine der Stationen gebrauchen können, möchte ich nicht, dass du –"

„Es ist mein Geschenk an dich", sagte Kit, „ohne Druck oder Erwartungen, in Ordnung? Sieh einfach, wohin das führt. Ob du am Ende die Bilder für die Stationen malst oder mir hilfst, die Werke anderer Künstler entsprechend anzuordnen – ich möchte, dass es ein heilsamer Weg für dich wird, ohne Stress. Wir haben noch genügend Zeit, um alles zu planen. Also male einfach, was dir in den Sinn kommt, und schau, wie es läuft."

Wenn du einen krähenden Hahn malst, denk an mich, hatte Casey geschrieben.

Was wollte er ihr damit sagen?

Hannah hatte gemeint, sein Brief zeige, dass er an Jesus gedacht und Vergebung gesucht habe. Aber was, wenn er mehr Verzweiflung als Hoffnung gespürt hatte? Was, wenn er nur sein Versagen hatte sehen können und das, was er als Jesu Enttäuschung interpretierte? Dann war er mehr wie Judas, nicht wie Petrus. Und welche Hoffnung gab es für Judas? Petrus hatte durchgehalten, aber Judas hatte aufgegeben, bevor er Erneuerung erfahren konnte. Was war mit denen, die aufgaben? Würden auch sie Gnade finden?

Vor ihrem geistigen Auge sah Wren einen Hahn. Sein blutroter Kamm war ein Haarschopf, der Kehllappen ein Bart, sein Gesicht das von Casey.

Oder von Vincent.

Diese Verbindung war ihr vorher nie aufgefallen – die Ähnlichkeit zwischen den beiden, die Haare und der Bart feuerrot. In diesem

Augenblick sah sie wieder Vincents Gemälde von der Auferweckung des Lazarus vor ihrem geistigen Auge. Aber jetzt hatte Lazarus Caseys Gesicht.

„War das real?", fragte Wren. „Als Jesus deinen Namen sagte und dich wie Lazarus aus dem Grab rief, war das real, oder hat es nur in deiner Fantasie stattgefunden?"

Kit legte den Kopf leicht zur Seite und schloss die Augen, als wolle sie die Szene noch einmal vor sich sehen. „Der Einfluss auf mein Leben war real", erwiderte sie. „Sehr real sogar. Und auch wenn ich weiß, dass das alles nur in meiner Fantasie stattgefunden hat, indem ich bewusst in die Geschichte eingetaucht bin, vertraue ich darauf, dass Gott mir Dinge gezeigt hat, während ich so betete." Sie atmete langsam tief durch. „Das war ein ganz entscheidender Wendepunkt in meinem Heilungsprozess. Ein Wiedererwachen von Leben und Hoffnung. Also, ja, es war real in der Hinsicht, dass es mich weitergebracht hat. Der Heilige Geist hat etwas sehr Reales in mir bewirkt, etwas, was ich mir selbst nie hätte vorstellen, geschweige denn ausdenken können."

„Aber was du erlebt hast, erlebt nicht jeder."

„Nein. Das stimmt."

„Also wird nicht jeder, der mit einem solchen Text betet und sich vorstellt, Lazarus zu sein, hören und sehen, was du gehört und gesehen hast."

„Genau. Aber ich habe die Hoffnung, dass sie trotzdem Jesus begegnen, dass das Wort lebendig wird und ihnen offenbart, wer Jesus ist – als die Auferstehung und das Leben. Denn ob wir es nun sehen und annehmen oder nicht, genau das ist er."

Wren nickte. Vielleicht würde sie versuchen, Vincents Gemälde von Lazarus zu kopieren und ihm Caseys Gesicht zu geben, als Ausdruck ihrer Sehnsucht und Hoffnung.

„Das ist ein schmerzliches Geheimnis, nicht?", bemerkte Kit. „Dass manche geheilt oder befreit werden und andere nicht." Ein trauriger, abwesender Blick lag in ihren Augen. „Egal, wie intensiv du betest."

Die Worte erschienen Wren wie eine Einladung. „Wie bei deinem Sohn?", fragte sie vorsichtig.

„Wie bei meinem Sohn."

Für eine Weile hüllten sie sich in den sanften Mantel stiller Verbundenheit.

„Hat er an Gott geglaubt?", fragte Wren schließlich.

Kit senkte den Blick auf ihre gefalteten Hände, als wolle sie sich sammeln. „Ich weiß nicht, wie Micha am Ende über den Glauben gedacht hat", antwortete sie. „Als kleiner Junge ging er zur Kirche, betete und wollte mehr über Jesus wissen. Welch dunkle Abhängigkeit ihn auch überwältigt hat – ich muss darauf vertrauen, dass Gottes Gnade genügt, dass Gott mitfühlend denen gegenüber ist, die krank und gefangen sind." Ihre Stimme kippte. „Für Micha gab es keine wundersame Heilung oder Befreiung, obwohl ich Gott darum angefleht habe. Jesus weiß, wie sehr."

Die Kiefern im Garten seufzten und knarrten. Ein Ast klopfte ans Fenster.

Kit richtete sich auf ihrem Stuhl auf. „Vor Kurzem musste ich noch einmal an meine eigene Geschichte denken. Seltsam, wie Erinnerungen zu einem zurückkommen, und ich weiß nicht, warum mir das nicht eingefallen ist, als wir über den Engel in Gethsemane gesprochen haben. Aber nach Michas Tod versank ich in einer so schrecklichen Depression, dass ich an den meisten Tagen nicht wusste, wo ich war, dass ich einfach nicht funktionieren konnte. In der Klinik las ich eines Tages diese Stelle und wurde so böse darüber, dass Jesus einen Engel geschickt bekam und ich das Gefühl hatte, ich würde nichts bekommen. Das war einfach nicht fair – beinahe schon ein Betrug, dass er in seinem Schmerz einen Engel gesandt bekam und ich mich so verlassen und allein fühlte. Klingt das nicht schrecklich?"

Wren zögerte kurz, bevor sie sagte: „Nein." Sie hatte das nie so gesehen, aber sie verstand es.

„Heute sehe ich das anders", fuhr Kit fort. „Heute bin ich froh, dass Jesus in der Zeit der Not dieses Geschenk bekommen hat. Wenn selbst der Sohn Gottes Aufmunterung und neue Kraft brauchte, wie viel mehr brauchen wir das dann?" Sie hielt inne. „Und wir bekommen es. Manchmal nicht so, wie wir es uns erhoffen oder erbitten oder uns vorstellen, aber wir bekommen es. Vielleicht erst dann, wenn wir ihn von Angesicht zu Angesicht sehen. Den vollkommenen Trost."

Wren folgte Kits Blick zu der Kerze auf dem Couchtisch. „Weißt du", sagte Kit nach einer Weile, „je älter ich werde und je mehr Schmerz ich erlebe, desto mehr sehne ich mich nach diesem Tag. Und ich möchte gern glauben, dass Micha das bereits erlebt hat, dass er erlebt hat, wie jede Träne von seinen Augen gewischt und jede seiner Wunden geheilt wurde. Dass ihm jede Sünde vergeben wurde. Das Kreuz ist groß genug dafür. Und meine Liebe zu meinem Sohn – so groß sie auch war und noch immer ist – ist nichts im Vergleich zu Jesu Liebe zu ihm. Darin liegt ein großer Trost."

Ja, dachte Wren. Vielleicht würde auch sie Trost darin finden. Eines Tages.

„Da ist ein Brief für dich gekommen", sagte Kit, als sie am Abend die Post durchsah.

Wren blickte von ihrem Telefon auf, wo sie neue Fotos von Estelle angeschaut hatte. Überrascht entdeckte sie ihre eigene Handschrift auf dem Umschlag. Und dann las sie den Absender. Glenwood. Das hatte sie ganz vergessen. Dieser Brief an ihr „künftiges Ich" sollte ihr nach drei Monaten zugesandt werden, und er war ihr von ihrer Wohnung aus nachgeschickt worden.

Sie starrte die Adresse ihres früheren Lebens an. Was hätte sie sich schreiben können, das ihr jetzt Hoffnung und Trost geben konnte? Die Verluste, die sie vor Glenwood erlebt hatte, waren nichts im Vergleich zu den Verlusten danach. Sie bedankte sich bei Kit und ging hinauf in ihr Zimmer, um den Brief zu lesen.

Liebe Wren,

während Du diesen Brief schreibst, erzählt ein Mann von seinem dritten Selbstmordversuch. Er sagt: „Seht ihr? Nicht einmal das gelingt mir." Eine Frau sagt ihm, es sei die Gnade Gottes, die ihn gerettet habe, aber twortet: „Gnade wäre es gewesen, mich sterben zu lassen." Sylvia steht von ihrem Stuhl auf und setzt sich auf den leeren Platz neben ihm. Sie tätschelt ihm die Schulter und Tränen schimmern in ihren Augen. Sie sagt ihm, dass er schön ist. Dann schaut sie Dich an und lächelt.

Ich weiß nicht, was ich sonst sagen soll. Außer: Erinnere Dich. Wenn Du entmutigt bist und das Gefühl hast, es gibt keine Hoffnung mehr, dann erinnere Dich daran, dass es eine Gemeinschaft von Leidenden gibt. Und Jesus sitzt mittendrin.

Hannah würde sagen: Lass es langsam angehen. Sei freundlich zu Dir. Mach Dir bewusst, dass Du Gottes geliebte Tochter bist, und er wird in alldem bei Dir sein. Egal, was passiert, er sieht Dich, er kennt Dich, er liebt und hält Dich.

Ich hoffe, Du – ich – kann das glauben.

Für immer Dein

Wren

Sie faltete den Brief zusammen und steckte ihn wieder in den Umschlag. Sylvias Gesicht stand ihr vor Augen, wie sie den Abendmahlskelch hielt, das Kreuz in ihr geschundenes Fleisch geritzt. *Jesus – er ist so wundervoll, nicht?*, hatte sie gefragt. *Findest du nicht auch, dass er wundervoll ist?*

Und Wren antwortete wieder: „Ja, das ist er."

39

Sie musste ihren Hahn malen. Sie musste ihn nicht nur für sich malen, sondern auch für Casey. Wenn sie das schaffte, dann konnte sie ihn vielleicht sogar beim Gedenkgottesdienst aufstellen.

„Die Idee gefällt mir“, sagte Kit, als sie in der Halle des Einkehrzentrums gemeinsam zu Mittag aßen. „Was für eine schöne Möglichkeit, Casey zu ehren.“

„Ich weiß nicht, was ich sonst tun soll“, gestand Wren. „Ich weiß ja nicht einmal, was er gemeint hat, als er mich bat, an ihn zu denken, wenn ich einen Hahn male. Vielleicht dachte er, wenn ich einen für den Kreuzweg male – wenn ich über Petrus’ Verleugnung nachdenke –, dann würde mich das auch an ihn erinnern, weil er immer wieder versagt hat. Aber dann wäre es doch komisch, wenn ich das Bild aufstelle und andere es sehen, gewissermaßen als das Zeugnis seines Versagens. Ich weiß es einfach nicht.“

„Ist der Hahn das für dich? Ein Bild für Versagen und Scham?“

Wren hatte die Geschichte schon eine Weile nicht mehr gelesen, aber, ja. Im Kern war er das. Jesus hatte vorausgesagt, dass Petrus den Mut verlieren und ihn dreimal verleugnen würde, bevor der Hahn krähte, und genau so war es gekommen. „Habe ich da etwas übersehen?“

Kit legte ihr Sandwich hin. „Natürlich wissen wir nicht, welche Verbindung Casey gesehen hat, aber dieser Text kann auch so verstanden werden, dass Petrus in dem Augenblick, in dem er den Hahn krähen hörte, zur Vernunft kam. Dass es der Augenblick war, in dem er seine Schwäche und sein Versagen erkannte, der Augenblick, in dem seine Prahlerei entlarvt wurde und von seinem Stolz nichts übrig blieb.

Augenblicke wie diese – so schmerzhaft sie auch sind – können immer auch ein Geschenk sein, das uns zur Umkehr bringt und uns empfänglich macht für Gnade und Vergebung."

Wren wünschte, sie könnte glauben, dass am Ende Hoffnung und Erneuerung Caseys Gedanken bestimmt hatten, nicht Verurteilung und Verzweiflung. Sie würde zu gern glauben, dass seine Identifikation mit dem Hahn und dem Verbrecher am Kreuz bedeutete, dass er auf der Suche nach Gnade gewesen war, wie Hannah gesagt hatte.

„Das sind erstaunliche Vögel, diese Hähne", fuhr Kit fort. „Auf der Farm, auf der ich aufgewachsen bin, hatten wir einen Hahn. Ich fand es immer so schön, wenn er bereits im Dunkeln gekräht hat. Er wusste, dass der Morgen kommt, auch wenn noch keine Spur von Licht zu sehen war. Er wusste es einfach." Ihr Blick wanderte zum Fenster. „Ich erinnere mich besonders an eine Begebenheit. Es gab einen schrecklichen Sturm mit Windböen in Hurrikanstärke und sintflutartigen Regenfällen. Es war so schlimm, dass meine Eltern nicht sicher waren, ob unser altes Farmhaus dem Unwetter würde standhalten können. Aber das haben sie meinen Schwestern und mir natürlich erst im Nachhinein gesagt, als alles vorbei war. Jedenfalls – als der Sturm dann endlich abgezogen war, lag ich im Dunkeln im Bett, und auf einmal hörte ich, wie unser Hahn zum ersten Mal seit Tagen wieder krähte. Und in diesem Moment wusste ich, dass alles gut werden würde, dass der Morgen kommen würde." Sie hielt inne. „Ich denke, der Hahn ist ein wundervolles Bild, um deinem Freund zu gedenken."

Während sie schweigend dasaßen, nahm ein Bild vor Wrens innerem Auge Gestalt an: ein dick aufgetragener Hintergrund in Blau und Violett, leuchtende Farben für das Gefieder und das Profil des in den Nacken gelegten Kopfes, der geöffnete Schnabel golden schimmernd vor dem dunklen Nachthimmel.

Ihr Hahn würde im Dunkeln krähen und die Ankunft des Morgens ankündigen, bevor überhaupt ein Schimmer der Morgendämmerung am Horizont zu sehen war. Sie würde ihren Hahn als Botschafter der Gnade und Hoffnung malen. Und während des Malens würde sie an Casey denken. Aber nicht nur an Casey. Sie würde an alle ihre

Gefährten in Schmerz und Leid denken – an alle, die sich in tiefster Dunkelheit nach Spuren des Lichts sehnten. *Spuren deines Lichts, Herr.*

„Klopf, klopf", rief eine Stimme von der Tür zu ihrem Atelier.

Als Wren sich auf ihrem Hocker umdrehte, erblickte sie Mara, gekleidet in hellem Türkis und leuchtendem Orange. Vincent hätte die Farben geliebt, die sie trug. „Hallo, Mara!"

„Hallo! Deine Tante sagte, ich würde dich hier finden." Sie deutete auf die Staffelei. „Ich will dich nicht stören."

Wren erhob sich von dem Tisch, an dem sie sich wieder einmal in die *Auferweckung des Lazarus* vertieft hatte. „Kein Problem. Du störst mich nicht."

Mara trat ein und schloss Wren fest in die Arme. „Ich habe dich nicht mehr gesehen, seit dein Freund … Es tut mir so leid, Wren. Das muss schrecklich für dich sein."

„Danke."

Mara trat zurück und blickte sie mitfühlend an. „Manchmal kann man nichts anderes sagen, als dass diese Welt großer Mist ist. Aber wie gut, dass das nicht alles ist."

Das war eine gute Umschreibung. „Am Samstag halten wir hier einen Gedenkgottesdienst. Hannah hat ihn vorbereitet. Wenn du möchtest, ich meine, du kanntest Casey ja eigentlich gar nicht, aber …"

„Oh Liebes, ich würde gern kommen. Aber ich fahre zur Geburt der Zwillinge nach Texas – falls sie sich an den Zeitplan halten."

„Ach, das ist ja schön! Das freut mich für dich."

„Danke. Aber Hannah wird das sicher ganz toll machen. Klingt das irgendwie seltsam? Sie wird es ganz toll machen, und das in Bezug auf einen Gedenkgottesdienst? Entschuldige bitte."

„Nein, schon gut, ich weiß ja, was du meinst."

Mara deutete erneut auf die Staffelei. „Hast du das gemalt?"

Wren schaute über die Schulter auf das letzte Bild, das sie gemalt hatte, den dunklen Wirbel aus Blau und Violett, mit dem sie ihre Angst und Traurigkeit zum Ausdruck gebracht hatte, während sie auf eine Nachricht von Casey wartete. „Ja."

„Oh, das gefällt mir."

Es war doch nur ein Wirbel von Farben, nichts Besonderes, nichts Leuchtendes darin, nur ein Ausdruck ihrer Gefühle. „Wirklich?"

„Oh ja." Mara trat näher an die Staffelei. „Ist es in Ordnung, wenn ich es herunternehme?"

„Sicher."

Mara nahm das Bild von der Staffelei. Sie drehte es erst zur Seite und schließlich ganz um. „Ja, das dachte ich mir schon", sagte sie, bevor sie es wieder auf die Staffelei zurückstellte. „Du hattest es falsch herum stehen, siehst du?" Sie schob ihren Ärmel zurück. Zum Vorschein kam das Tattoo eines Auges. „Ich habe mir das vor langer Zeit stechen lassen. Es soll mich daran erinnern, dass Gott über mir wacht. Genau wie in deinem Bild."

Wren starrte es verblüfft an. Mara hatte recht. Das war kein Wirbel oder schwarzes Loch. Es war ein gütiges, wachsames Auge. „Das habe ich gar nicht gesehen", murmelte Wren. „Danke, dass du mich darauf aufmerksam gemacht hast."

Mara lachte und tippte an ihre Stirn. „Nun ja, manchmal funktioniert die alte Kiste noch." Sie nahm das Bild erneut zur Hand. „Wie wirst du es nennen?"

„Ich habe keine Ahnung."

„Es muss einen Namen bekommen. Du musst dir einen ausdenken." Sie reichte es Wren und sah auf die Uhr. „Ich muss zur Arbeit zurück. Aber wenn ich aus Texas wieder da bin, sollten wir mal zusammen zu Mittag essen oder einen Kaffee trinken oder so etwas, okay? Natürlich nur, wenn du möchtest."

„Ja, sehr gern. Vielen Dank."

Mara legte die Hand auf Wrens Schulter. „Und du malst weiter, ja? Wenn ich wieder da bin, möchte ich etwas Neues von dir sehen. Vielleicht etwas mit Jesus."

„Oh, ich glaube nicht, dass ich gut genug bin, um ihn zu malen."

Mara lächelte sie an. „Wenn du dich da mal nicht täuschst."

„Vielleicht gehen meine Gedanken dazu ja in die falsche Richtung", sagte Wren zu Kit, als sie am Abend vor dem Regal mit Malutensilien standen.

„Was meinst du?"

„Ich habe versucht, mir die Kreuzweg-Stationen in Farben und Symbolen vorzustellen, weil ich der Meinung war, dass ich Szenen mit Jesus nicht malen kann. Aber vielleicht mache ich mir zu viele Gedanken. Vielleicht muss ich nur den gleichen Ansatz wählen wie bei meinen Porträts: Ich muss die grundlegenden Linien finden, um das Wesen einzufangen, verstehst du? Vielleicht muss ich gar nicht mal Farben verwenden, zumindest nicht am Anfang, sondern es aussehen lassen wie eine Skizze. In Schwarz oder Grau."

„Mir gefällt diese Idee", sagte Kit. „Wenn du das Gefühl hast, dass es das Richtige für dich ist."

„Ich weiß es nicht. Aber ich könnte es doch ausprobieren und sehen, wo das hinführt, richtig? Ohne Druck."

Wren nahm eine Tube Grau vom Regal und trat schnell zur Seite, damit eine Frau mit zwei Kindern am Nachbarregal nach den Zeichenblöcken greifen konnte. Als die Frau sich bei ihr bedankte, trafen sich ihre Blicke, und Wren spürte, wie sie errötete. Monica starrte sie unbehaglich an, bevor sie sich wieder abwandte. Kein Grund für eine verräterische Unterhaltung oder erklärende Worte. Sie waren zwei Fremde, deren Wege sich beim Einkaufen zufällig kreuzten, nicht zwei Frauen, die eine gemeinsame Erfahrung in einer psychiatrischen Klinik gemacht hatten. „Meine Mädchen zeichnen so gern", erklärte sie, wobei sie den Blick abgewandt hielt. „Nicht wahr, ihr zwei?"

Beide nickten, und eine von ihnen sagte: „Mami bringt uns das bei."

„Was für eine tolle Mama", bemerkte Wren.

Und Monica erwiderte: „Danke."

Wren blickte ihnen nach. Beide Mädchen klammerten sich an dem Mantel ihrer Mutter fest. Als Monica um die Ecke bog, schaute sie noch einmal kurz zurück und lächelte schüchtern. Wren nickte ihr ermutigend zu.

„Bist du so weit?“

Wren betrachtete die Malutensilien in ihrem Einkaufswagen. Dann drückte sie Kits Hand. „Ich bin so weit.“

40

Am Samstag brachte der Blumenhändler die Sonnenblumen zur Kapelle des Einkehrzentrums. Wren stellte die Vasen zu beiden Seiten ihres Lieblingsfotos von Casey auf, ein Foto, das ihn mit seiner Kamera in der Hand zeigte, seine Inspirationsmütze auf dem Kopf. Sein Lächeln war strahlend und aufrichtig. Dann stellte sie ihr Bild von dem Hahn auf die Staffelei. Der Kamm hatte die Farbe von Caseys Haaren.

Casey, das wusste Wren, hätte sich darüber gefreut.

Einige seiner Freunde aus dem College kamen, um ihm die letzte Ehre zu erweisen. Zwei von ihnen rochen nach Marihuana. In einem kleinen Halbkreis setzten sie sich um das Bild von Jesus am Kreuz, und Hannah las aus der Bibel vor. „‚Glücklich sind, die erkennen, wie arm sie vor Gott sind, denn ihnen gehört sein himmlisches Reich. Glücklich sind, die über diese Welt trauern, denn sie werden Trost finden …'"

Hannah sprach über Caseys Hoffnung und darüber, dass er die Stelle des Philipperbriefes besonders gemocht hatte, in der Paulus davon spricht, dass wir das Alte hinter uns lassen und weitergehen sollen, dass wir in Christus gefunden werden, dass wir uns Gerechtigkeit nicht aus eigener Kraft erarbeiten können, indem wir die Gesetze einhalten. Für Paulus sei wichtig gewesen, dass Gott uns gerecht spricht als Geschenk an alle, die an Jesus Christus glauben. „Casey war nicht vollkommen", sagte Hannah. „Das ist keiner von uns. Aber als junger Mann beschloss er, sein Leben Jesus Christus anzuvertrauen. Und so gut er konnte, ging er weiter, im Vertrauen darauf, dass Jesus ihn angenommen hatte. Wir vertrauen darauf, dass Casey zu Jesus gehörte, dass er das Geschenk des Lebens Christi durch den Glauben angenommen hatte. Und dass ihm auch die Auferstehung zuteilgeworden ist, die Jesus allen verspricht, die an ihn glauben. Der Tod ist nicht das Ende. Der Tod, egal welcher Art, hat niemals das letzte Wort. In Christus ist der Tod besiegt worden. Der Tod wurde vom Leben verschlungen."

Wren lehnte ihren Kopf an Kits Schulter. Kit legte den Arm um sie.

„Casey wusste um seine Zerbrochenheit", sagte Hannah. Und mit Wrens Erlaubnis las sie den Brief vor, den er ihr hinterlassen hatte. „Jesus versprach dem Verbrecher am Kreuz: ‚Noch heute wirst du mit mir im Paradies sein.' Vielleicht", fuhr Hannah fort, „können wir alle uns an die Stelle des Verbrechers setzen, wie Casey es getan hat, und die gute Nachricht für uns selbst in Anspruch nehmen."

„Ja", sagte einer seiner Freunde. „Das ist cool."

Einen Augenblick war Hannah aus dem Konzept gebracht. Aber als noch ein weiterer von Caseys Kifferfreunden seine Begeisterung zum Ausdruck brachte, sprach Hannah ein Gebet mit ihnen, in dem sie Jesus ihr Leben anvertrauten. Am Ende konnte Wren Casey lachen hören, ein schallendes, von Herzen kommendes Lachen, in dem keine Dunkelheit mitschwang. *Geschafft,* hörte sie ihn sagen. Und sie lachte ebenfalls.

„Sie hat es geschafft", sagte Jamie am Samstagnachmittag zu Dylan. „Gott sei Dank."

„Was denn?", fragte Zoe, die am Tisch saß und malte.

„Zoe Noelle", ermahnte Dylan sie, „wenn Mami und Papa sich unterhalten –"

„Das hier", sagte Jamie und klickte ein Foto auf ihrem Telefon an. „Schau dir nur mal den Hahn an, den Wren gemalt hat. Ist der nicht schön?"

Zoe hielt inne und schaute sich das Foto genau an. „Sieht aus wie ein Mann."

„Das ist ein Mann", sagte Dylan. „Hähne sind männlich."

„Nein, er sieht aus wie ein Mensch. Wie ein Mann, der singt."

Jamie vergrößerte das Foto auf dem Display. Zoe hatte recht. Der Hahn hatte tatsächlich menschliche Züge; sein Kopf erinnerte an das Profil eines bärtigen Mannes. „Du hast ein gutes Auge, Zozo." Jamie würde Wren mal fragen, ob das Absicht gewesen war.

„Und alles andere lief gut?", fragte Dylan.

„Sie sagte, ihre Pastorin habe das sehr gut gemacht. Es war genau so, wie sie es sich erhofft hatte." Jamie hielt inne. „Ich weiß allerdings nicht, ob sie dadurch wirklich einen Abschluss findet, nicht bei all den offenen Fragen, warum das passiert ist." Sie hoffte nur, dass dieser Zwiespalt Wren nicht weiter umtrieb.

Herr, ich glaube. Hilf meinem Unglauben.

„Es ist ein Schritt", meinte Dylan. „Ein großer Schritt nach vorn."

„Genau. Und jetzt möchte sie weitergehen und mit den Bildern für den Kreuzweg anfangen."

„Wenn sie das schafft", sagte er, „dann musst du unbedingt hinfliegen und sie dir ansehen. Und wenn es nur ein einziges ist."

„Danke." Handybilder waren nicht das Gleiche wie Originale. Jamie wollte vor den Bildern stehen und beten.

„Kann ich mitkommen?", fragte Zoe.

„Vielleicht, Schätzchen. Wir werden sehen." Vielleicht wäre ein Familienausflug gar keine schlechte Idee. Vielleicht würden Olivia und Joel auch mitkommen. Dylan wäre während der Karwoche in seiner Gemeinde unabkömmlich, aber vielleicht könnten sie in den Pfingstferien alle gemeinsam hinfliegen. Bei der Gelegenheit könnten sie sich ein paar Colleges anschauen. Das wäre ein Anreiz für Olivia, sie zu begleiten. Und für Joel müssten sie sich auch noch ein besonderes Erlebnis einfallen lassen.

„Da ist ja das Geburtstagskind!", rief Jamie, als Joel in die Küche kam und zum Kühlschrank ging. „Verdirb dir nicht den Appetit, okay? Wir werden früh zu Abend essen." Bevor Zoe erneut protestieren konnte, weil sie nicht mitdurfte, sagte Jamie: „Und du hilfst Olivia bei der Überraschung, nicht?"

Zoe nickte feierlich.

Olivia hatte versprochen, Zoe den Guss auf den Kuchen machen zu lassen.

Jamie warf einen letzten Blick auf Wrens Hahn, bevor sie das Telefon aus der Hand legte. *Alles wird gut sein,* sagte sie sich. *Und alle werden gut sein. Und allerart Dinge werden – irgendwie – gut sein.*

Wieder in ihrem Atelier und umgeben von Sonnenblumen, schlug Wren später am Nachmittag in ihrem Kunstbuch eines von Vincents letzten Gemälden auf. *Weizenfeld mit Raben:* ein dick aufgetragener indigoblauer Himmel über einem reifen goldenen Weizenfeld mit drei auseinanderstrebenden Pfaden in Rot und Grün. Der mittlere Weg schien mit dem Horizont zu verschmelzen. Schwarze Raben unterbrachen die Szene und wirkten auf den ersten Blick unheimlich und bedrohlich. Kamen sie näher oder flogen sie weg? Manche interpretierten dieses Bild als eine Art Abschiedsbrief, der viel deutlicher und transparenter sprach als der verwirrende, halb fertige Brief an Theo, den Vincent bei sich trug, als er sich, wie man annahm, erschossen hatte. Jahre später hatte Johanna, Theos Witwe, offenbart, dass Vincents Selbstmord ihren Mann vollkommen unvorbereitet getroffen habe. Vincent habe relativ ruhig gewirkt und sei mit seiner Arbeit gut vorangekommen. In seinem letzten Brief habe er sogar einige Skizzen neuer Projekte beschrieben und davon gesprochen, wie er sie umsetzen wollte.

War dieses Gemälde also tatsächlich ein Ausdruck seiner Verzweiflung, ein Hinweis auf seine Absicht?

Wren las noch einmal einen älteren Brief, in dem Vincent das Gemälde erwähnte, einen Brief, den er gut zwei Wochen vor seinem Tod geschrieben hatte. Darin bedankte er sich überschwänglich für den freundlichen Brief der Ermutigung, den er von seiner Schwägerin erhalten hatte. Ihre Worte seien ihm „wie ein Evangelium" gewesen, schrieb er, und hätten die Betrübnis, die ihn seit dem schwierigen und herausfordernden Besuch bei ihnen quäle, ein wenig gelindert.

Jo und Theo hatten finanzielle Sorgen. Theos Anstellung war unsicher, und ihrem kleinen Sohn ging es nicht gut. Vincent machte sich Sorgen, dass er ihnen zur Last fallen würde, hatte Angst, dass sie ihn nicht mehr länger finanziell unterstützen konnten. Der Sturm, der sie bedrohe, schrieb Vincent, laste auch schwer auf ihm. Und was sei zu tun? „Normalerweise versuche ich, meine gute Laune nicht zu verlieren", schrieb er. „Aber auch mein Leben wird an der Wurzel angegriffen, mein Schritt ist schwankend."

Und dann beschrieb er die Gemälde, an denen er arbeitete. „Es sind große Weizenfelder unter einem aufgewühlten Himmel, die immense Traurigkeit und Einsamkeit zum Ausdruck bringen sollen."

Ja, dachte Wren, als sie sich noch einmal in das Bild mit den Raben vertiefte, das war ihm wirklich gelungen. Aber bereits im nächsten Satz stand: „Du wirst sie schon bald sehen, hoffe ich, denn ich werde so rasch wie möglich nach Paris kommen und sie dir zeigen, da ich der Meinung bin, dass diese Bilder dir sagen werden, was ich in Worten nicht ausdrücken kann, was für mich gesund und stärkend an der Natur ist."

Also, was denn nun? Ein Gemälde von Traurigkeit und Einsamkeit oder ein Gemälde über das belebende und erneuernde Wesen der Natur? War das nun ein Gemälde der Verzweiflung oder der Hoffnung?

Die Raben, meinten einige, seien ein Hinweis auf Vincents Verzweiflung. Aber er hatte häufig Raben in seine Landschaften integriert, im Sommer und Winter und beim Säen und Ernten. In seinen Gemälden waren sie keine düsteren Vorboten drohenden Unheils.

Vincent, der häufig Bilder von Aussaat und Ernte malte als Symbole für Leben, Tod und Auferstehung, hatte in anderen Briefen erwähnt, der Tod sei nicht das Ende, das man fürchten müsse, sondern ein Übergang zum Ewigen, in die Gegenwart Gottes. Ja, er war müde. Er verlor die Hoffnung. Er kämpfte mit den Folgen seiner Krankheit und der Last von Melancholie und Angstgefühlen. Aber was, wenn er sich in alldem auch daran erinnerte, dass er etwas anderes kannte, etwas Tieferes? Und was, wenn das Gemälde genau das ausdrücken sollte? Was, wenn das ein Werk war, das nicht ein tragisches Ende vorhersagte, sondern vielmehr für die widerstandsfähige Hoffnung stand, dass die Reise nicht im Tod endete, sondern im Leben?

Der Tod ist nicht das Ende, hatte Hannah gesagt. Der Tod, egal welche Art von Tod, hatte niemals das letzte Wort. Die Auferstehung Jesu hatte das letzte Wort. Das Grab war leer. Christus war auferstanden! Der Tod mit all seinem Schrecken und seiner Angst war besiegt worden, ein für alle Mal. Der Tod war eingehüllt – überwunden – vom Leben.

Sie strich mit dem Finger über den roten und grünen Weg von links zur Mitte. Diese Kombination komplementärer Farben war bewusst so gewählt worden und damit sehr bedeutsam, da war sich Wren sicher. Vincent wusste, dass die Verbindung dieser beiden Farben den Blick ins Zentrum führen würde. Er wusste, dass der Betrachter geradewegs in das Bild hineingezogen und dem Pfad durch den goldenen, im Wind schwankenden Weizen in das leuchtende Blau der Unendlichkeit folgen würde. Traurig? Ja. Aber auch fröhlich. *Immer* fröhlich.

Vielleicht hatte Vincent sogar hier seine Sehnsucht, sein Zeugnis, seine Vision gemalt.

Seine Trostlosigkeit, ja. Aber auch seinen Trost und seine Hoffnung.

Sie schaute auf ihr Bild mit den wirbelnden Blau- und Violetttönen, auf das freundliche und wachsame Auge, das ungebeten aus ihrem Schmerz und ihrer Angst entstanden war. *Du musst ihm einen Namen geben,* hatte Mara gesagt.

Wren trat mit dem Bild ans Fenster, und das ungetrübte Licht der Wintersonne fiel auf die Linien, die dunklen Akzente, die dicken Pinselstriche und die verschiedenen Blautöne. Mara hatte recht. Es hatte etwas seltsam Leuchtendes und Tröstliches an sich.

Während sie das Gemälde betrachtete, kamen ihr Worte aus einem von Davids Psalmen in den Sinn. *Für dich ist auch das Dunkel nicht finster.*

So würde sie es nennen. *Auch das Dunkel.*

Das war ihr Lied, ihr Gebet. Sogar hier. An dem Ort, den sie nicht ausgewählt hatte, in dem Leben, für das sie sich immer wieder neu entscheiden musste, war sie gekannt, geliebt, gesehen, gehalten. In all der Zerbrochenheit, in allem Gestrandetsein war der eine da, der sie nicht verlassen noch aufgeben würde. Komme, was wolle. Das war ihre Hoffnung, ihr Zeugnis, ihre Vision, ihr Trost.

Mit Caseys Inspirationsmütze auf dem Kopf stellte sie eine neue Leinwand auf die Staffelei und nahm ihren Pinsel zur Hand, um zu beten.

Liste der Werke von Vincent van Gogh
(nach Erwähnung im Buch geordnet)

Baumwurzeln im Sandboden („Les Racines“, 1882, Kröller-Müller Museum, Otterlo)
Van Goghs Stuhl (1888, The National Gallery, London)
Gauguins Stuhl (1888, Van Gogh Museum, Amsterdam)
Fünfzehn Sonnenblumen (1888, The National Gallery, London)
Sternennacht (1889, Museum of Modern Art, New York)
Sternennacht über der Rhône (1888, Musée d'Orsay, Paris)
Auferweckung des Lazarus (nach Rembrandt) (1890, Van Gogh Museum, Amsterdam)
Pietà (nach Delacroix) (1889, Van Gogh Museum, Amsterdam)
Der barmherzige Samariter (nach Delacroix) (1890, Kröller-Müller Museum, Otterlo)
Die Kartoffelesser (1885, Van Gogh Museum, Amsterdam)
Olivenbäume (1889, Nelson-Atkins Museum of Art, Kansas City)
Leid (1882, The New Art Gallery, Walsall, England)
Ein Wiegenlied (1889, The Metropolitan Museum of Modern Art, New York)
Das Irrenhaus (1889, Van Gogh Museum, Amsterdam)
Der Olivenhain (1889, The Metropolitan Museum of Modern Art, New York)
Caféterrasse bei Nacht (1888, Kröller-Müller Museum, Otterlo)
Weizenfeld mit Raben (1890, Van Gogh Museum, Amsterdam)

Anmerkungen

1. „Vincent“ ist ein Lied von Don McLean, das dieser 1971 als Hommage an den Maler Vincent van Gogh schrieb. Das Stück ist auch unter der ersten Textzeile „Starry, Starry Night“ bekannt.
2. Markus 9,14–20
3. Markus 9,24 (LUT)
4. Psalm 139,1–6 (LUT)
5. 2. Korinther 6,10
6. Psalm 102,1–8
7. Markus 14,33

Hinweise und Anlaufstellen für Betroffene:

Wenn Sie glauben, an einer Depression erkrankt zu sein, suchen Sie sich unbedingt Hilfe. Sprechen Sie mit Freunden oder Familienangehörigen über Ihre Probleme und wenden Sie sich an Ihren Hausarzt.

Im Notfall, beispielsweise im Fall von konkreten Suizidgedanken, wenden Sie sich umgehend an die nächste psychiatrische Klinik oder an die Telefonseelsorge (www.frnd.de). Unter der kostenlosen Hotline 0800-1110111 oder 0800-1110222 erreichen Sie Menschen, die Ihnen die Auswege aus schwierigen Situationen aufzeigen können.

Weitere Anlaufstellen im Internet:

www.deutsche-depressionshilfe.de (u. a. ein Selbsttest zu Depression, Klinikadressen, Krisenhilfen, Beratungsstellen, überregionale Krisentelefone)

www.angstselbsthilfe.de (u. a. mit Erste-Hilfe-Maßnahmen zur Selbsthilfe bei Panikattacken)

FSC
www.fsc.org
MIX
Papier aus verantwortungsvollen Quellen
FSC® C014496

Die amerikanische Originalausgabe erschien im Verlag InterVarsity Press,
P.O. Box 1400, Downers Grove, Illinois 60515-1426
unter dem Titel „Shades of Light".

1. Auflage 2020
Bestell-Nr. 817619
ISBN 978-3-95734-619-3

Covergestaltung: Hanni Plato
Lektorat: Carolin Kilian
Satz: Apel Verlagsservice, Bad Fallingbostel
Druck und Verarbeitung: GGP Media GmbH, Pößneck
Printed in Germany

www.gerth.de